新世纪全国中医药高职高专规划教材

中医基础理论

（供中医类专业用）

主　编　王农银（贵州省遵义中医学校）

副主编　张保春（北京中医药大学）

王志红（云南中医学院）

王敏勇（邢台医学高等专科学校）

中国中医药出版社

·北　京·

图书在版编目（CIP）数据

中医基础理论／王农银主编．—北京：中国中医药出版社，
2006.4（2020.9 重印）

新世纪全国中医药高职高专规划教材

ISBN 978－7－80156－924－0

Ⅰ．中… Ⅱ．王… Ⅲ．中医医学基础—高等学校：
技术学校—教材 Ⅳ．R22

中国版本图书馆 CIP 数据核字（2005）第 018076 号

中 国 中 医 药 出 版 社 出 版

北京经济技术开发区科创十三街 31 号院二区 8 号楼

邮政编码 100176

传真 010 64405750

山东百润本色印刷有限公司印刷

各地新华书店经销

*

开本 787×1092 1/16 印张 16 字数 301 千字

2005 年 4 月第 1 版 2020 年 9 月第 15 次印刷

书 号 ISBN 978－7－80156－924－0

*

定价：46.00 元

网址 www.cptcm.com

如有质量问题请与本社出版部调换（010 64405510）

社长热线 010 64405720

读者服务部电话：010 64065415 010 84042153

书店网址：csln.net/qksd/

李庆生（云南中医学院院长　教授）

李连达（中国中医科学院研究员　中国工程院院士）

李佃贵（河北医科大学副校长　教授）

吴咸中（天津医科大学教授　中国工程院院士）

吴勉华（南京中医药大学校长　教授）

张伯礼（天津中医药大学校长　中国工程院院士）

肖培根（中国医学科学院教授　中国工程院院士）

肖鲁伟（浙江中医药大学校长　教授）

陈可冀（中国中医科学院研究员　中国科学院院士）

周仲瑛（南京中医药大学　教授）

周　然（山西中医学院院长　教授）

周铭心（新疆医科大学副校长　教授）

洪　净（国家中医药管理局科技教育司副司长）

郑守曾（北京中医药大学校长　教授）

范昕建（成都中医药大学党委书记、校长　教授）

胡之璧（上海中医药大学教授　中国工程院院士）

贺兴东（世界中医药学会联合会　副秘书长）

徐志伟（广州中医药大学校长　教授）

唐俊琦（陕西中医学院院长　教授）

曹洪欣（中国中医科学院院长　教授）

梁光义（贵阳中医学院院长　教授）

焦树德（中日友好医院　教授）

彭　勃（河南中医学院院长　教授）

程莘农（中国中医科学院研究员　中国工程院院士）

谢建群（上海中医药大学常务副校长　教授）

路志正（中国中医科学院　教授）

颜德馨（上海铁路医院　教授）

秘书长　　　王　键（安徽中医学院党委书记、副院长　教授）

洪　净（国家中医药管理局科技教育司副司长）

办公室主任　王国辰（中国中医药出版社社长）

办公室副主任　范吉平（中国中医药出版社副社长）

前　言

　　随着我国经济和社会的迅速发展，人民生活水平的普遍提高，对中医药的需求也不断增长，社会需要更多的实用技术型中医药人才。因此，适应社会需求的中医药高职高专教育在全国蓬勃开展，并呈不断扩大之势，专业的划分也越来越细。但到目前为止，还没有一套真正适应中医药高职高专教育的系列教材。因此，全国各开展中医药高职高专教育的院校对组织编写中医药高职高专规划教材的呼声愈来愈强烈。规划教材是推动中医药高职高专教育发展的重要因素和保证教学质量的基础已成为大家的共识。

　　"新世纪全国中医药高职高专规划教材"正是在上述背景下，依据国务院《关于大力推进职业教育改革与发展的决定》要求："积极推进课程和教材改革，开发和编写反映新知识、新技术、新工艺和新方法，具有职业教育特色的课程和教材"，在国家中医药管理局的规划指导下，采用了"政府指导、学会主办、院校联办、出版社协办"的运作机制，由全国中医药高等教育学会组织、全国开展中医药高职高专教育的院校联合编写、中国中医药出版社出版的中医药高职高专系列第一套国家级规划教材。

　　本系列教材立足改革，更新观念，以教育部《全国高职高专指导性专业目录》以及目前全国中医药高职高专教育的实际情况为依据，注重体现中医药高职高专教育的特色。

　　在对全国开展中医药高职高专教育的院校进行大量细致的调研工作的基础上，国家中医药管理局科教司委托全国高等中医药教材建设研究会于2004年6月在北京召开了"全国中医药高职高专教育与教材建设研讨会"，该会议确定了"新世纪全国中医药高职高专规划教材"所涉及的中医、西医两个基础以及10个专业共计100门课程的教材目录。会后全国各有关院校积极踊跃地参与了主编、副主编、编委申报、推荐工作。最后由国家中医药管理局组织全国高等中医药教材建设专家指导委员会确定了10个专业共90门课程教材的主编。并在教材的组织编写过程中引入了竞争机制，实行主编负责制，以保证教材的质量。

　　本系列教材编写实施"精品战略"，从教材规划到教材编写、专家审稿、编辑加工、出版，都有计划、有步骤地实施，层层把关，步步强化，使"精品意识"、"质量意识"始终贯穿全过程。每种教材的教学大纲、编写大纲、样稿、全稿都经专家指导委员会审定，都经历了编写启动会、审稿会、定稿会的反复论证，不断完善，重点提高内在质量。并根据中医药高职高专教育的特点，在理论与实践、继承与创新等方面进行了重点论证；在写作方法上，大胆创新，使教材内容更为科学化、合理化，更便于实际教学，注重学生实际工作能力的培养，充分体现职业教育的特色，为学生知识、能力、素质协调发展创造条件。

　　在出版方面，出版社严格树立"精品意识"、"质量意识"，从编辑加工、版面设计、装帧等各个环节都精心组织、严格把关，力争出版高水平的精品教材，使中医药高职高专教材的出版质量上一个新台阶。

　　在"新世纪全国中医药高职高专规划教材"的组织编写工作中，始终得到了国家中医药管理局的具体精心指导，并得到全国各开展中医药高职高专教育院校的大力支持，各门教材主编、副主编以及所有参编人员均为保证教材的质量付出了辛勤的努力，在此一并表示诚挚的谢意！同时，我们要对全国高等中医药教材建设专家指导委员会的所有专家对本套教材的关心和指导表示衷心的感谢！

　　由于"新世纪全国中医药高职高专规划教材"是我国第一套针对中医药高职高专教育的系统全面的规划教材，涉及面较广，是一项全新的、复杂的系统工程，有相当一部分课程是创新和探索，因此难免有不足甚至错漏之处，敬请各教学单位、各位教学人员在使用中发现问题，及时提出宝贵意见，以便重印或再版时予以修改，使教材质量不断提高，并真正地促进我国中医药高职高专教育的持续发展。

全国中医药高等教育学会

全国高等中医药教材建设研究会

2006 年 4 月

编 写 说 明

本教材为适应 21 世纪中医药高职高专教育发展的需要，由国家中医药管理局和中国中医药出版社共同组织编写，供全国中医药高职高专中医、中西医结合专业用。

中医基础理论是研究和阐明中医学的基本理论、基本知识和基本思维方法的一门学科，是中医药学各分支学科的理论基础，是学习中医药学必修的基础课程。

本教材编写过程中，立足教学大纲，遵循以市场为导向，岗位需要为前提，综合职业能力为基础，突出职业教育特点，突出专科特点的原则，吸取了近年中医药教学和教材改革的经验、成果，对教学内容进行了充实和优化，并力求体现中医药学特色，达到科学性、系统性、完整性、先进性和实用性的要求。

本教材内容包括绪论、阴阳五行、藏象、精气血津液、经络、体质、病因、发病原理、病机、养生防治康复原则等。绪论、阴阳五行由贵州省遵义中医学校高级讲师王农银编写，藏象由北京中医药大学副教授张保春编写，精气血津液由张仲景国医学院高级讲师郭延东编写，经络由邢台医学高等专科学校副教授王敏勇编写，体质由贵州省遵义中医学校高级讲师王农银、李冬梅编写，病因由云南中医学院副教授王志红编写，发病原理由江苏省中医学校讲师沙筼编写，病机由山东中医药高等专科学校高级讲师袁秀英、江苏省中医学校讲师沙筼编写，养生、防治、康复原则由桂林市中医药学校高级讲师唐一玉编写。

本教材虽经集体讨论、审定，但难免有不当之处，希望各院校广大师生和读者在使用过程中多提宝贵意见，以便不断提高教材质量。

编　者
2006 年 2 月

目　　录

绪 论

【目的要求】

1. 掌握中医学理论体系的基本特点。

2. 了解中医学、中医基础理论的基本概念，以及中医学理论体系的形成和发展概况。

绪论简要概述了中医学、中医基础理论的基本概念，以及中医学理论体系的形成和发展，着重阐述了整体观念和辨证论治等中医学理论体系的基本特点。

中医学是研究人体的生理、病理，疾病的诊断、防治等理论的一门医学科学，是我国优秀民族文化遗产的重要组成部分。它是在古代唯物论和辨证法思想的影响下，在长期的医疗实践中，受多学科知识渗透和吸取世界各民族医药精华的基础上，形成的一种独特、系统、完整和科学的理论体系。它正以简便、廉价、有效、安全、实用等独特的风姿，备受世人的重视和青睐，在国内外医药学界，"回归大自然"，"发现中医药"的呼声正越来越普遍和强烈。

中医基础理论是研究和阐明中医学基本理论、基本知识和基本思维方法的一门学科，是阐释和介绍中医学基本理论、基本知识和基本思维方法的课程。它是中医学的基础课程，是研究和探讨中医学理论体系的必修课程，是中医学理论体系的核心内容。

整体观念是中医学理论和临床实践的指导思想，贯穿于人体的生理、病理和疾病的诊治以及养生保健等各个方面，它认为人体自身是一个有机整体，人与自然环境、社会环境相统一。

辨证论治，是中医认识疾病和治疗疾病的基本法则，是中医对疾病的一种特殊的研究和处理方法。中医认识疾病时，强调辨病和辨证结合，着重于辨证，治疗疾病时着眼于"证"而不是"病"。

学习绪论应在了解中医学、中医基础理论的基本概念，中医学理论体系的形成和发展的基础之上，重点掌握中医学理论体系的整体观念和辨证论治两大基本特点，学会运用整体观念来观察、分析、研究和处理有关生命、健康和疾病等问题；谙熟中医辨证论治的精髓在于"同病异治"、"异病同治"。

中医学是研究人体的生理、病理，疾病的诊断、防治等理论的一门医学科学，属于传统医学的范畴。它是中华民族在漫长的历史长河中长期与疾病作斗争的经验总结，其历史悠久，临床实践经验丰富，是我国优秀民族文化遗产的重要组成部分。它的形成是在古代唯物论和辩证法思想的影响下，在长期的医疗实践中，受到天文学、农学等其他学科知识的渗透，并在吸取世界各民族医药精华的基础上，逐步形成的一种独特、系统、完整、科学的理论体系。

中医学的理论体系受到阴阳五行等哲学思想的深刻影响，以整体观念为指导思想，以脏腑经络的生理、病理为理论基础，以辨证论治为诊疗特点，其理、法、方、药之完备，是当今世界各国传统医学无与伦比的。中医学理论体系对我国人民的养生保健、疾病防治和世界医药学的发展做出了重大贡献。目前，它如一枝奇葩，正以简便、廉价、有效、安全、实用等独特的风姿，备受世人的重视和青睐，"回归大自然""发现中医药"，已成为国内外医药学界越来越普遍和强烈的呼声。

第一节　中医学理论体系的形成和发展概况

中国医药学是一个博大的宝库，有着数千年的悠久历史。中华民族的医药活动，可追溯至亘古以远的时代。在距今约 50 万年以前，中华民族的祖先，就在炎黄大地上生活、劳作，在极其原始的生活实践中，逐步积累了像居室、衣物、择食、砭制、舞乐等最初的、原始的医药知识。早在 3000 多年前商代的甲骨文中就有了关于疾病和医药卫生的记载；周代已出现专职医生，具有了食医、疾医、疡医和兽医等最初的医学分科，并开展了除虫、灭鼠、改善环境卫生等防病活动；《左传》中"国人逐瘈狗"的描述，则是世界上最早关于预防狂犬病的记载。综观中医学理论体系的形成和发展，大致分为五个时期。

一、秦汉时期

中医学理论体系初步形成于春秋战国时期，并以《黄帝内经》的问世作为标志。《黄帝内经》是我国现存最早的医学理论著作，它全面总结了春秋战国以前的医学成就，初步确立了中医学独特的理论体系，奠定了中医学的理论基础，成为中医学进一步发展的源泉。《黄帝内经》中蕴藏着丰富的科学成分，其内容非常广泛，不仅包含了人体生理、病理，疾病诊断、治疗、预防等医学理论知识，而且包罗了天文学、地理学、哲学、水利学、人类学、社会学、军事学、数学、生态学等科学成就。《黄帝内经》中对人类生命繁衍和生、长、壮、老、已生命历程的总体认识，对人体生理、心理、病理特点的描述，对人体脏腑组织形态及其功能活动的记载等，远远早于同时期的西方医学。例如在形态学方面，它记载食管与肠的比例是 1∶35，与现代解剖的 1∶37 非常接近。在血液循环方面，它提出了"心主身之血脉"的观点，认为心、血、脉三者密切相关；血液在脉管内"流行不止，环周不休"；而"虚里"可候诊心脏搏动。

托名秦越人所著的《难经》，成书于秦汉时期，是一部能与《黄帝内经》相媲美的古典医籍。该书用假设问答、解释疑难的方式，阐述了人体的组织结构、生理功能，以及疾病的病因、病机、诊断、治疗等内容，特别是在脉诊、经络、命门、三焦等方面，补充了《黄帝内经》的不足，是后世指导临床实践的理论基础。

汉代托名神农所著的《神农本草经》，是我国现存最早的药物学专著。该书全面系统地总结了战国至东汉时期的药物学知识，共收载药物 365 种，该书在中国药物学史上，根据药物的功效和毒性，最早提出将药物分为上、中、下三品的药物分类法，并论述了君臣佐使、七情和合、四气五味等药物学理论，奠定了中药学理论体系发展的基础，极大地促进了临证医学的进步。书中黄连治痢、常山截疟、麻黄治喘、海藻治瘿瘤、水银治疥疮等内容，是世界药物学史上的最早记载，并已被当今临床疗效和科学实验所证明。

东汉末年，张仲景在继承《黄帝内经》《难经》学术思想的基础上，结合前人和同代医家的临床经验，著成了中国医学史上久负盛名的《伤寒杂病论》。《伤寒杂病论》的问世，代表了中医临床医学的发展和辨证论治法则的确立，奠定了中医临床学发展的基础。该书以六经辨伤寒，以脏腑辨杂病，提出了包括理、法、方、药在内的辨证论治原则，共载方 269 首，用药 214 种，使中医理论基础与临床实践紧密地结合起来，被誉为"方书之祖"。《伤寒杂病论》经后世医家整理，分为《伤寒论》和《金匮要略》。《伤寒论》确立了六经辨证论治的纲领，以论述伤寒为主，提出了以六经为纲辨治伤寒的规律和原则；《金匮要略》以论述杂病为主，提出了以脏腑分证为纲辨治杂病的规律和原则。作为中医经典著作的《伤寒杂病论》，1700 多年以来，该书所确立的辨证论治原则始终有效地指导着中医临床实践，被后世医家所推崇。

二、晋隋唐时期

晋隋唐时期，中医学理论和中医临床实践得以显著发展。晋代皇甫谧在系统总结秦汉三国至晋代针灸学成就的基础上，撰写了我国现存最早的针灸学专著《针灸甲乙经》。该书对人体的穴位进行了科学分类，共载有 349 个针灸穴位，并详细阐述了每一个针灸穴位的治疗作用、禁忌证和操作方法，促进了针灸学的发展，成为后世针灸学著作的典范。晋代王叔和集晋前历代脉学之著述，结合自己和当代医家的临证经验，著成了我国第一部脉学专著——《脉经》。该书记载脉象24种，并详细地阐明了脉搏的次数、形态、节律、气势和通畅程度等脉理知识，统一了脉象标准，确立了寸口脉诊法，首创了"三部九候"及脏腑分配原则，成为后世脉学之规范。隋代巢元方编著的《诸病源候论》，系统总结了隋代以前的医学成就，对于中医极具特色的"病源学"和"证候学"进行了精细、逼真、准确的分类与描述，其内容周到全面，发展了证候分类学体系，是我国第一部病因、病机和证候学专著，同时也是至今最完备、最详细的病因学和证候学专著，是后世医家案头的常备用书，曾被赞誉为隋代千古不朽的著作。唐代药王孙思邈认为"人命至重，有贵千金"，编著了《千金要方》和《千金翼方》。《千金要方》较系统地总结了自《黄帝内经》以后至唐代初期的医学成就，该书详细论述了临床各科的诊治方法以及预防、卫生等方面的内容，特别是在脏腑辨证方面有较大发挥。

三、宋金元时期

宋金元时期，中医学术百家争鸣，氛围浓厚，中医理论体系取得了突破性进展。

宋代陈无择的《三因极一病证方论》阐述了"三因致病说"，提出了"三因学说"。该书把复杂的病因分为内因、外因和不内外因三类，使中医病因学说得到了进一步的系统化、理论化，从而奠定了中医病因学的基础。宋代钱乙在儿科方面有许多创见，他认为小儿的生理特点是"五脏六腑，成而未全，全而未壮"，病理特点是"易虚易实""易寒易热"，在治疗上主张"柔润"，反对"痛击"、"大下"、"蛮补"，被称为"儿科医圣"。其弟子阎忠孝于公元1119年将其40余年临证积累的理论和经验整理成《小儿药证直诀》，提出了以五脏为纲的儿科辨证方法。

金元时期，学术气氛异常活跃，涌现出许多学术观点各具特色、临床成就各有千秋的医学流派。最具代表性的是刘完素、张从正、李杲、朱丹溪，称为"金元四大家"。刘完素倡导"火热论"，认为外感"六气皆从火化""五志过极，皆为热甚"，治病主张多用寒凉药物，被后世称为"寒凉派"，代表作有《伤寒直格》《素问玄机原病式》；张从正倡导"攻邪论"，主张治病当以驱邪为要务，善用汗、吐、下三法，被后世称为"攻邪派"，代表作有《儒门事亲》《治法心要》；李杲创立了"内伤脾胃学说"，认为"内伤脾胃，百病由生"，治病善用温补脾胃之法，被后世称为"补土派"，代表作有《脾胃论》《内外伤辨惑论》；朱丹溪创立了"相火论"，认为"阳常有余，阴常不足"，治病善用养阴之法，被后世称为"滋阴派"，代表作有《格致余论》《丹溪心法》。

四、明清时期

明清时期，中医学理论不断创新、综合、汇通和完善，朝着专门化方向发展，其间编撰了许多专门性、独特性和权威性的医学全书、丛书和类书。

明代李时珍著《本草纲目》，载药 1892 种，系本草学、生物学巨著。该书的问世促进了国内外对本草学、生物学的研究，对世界一些著名生物学、药物学家有较大影响，被誉为"东方医药巨典"。张景岳晚年结合毕生的临证经验和独到精湛的理论，著成《景岳全书》，丰富和发展了阴阳学说、藏象学说等，对后世医学的发展产生了较大影响。陈司成著《霉疮秘录》，专论梅毒，详述了梅毒的传染途径，提出了彻底治疗等原则，首创用减毒无机砷剂治疗梅毒的方法，并重视预防和防止复发。吴又可著《温疫论》，首论"戾气"为瘟疫病因，并将戾气侵入途径分为"自天受"（空气传染）和"传染受"（接触传染），实开传染病学之先河。赵献可特别强调命门之火的重要生理作用，编著《医贯》，提出"命门学说"，认为命门为人身之主，治病主张以保养命门之火为要义。李中梓提出了"肾为先天之本，脾为后天之本"的理论，发展了脏腑学说。明代对天花的认识和人痘接种术的发展，是明代医学的突出创新，它启迪英国琴纳而发明牛痘接种术，开创了免疫学的新纪元，为"人工免疫"预防接种的发明开辟了道路。

清代，温病学说迅速发展，涌现出许多著名的温病学家，叶天士、薛生白、吴鞠通、王士雄荣称"温病四大家"。温病学派的创始人叶天士在总结《黄帝内经》《难经》《伤寒论》《温疫论》等学术成就和前人临床实践经验的基础上，著成《温热论》，阐明了"温邪上受，首先犯肺，逆传心包"的温热病发生发展规律，创立了"卫气营血辨证"。吴鞠通在继承叶天士理论的基础上参古博今，结合临证经验，撰成《温病条辨》，创立了"三焦辨证"，进一步总结并发展了温病学说。薛生白所著《湿热条辨》和王士雄所著《温热经纬》，对温病学说的发展均有所发挥和发明。另外，清代王清任特别重视解剖，编著《医林改错》，改正了古书在人体解剖方面的错误，同时发展了瘀血致病理论，并创立了一系列活血化瘀的方剂。

五、近代和现代

近代时期（鸦片战争后至 1949 年），中医学理论的发展呈现出新旧并存的趋势，一方面不断收集和整理前人的学术成果，曹炳章集古今中医学之大成，编著了《中国医学大成》；另一方面涌现出了中西汇通和中医学理论科学化的思潮，形成了中西医汇通学派，代表人物有唐容川、恽铁樵、张锡纯。他们认为中西医互有优劣，可以殊途同归，主张吸取西医之长以发展中医。张锡纯编著《医学衷中参西录》，更是从医理、临床各科病证以及治疗用药等方面，大胆地引用中西医理互相印证，大胆地并用中西药物，对后世医家影响极大。

现代时期（1949年至今），随着科学的进步和世界医学的发展，尤其是中外医学的交流，不仅促进了中医药学现代化的步伐，而且中医药学在吸取当代最新科技成果的基础上，一大批科研成果使古老的中医药学再绽时代风采，引起了国际医药界、科技界的更大关注。例如青蒿素、双黄连制剂、靛玉红和砷制剂治疗肿瘤，针刺麻醉和中药麻醉，针拨套出白内障，小夹板治疗骨折，中西医结合治疗急腹症和乙型脑炎、大面积烧伤等，已向世人充分展示了中医药学的魅力和光辉的发展前景。

第二节　中医学理论体系的基本特点

中医学理论体系是在古代哲学思想——阴阳五行学说的深刻影响下，经过长期的医疗实践活动，逐步形成的一种独特的医学理论体系。中医学在认识人体生理、病理，疾病病因和诊治疾病等方面各具特点，其最基本的特点是整体观念和辨证论治。

一、整体观念

整体观念，是中医学对人体自身的完整性以及人与自然环境和社会环境的统一性的认识。整体观念认为人体自身是一个有机整体，由各脏腑组织器官所构成，而构成人体的各个脏腑组织器官之间，在结构上相互联系、不可分割，在功能上相互协调、相互为用，在病理上相互影响；同时，认为人与自然环境和社会环境相互联系，密不可分。人生活在自然环境和社会环境中，而自然环境、社会环境的变化又影响着人体。人类在能动地适应和改造自然环境与社会环境的过程中维持着正常的生命活动。

整体观念贯穿于人体的生理、病理和疾病的诊治以及人类养生保健等各个方面，是中医学理论和临床实践的指导思想。它要求人们在观察、分析、研究和处理有关生命、健康和疾病等问题时，既要注重事物自身的完整性；同时，又要重视人与自然环境、社会环境之间的统一性。

中医学的整体观念主要体现在人体自身的整体性和人与自然环境、社会环境的统一性两个方面。

（一）人是一个有机整体

中医学认为人体是以心为主宰，以五脏为中心的一个内外联系、自我调节和自我适应的有机整体。其主要体现在形体结构、生理功能、病理变化、疾病诊治和养生预防等方面。

在形体结构方面，中医学认为人体是由若干脏腑、组织和器官所组成的。构成人体的脏腑、组织和器官不是孤立地存在着的，而是相互联系、相互沟通的，它们以五脏为中心，通过经络系统的联络作用，把六腑、五体、五官、九窍、四肢百骸等全身组织器官有机地联系起来，从而构成了心、肝、脾、肺、肾五个生理系统。由此可见，人体的各个脏腑、组织、器官都是整体的一个组成部分，它们与整体在形态结构上密切联系、不可分割。

在认识人体生理功能上，中医学认为组成人体的每个脏腑、组织和器官各有其自身独特的生理功能，而这些不同的生理功能又都是人体整体功能活动的一个组成部分，它们一方面受着整体功能活动的制约和影响，另一方面又相互影响，从而决定了人体内部的统一性。也就是说，构成人体的各个脏腑、组织和器官之间，在生理上既是相互协调、相互为用的，又是相互制约的。然而，人体的整体功能活动，是以五脏为中心，配以六腑，通过经络系统"内属于脏腑，外络于肢节"和精、气、血、津液等物质基础的作用而实现的。例如饮食物的消化、吸收、输布与排泄，就是胃受纳腐熟，脾运化水谷，小肠受盛化物、泌别清浊，大肠传导，肾阳温煦，肝气疏泄等生理功能活动综合作用的结果。

在分析疾病病理变化时，中医十分注重机体的整体统一性，首先从整体出发，着眼于局部病变所引起的整体病理反应，并把局部病理变化与整体病理反应统一起来，既重视局部病变与其相关内在脏腑之间的联系，更强调局部病变与其他脏腑之间的相互影响。一般来说，人体某一局部的病理变化往往与全身的脏腑、气血、阴阳的盛衰有关。由此可见，中医病理的整体观，实际上主要体现在病变的相互影响和相互传变方面。例如肝气郁结，初起可因肝失疏泄出现胸胁闷胀、疼痛，日久可致肝气乘脾犯胃，表现出脘腹胀满，纳食不香，恶心呕吐，大便溏泻等脾失健运，胃失和降的病理变化。

在诊断疾病时，中医主要根据"有诸内，必形诸外"的理论，通过观察面色、形体、舌象、脉象等外在病理变化来分析、判断其内在脏腑的病变情况，从而对疾病作出正确的诊断。故《灵枢·本脏》："视其外应，以知其内藏，则知所病矣"。

在治疗疾病时，中医对于局部的病变，不是采取头痛医头的方法，而是主张从整体上加以调治，要求从整体出发，全面了解和分析病情，既要看到发生病变的局部情况，又要看到病变所在脏腑的病理变化；既要注意病变与其他脏腑之间的关系，又要注意整体阴阳气血失调的情况，并从协调整体阴阳气血以及脏腑平衡出发，以扶正祛邪，消除病变对全身的影响，切断疾病传变引起的病理连锁反应，通过整体治疗效应，达到消除病邪，治愈疾病的目的。例如因"肝开窍于目"，肝与目密切联系，故临床治疗眼疾时，从调肝着手，多可获得满意疗效。

在养生保健时，中医十分注重整体观念，强调心神安宁。认为心为五脏六腑之大主，心神宁静安定，则五脏六腑皆安定；心神浮躁不安，则五脏六腑皆不安，且易导致各种疾病的产生。

（二）人与外界环境的统一性

人是自然界进化的产物，与自然界万物有着共同的生成本原；人又生活在自然环境和社会环境之中，自然界存在着人类赖以生存的物质条件，自然界的阳光、空气、水、食物等，构成了人类赖以生存、繁衍的最佳环境。然而，自然环境和社会环境的变化，又可直接或间接地、显著或不显著地影响着人体的生命活动。

人与外界环境的统一性，主要表现在人与自然环境的统一性和人与社会环境的统一性两个方面。

1. 人与自然环境的统一性

人生活在自然界之中，自然界存在着人类赖以生存的物质条件，而人类本身具有自我适应和自我调节的能力，人能通过体内的自我调节机制，适应自然环境的变迁，并在一定的生理限度之内，保持着与自然界的统一，所以说人与自然是息息相通的一个统一体，即"天人合一"。然而，自然环境的变化又影响着人体，如果自然环境的变化超越了人类本身的自我调节能力，那么，生理性的适应性调节就转变为病理性反应，从而导致各种疾病的发生。

（1）季节气候对人体的影响 春温、夏热、长夏湿、秋燥、冬寒是一年四时气候变化的一般规律。自然界的生物在四时气候规律性变化的影响下，相应地出现了春生、夏长、长夏化、秋收、冬藏等适应性变化。人的生理活动随着季节气候的交替也产生着相应的适应性变化。正如《灵枢·五癃津液别》："天暑衣厚则腠理开，故汗出……天寒则腠理闭，气湿不行，水下留于膀胱，则为溺与气"。《素问·八正神明论》："天温日明，则人血淖液而卫气浮，故血易泻，气易行；天寒日阴，则人血凝泣而卫气沉"。这说明人体的水液代谢与气血运行皆随季节气候的更替而发生着适应性的变化。随着季节气候的变化，人体的脉象也会发生相应的变化。如《四言举要》："春弦夏洪，秋毛冬石，四季和缓，是谓平脉"。人类适应自然环境的能力是有限的，如果气候变化过于剧烈或急骤，超越了人体自身的适应能力，或机体的调节功能失常，不能对自然环境的变化作出适应性调节时，则可导致疾病的发生，甚至引发一些季节性很强的多发病、流行病。一般来说，春季多温病，夏季多痢疾、泄泻，冬季多病伤寒。正如《素问·金匮真言论》："春善病鼽衄，仲夏善病胸胁，长夏善病洞泄寒中，秋善病风疟，冬善病痹厥"。

（2）昼夜对人体的影响　昼夜晨昏的变化，同样影响着人体的生理活动，使人体的阴阳气血亦相应地调节，以适应自然环境的改变。《素问·生气通天论》："故阳气者，一日而主外，平旦人气生，日中而阳气隆，日西而阳气已虚，气门乃闭"。说明人体的阳气白天趋于体表，夜晚潜于体内的运动趋向，人体随着昼夜阴阳二气的盛衰变化而表现出规律性的适应性调节。然而，昼夜的变化也在一定程度上影响着疾病的过程，表现出疾病白天较轻，傍晚加甚，夜间最重的变化。《灵枢·顺气一日分为四时》："夫百病者，多以旦慧、昼安、夕加、夜甚"。因昼夜间自然界阳气的变化，导致人体内的阳气发生朝始生、午最盛、夕始弱、夜半衰的适应性改变，从而使病情表现出旦慧、昼安、夕加、夜甚的周期性起伏变化。

（3）地域环境对人体的影响　地域环境不同，则地势高低不同，气候、水土不同，物产不同，人们的饮食结构、风俗习惯也不同。地域环境在一定程度上影响人体的生理活动和心理活动，进而影响体质的形成。例如江南地势低洼，气候多湿热，人体腠理多稀疏，体格多瘦弱；北方地势高凸，气候多燥寒，人体腠理多致密，体格多壮实。人们长期生活在特定的地域环境中，久而久之逐渐在功能方面形成了某些适应性变化，一旦易地而居，因环境的突然改变，初期常感不适，或生皮疹，或生腹泻，习惯上称为"水土不服"。而经过一段时间后，大多数人又都能够逐渐适应新的环境。疾病的发生，特别是某些地方性疾病的发生，与地域环境的差异密切相关。例如东方傍海而居之人易患痈疡；南方潮湿之地久居之人易患痹证。

2. 人和社会环境的统一性

人是社会的一员，具备社会属性，与社会环境存在着密切的联系。人生活在纷纭复杂的社会环境中，对社会产生着影响；而人的生命活动同样也受到社会环境——诸如政治、经济、文化、宗教、法律、婚姻、人际关系等社会因素的影响，这些因素通过与人的信息交换影响着人体的生理功能、心理活动和病理变化，特别是社会的安定与动乱、社会的进步以及社会地位的变更等方面，对人体的影响更大。

（1）社会的安定与动乱对人体的影响　社会的变迁，给人们的生活条件、生产方式、思想意识和精神状态等方面带来了相应的变化，而社会环境的不同，造就了人的身心功能与体质的个体差异。安定良好的社会环境，可使人精神振奋，勇于进取，有利于人的身心健康，从而增强抵抗力，以致疾病不易发生，人健康长寿；动乱不良的社会环境，可使人精神压抑，紧张恐惧，危害人的身心健康，从而降低抵抗力，以致容易发生疾病。所以，《论衡》曰："太平之世多长寿人"。《医述》曰："大饥之后，必有大疫"。

（2）社会进步对人体的影响　社会的进步，无疑给人们的健康带来了很多益处。随着社会的进步，可供人们选择的食品与服饰日趋丰富，居住环境日益舒适，卫生条件逐渐改善，有利人们的身心健康，使人类的寿命随着社会的进步而延长。但是，社会进步在给人类带来身心健康的同时，也给人类带来了不利于健康的因素——诸如环境污染、资源危机、能源危机、生态危机等，正威胁着人类的生存和发展；社会的进步，促使人的生活节奏加快，使人过度紧张，从而可导致精神焦虑，头痛，头晕等病证。

（3）个人社会地位的变更对人体的影响　个人社会地位的变更，势必会给人带来物质和精神生活上的变化，从而影响人的身心。社会地位过高，易使人产生骄傲自满情绪，表现出霸道、目空一切的现象；社会地位低下，易使人产生自卑心理和颓丧情绪，表现出精神不振、意志消沉等现象。《素问·疏五过论》："故贵脱势，虽不中邪，精神内伤，身必败亡。始富后贫，虽不伤邪，皮焦筋屈，痿躄为挛"。个人社会地位的变更，又可影响人体体质的形成，造成人体身心功能的某些差异。正如《医宗必读·富贵贫贱治病有别论》："大抵富贵之人多劳心，贫贱之人多劳力；富贵者膏粱自奉，贫贱者藜藿苟充；富贵者曲房广厦，贫贱者陋巷茅茨；劳心则中虚而筋柔骨脆，劳力则中实而骨劲筋强；膏粱自奉者脏腑恒娇，藜藿苟充者脏腑坚固；曲房广厦者玄府疏而六淫易客，茅茨陋巷者腠理密而外邪难干"。由此可见，古人主张不要把贫富、贵贱看得太重而影响健康。故《素问·上古天真论》："恬淡虚无，真气从之，精神内守，病安从来"。

二、辨证论治

辨证论治，是中医认识疾病和治疗疾病的基本法则，是中医对疾病的一种特殊的研究和处理方法。

（一）辨证论治的概念

"辨证"，即辨别证候，是通过四诊（望、闻、问、切）收集有关疾病的所有资料（病史、症状和体征），并运用中医的基本理论，对所收集的资料进行分析、处理，辨清疾病的病位、病因、病性和邪正盛衰关系，然后，再加以综合、概括、判断为某种性质的证候。"论治"，又称"施治"，是根据辨证的结果，选择和确定相应的治疗原则和治疗方法。

（二）病、证、症的概念

病，即疾病，是疾病发展全过程的病理概括。它包括了特定的致病因素、发病形式、病理演变规律、临床症状和体征，反映了某一病理过程的特征和规律。例如感冒、痢疾等。

证，即证候，是疾病发展过程中某一阶段的病理概括。它包括了疾病的病因、病位、病性和邪正盛衰变化，最能反映疾病发展过程中某一阶段的病理变化的本质和发展趋势，是确定治法、处方遣药的依据。例如脾胃气虚、肝胆湿热等。

症，即症状，是疾病发展过程中所表现出来的个别的、孤立的病理现象。它包括了病人主观的异常感觉、行为表现或异常征像，是判断疾病、辨识证候的主要依据。例如发热、咳嗽等。

病、证、症三者既有区别，又相互联系。病与证是通过症状和体征表现出来的，能反映疾病的本质，病的重点是疾病的全过程，证的重点是疾病的现阶段。一种疾病由不同的证候组成，而同一证候又可见于不同的疾病过程中。中医的病大多是根据疾病的临床表现命名的，其内涵不够确切；而症状仅是疾病的个别现象，不能代表疾病和证候的本质，同一症状可由不同的致病因素引起，其病机常大相径庭，性质也可以完全不同，因此，病和症状都不能作为确定治法、处方遣药的依据。然而，证则包括了疾病的病因、病位、病性和邪正盛衰变化，它比病或孤立的症状更全面、更深刻、更确切地揭示了疾病某一阶段病理变化的本质，故可作为确定治法、处方遣药的依据。

中医认识疾病和治疗疾病时，既要注意辨病，又要注重辨证，并着重于辨证。只有从辨证入手，才能正确地进行论治。因辨证论治能够辩证地看待病、症和证的关系，同一种疾病可表现出多种不同的"证"，而不同的疾病在其发展过程中又可以出现同一种"证"，因此，中医治疗疾病主要不是着眼于"病"的异同，而是着眼于"证"的区别。例如感冒（病），常表现出恶寒发热，头身疼痛，咳嗽，鼻塞流涕等症状，其病位在表，治当解表，但因其病因和机体反应的不同，则可表现出不同的证候，故治疗前还须根据患者寒热的轻重、痰和涕的色质、口渴与否、舌象、脉象等情况进行辨证，分清风寒、风热等证，才能确定选用辛温解表，还是辛凉解表等治法，从而避免治疗用药的盲目性，减少失误，提高临床疗效。可见，辨证论治既区别于不分主次，不分阶段，一方一药治一病的辨病疗法，又不同于见痰治痰、头痛医头、脚痛医脚的对症疗法。

（三）同病异治与异病同治

同一疾病在其不同的发展阶段，可表现出不同的证；而不同的疾病在其发展过程中又可出现出相同的证，因此，中医在治疗疾病时，还要掌握同病异治和异病同治的原则。

同病异治，是指同一疾病，因发病的时间、地域不同，或所处的疾病阶段、类型不同，或病人的体质不同，则所反映出来的证候也不同，因而可采用不同的治疗方法。例如麻疹在其不同的阶段，则表现出不同的证候，初期疹未出透，治当发表透疹；中期肺热明显，治当清解肺热；后期余热未尽，肺胃阴伤，治当养阴清热。

异病同治，是指不同疾病，在其发展过程中只要出现性质相同的证候，就可采用相同的治疗方法。例如胸痹、闭经是两种完全不同的疾病，但在其发展过程中，可表现出性质相同的血瘀证，故皆可用活血化瘀的方法进行治疗。

总之，中医治病特别注重"证"的性质。相同的证，代表着主要矛盾的本质相同，可用相同的治疗方法；不同的证，揭示其本质特点不同，须用不同的治疗方法，故有"证同治亦同，证异治亦异"的说法。这种针对疾病发展过程中不同本质的矛盾、不同的状态，用不同的方法进行治疗的思想，是辨证论治的精髓所在。

第三节 《中医基础理论》的主要
内容和学习方法

一、《中医基础理论》的主要内容

中医基础理论是研究和阐明中医学的基本理论、基本知识和基本思维方法的一门学科，是阐释和介绍中医学的基本理论、基本知识和基本思维方法的课程。它是中医学的基础课程，是研究和探讨中医学理论体系的必修课程，是中医学理论体系的核心内容，主要涉及阴阳五行、藏象、精气血津液、经络、体质、病因、发病、病机和养生、防治、康复原则等。学习和掌握中医基础理论的内容，对认识中医学理论体系的全貌极为重要。

阴阳五行，是我国古代唯物辩证的哲学观点，是古人用以认识自然、解释自然和探寻自然规律的一种世界观和方法论，是中医学理论体系的思维方法。它主要用以解释人体组织结构、生理功能、病理变化，并用以指导疾病的诊断和治疗。重点介绍阴阳五行的概念、内容及其应用。

藏象，是研究人体脏腑的生理功能、病理变化及其相互关系的学说，是中医学理论体系的核心理论。重点介绍五脏、六腑和奇恒之腑的形态、生理功能、生理特性，五脏与形体官窍的关系，脏腑之间的相互关系；介绍神与志的概念、生成、功能、分类及其与脏腑气血的关系。

精气血津液，重点介绍精、气、血、津液的基本概念、生成、分布、功能、代谢、相互关系及其与脏腑之间的关系。

经络，是研究人体经络系统生理功能、病理变化及其与脏腑相互关系的学说。重点介绍经络的概念、经络系统的组成、经络的生理功能和应用、十二经脉及奇经八脉的循行与功能等。

体质，是研究人体体质的概念、特点、标志、形成、分类及其与疾病发生、发展和演变关系的学说。重点介绍体质的概念、特点、标志、形成、分类及其运用。

病因，是研究致病因素的致病途径、致病特点和致病规律的学说。重点介绍六淫、疠气、七情内伤、饮食失宜、劳逸失度、痰饮、瘀血、结石、医过、药邪、外伤等致病因素的性质、致病特点。

发病原理，是研究疾病发生机理的学说。重点介绍正气与邪气的概念、正邪在发病中的作用以及内外环境与发病的关系。

病机，是研究疾病的发展变化和转归机制的学说。重点介绍邪正盛衰、阴阳失调、气血失常、津液代谢失常、内生五邪及疾病的传变。

养生、防治、康复原则，是研究养生、防病、治病和康复的基本原则的学说。重点介绍治未病的预防思想，顺应自然、形神共养、调养脾胃、惜精养肾的养生原则，治病求本、扶正祛邪、治标治本、正治反治、调整阴阳、调理脏腑、调理气血、三因制宜的治疗原则和养形养神并重、药物饮食同施、内治外治并举的康复原则。

二、《中医基础理论》的学习方法

《中医基础理论》是学习中医学的基础课程，是研究和探讨中医学理论体系的必修课程，因此，要充分认识学习中医基础理论的重要性，明确学习目的，讲究学习方法，勤于思考，在理解的基础上加强记忆。学习过程中，要坚持辩证唯物主义和历史唯物主义思想，分清中医学与现代医学是两个不同的医学理论体系，各有长短，正确认识中医学的学术特点与优势，处理好中西医两个医学体系的关系；要坚持理论联系实际，深知中医学理论体系来源于中医医疗实践，又反过来指导中医医疗实践，加强技能训练及临床见习，以加深对中医理论的理解。通过学习努力掌握中医基础理论的基本知识、基本技能和基本思维方法，为学好中医药学各门课程打下坚实的基础。

第一章
阴阳五行

【目的要求】

1. 掌握阴阳、五行的基本概念，阴阳学说、五行学说的基本内容，阴阳学说、五行学说在中医学理论体系中的应用。

2. 了解事物属性的阴阳划分和事物的五行推演、归类。

阴阳五行是古人用以认识自然和解释自然的世界观和方法论，是我国古代的唯物论和辩证法。阴阳五行源于生产实践，它作为一种思维方法和论理方法，逐渐渗透到中医学中，与中医学的基本理论和临床实践经验相结合，与中医学的具体内容融为一体，形成了中医学独特的阴阳五行。中医学的阴阳五行是中医学理论体系的重要组成部分，它广泛应用于中医学的各个领域。

阴阳是指对自然界相互关联的事物、现象或同一事物内部对立双方属性的概括。它既可以代表相互关联而性质相反的两种事物、现象，又可代表同一事物内部相互对立的两个方面。阴阳二气是构成物质世界的最基本元素，具有相关、普遍、相对、可分四大特性。阴阳学说的基本内容包括感应交合、对立制约、互根互用、消长平衡、相互转化。中医学用阴阳学说来说明人体的形体结构、生理功能、病理变化，并有效地指导疾病的诊断和治疗。

五行是指自然界木、火、土、金、水五种物质的相互联系及其运动变化。木、火、土、金、水是构成物质世界的最基本元素。五行的特性是木曰曲直、火曰炎上、土爰稼穑、金曰从革、水曰润下。五行学说的基本内容包括相生、相克、制化、胜复、母子相及、相乘、相侮。中医学用五行学说来说明五脏的生理功能及其相互关系，说明疾病的病因、发病、传变，判断疾病的预后，指导疾病的诊断和防治。

学习阴阳五行应着重学握阴阳和五行的基本概念、阴阳学说和五行学说的基本内容。清楚地认识阴阳交感、对立、互根、消长、转化之间不是孤立地演变，而是存在着相互联系，相互影响，相反相成，互为因果的关系。清楚地认识五行生克是自然界事物间的一种正常现象，而五行乘侮则是自然界事物间的一种异常现象；就人体而言，生克是一种生理现象，而乘侮则是一种病理现象；自然界事物之间正是因为存在着既相互滋生，而又相互制约的生克制化规律，自然界的事物才得以滋生、发展和变化。只有真正掌握和理解了阴阳、五行的基本概念和阴阳五行学说的基本内容，才能应用阴阳、五行的属性和相互关系来认识疾病和防治疾病。

第一节 阴阳学说

阴阳学说是研究自然界事物的运动变化规律，并用阴阳的属性及其相互关系，来解释自然界事物发生、发展、变化的一种古代哲学理论。

阴阳学说，是古人通过生产和生活实践，在通过长期观察、分析、抽象和纯化自然界事物的基础上，建立的一种辩证法思想。它认为世界是物质性的整体，是由阴阳二气所构成的，是阴阳二气对立统一的结果。故《医原》："天地与人，不外阴阳二气"。阴阳二气的相互作用，促成了自然界事物的发生，推动和控制着自然界事物的发展和变化。正如《素问·阴阳应象大论》："阴阳者，天地之道也，万物之纲纪，变化之父母，生杀之本始，神明之府也"。由此可见，阴阳二气的相互作用，是自然界一切事物生成、发展、变化和消亡的根本原因。

阴阳学说作为一种方法论，在我国古代医学家的医疗实践活动中逐渐被运用，并与中医学的理论和实践经验相结合，与中医学的具体内容融为一体，形成了中医学独特的阴阳学说。中医学的阴阳学说是用阴阳的属性及其运动变化规律，探究人体生命活动，阐释人体病理变化，指导临床实践的一种论理方法，是中医学理论体系的一个重要组成部分。

一、阴阳的基本概念

阴阳，是对自然界相互关联的事物、现象或同一事物内部对立双方属性的概括。它既可以代表相互关联而性质相反的两个事物、两种现象，又可以代表同一事物内部相互对立的两个方面。《类经·阴阳类》："阴阳者，一分为二也"。

阴阳的概念萌生于殷商时期，成熟于战国与秦汉之际。其最初的涵义是很朴素的，仅指日光的向背，即向日者为"阳"，背日者为"阴"，后来引申为气候的寒暖，方位的上下、左右、内外，运动状态的躁动与宁静等。自然界的一切事物和现象都存在正反两个方面，古代思想家引用"阴阳"概念来概括自然界相互关联而性质相反的事物、现象或事物内部存在的正反两个方面，用以解释自然界两种对立和相互消长的物质势力。古人认为阴阳的对立和消长是事物本身所固有的。正如《老子》："万物负阴而抱阳"。同时，认为阴阳的对立和消长是自然界事物生成、发展、变化和消亡的基本规律。故《易传》："一阴一阳之谓道"。

（一）阴阳属性的划分

事物和现象的阴阳属性是根据自然界相互关联的事物、现象或同一事物内部对立双方的性质、动态、位置、发展趋势等因素来划分的。一般来说，凡是剧烈运动着的、外向的、上升的、温热的、明亮的、兴奋的一方都属于阳；而相对静止的、内守的、下降的、寒凉的、晦暗的、抑制的一方都属于阴（表1－1）。

表1－1			事物和现象的阴阳属性				
属性	空间	时间	季节	温度	湿度	亮度	事物的动态
阳	天、上、外、左	昼	春、夏	温热	干燥	明亮	动、升、兴奋、亢进、向外
阴	地、下、内、右	夜	秋、冬	寒凉	湿润	晦暗	静、降、抑制、衰退、向内

《素问·阴阳应象大论》："水火者，阴阳之征兆也"。古人通过长期对自然现象的观察，认为水与火的矛盾最为突出、最为典型，其特性最具有阴阳的代表性。因水性寒凉润下，可代表阴性的事物和现象；火性温热炎上，可代表阳性的事物和现象。用水火的自然特性来理解阴阳概念，可起到执简驭繁的作用。

（二）阴阳的特性

1. 相关性

阴阳学说认为，阴阳是相关的。阴阳所分析的事物或现象，是处在同一范畴、同一层次、同一交点上的，也就是说是相关的。不相关的事物或现象不能用阴阳来加以概括。例如以昼夜而言，则夜为阴、昼为阳；以人的性别而言，则女为阴、男为阳。

2. 普遍性

阴阳学说认为，阴阳是一个抽象的概念，自然界的一切事物和现象都包含着阴和阳相互对立的两个方面。例如天与地、动与静、火与水、热与寒等。然而，自然界事物的生成、发展、变化和消亡都是阴阳二气对立统一的结果，所以说阴阳普遍存在于自然界一切事物和现象之中。

3. 相对性

阴阳学说认为，事物的阴阳属性，是相对的，而不是绝对的。事物的阴阳属性是根据事物的不同性质，通过比较而归纳出来的，阴阳是事物对立属性的抽象概括，不代表具体事物，用阴阳分析的具体事物、现象换了，阴阳所指的具体内涵也随之而变。阴阳的相对性，主要表现在三个方面：①阴阳属性相互转化。阴和阳在一定条件下可以向其相反的方向转化。即阴可以转化为阳，阳也可以转化为阴。例如在人体气化运动过程中，物质（阴）与功能（阳）之间，在生理条件下，物质消耗所产生的能量，可以表现为一定的功能，功能活动的运转也可以形成物质。如果人体没有物质与功能之间的相互转化，则生命运动也就不能正常进行。②阴阳之中复有阴阳。属性相反的两种事物或一事物内部相互对立的两个方面可以划分阴阳，而其中的任何一方还可再分阴阳，即所谓阴中有阳，阳中有阴。③比较对象不同。事物的阴阳属性是通过比较而划分的，比较对象发生了改变，则事物的阴阳属性也就发生了改变。

4. 可分性

阴阳学说认为，事物的阴阳属性具有可分性。自然界的一切事物和现象的阴阳属性，皆可以再进行阴阳的划分。例如以白昼与夜晚而言，则白昼为阳，夜晚为阴。而白昼有上午和下午之分，可再分阴阳，即上午为阳中之阳，下午为阳中之阴；夜晚有前半夜和后半夜之分，也可再分阴阳，即前半夜为阴中之阴，后半夜为阴中之阳。自然界事物间既相互对立又相互联系的现象是无穷无尽的，故《素问·阴阳离合论》："阴阳者，数之可十，推之可百，数之可千，推之可万，万之大，不可胜数，然其要一也"。

二、阴阳学说的基本内容

（一）感应交合

阴阳的感应交合，是指阴阳二气之间相互感应交合，发生相摩、相错、相荡的相互作用。阴阳交感是自然界万物得以产生和变化的前提条件。如《素问·阴阳应象大论》："阴阳者，万物之能始也"。《素问·天元纪大论》："阴阳相错，而变由生"。

古代哲学家认为，精气是构成自然界万物的本原。由于精气自身的运动，产生了属性相反的阴阳二气，阳主动，阴主静；阳化气，阴成形；阳气布散而为天，阴气凝聚而为地。《素问·阴阳应象大论》："积阳为天，积阴为地"。天气下降，地气上升，天地阴阳二气氤氲交感，相摩相荡，达到"和"的状态，则化生自然界万物，并推动和调控着自然界万物的发展变化。如《易传·系辞下》："天地氤氲，万物化醇；男女构精，万物化生"。《淮南子·天文训》："阴阳合和而万物生"。

人为自然界万物之一。人类的产生，也是自然界阴阳二气相互作用的结果。如《素问·宝命全形论》："人以天地之气生……天地合气，命之曰人"。人的生命过程也有赖于自身阴阳的相互作用和相互维系，一旦"阴阳离决，精气乃绝"，人的生命活动也就宣告终结。

　　阴阳二气的交感是在阴升阳降的运动过程中实现的，没有阴阳二气的升降运动，也就不会发生阴阳交感。也就是说，阴阳二气的升降运动是阴阳交感得以实现的基础；而阴阳交感则是阴阳二气在升降运动中相互感应的一个过程（阶段），是阴阳在升降运动过程中的一种最佳状态。这种最佳状态来自于阴阳二气在升降运动过程中的平衡协调，即中国古代哲学家所谓的"和"。《老子·四十二章》："道生一，一生二，二生三，三生万物，万物负阴而抱阳，冲气以为和"。即是说阴阳二气在升降运动中达到和谐状态时，就会发生交感作用，从而产生万物（图1-1）。

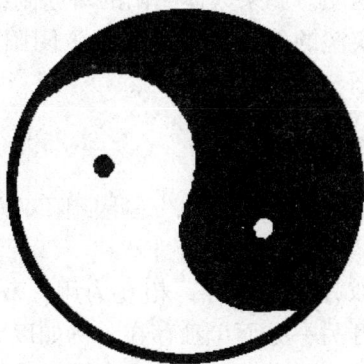

图 1-1　阴阳太极图
大圆圈表示太极。黑色部分表示阴，阴从右降。
白色部分表示阳，阳从左升。
黑色部分的小白圆圈，表示阴中有阳。
白色部分的小黑圆圈，表示阳中有阴。
阴阳太极图表示：阴阳感应、交合、对立、互根、消长、平衡、转化

（二）对立制约

　　阴阳的对立制约，又称"阴阳相反"，是指自然界相互关联的一切事物、现象都存在着相互对立而属性相反的阴阳两个方面，且阴阳之间相互对抗、相互制约和相互排斥。

　　阴阳学说认为，自然界的一切事物、现象，都存在着相互对立而属性相反的阴阳两个方面。例如天与地、上与下、外与内、动与静、升与降、出与入、热与寒、火与水等。阴阳双方既是对立的，又是统一的，对立是阴阳之间相反的一面，而统一则是阴阳之间相成的一面，是对立的结果。阴与阳相互对抗、相互制约和相互排斥，以求其统一，取得阴阳之间的相对的动态平衡，称之为"阴平阳秘"。

自然界春、夏、秋、冬四季和温、热、凉、寒四时气候，周而复始，循环不已的变化，正是阴阳对立、制约、对抗、运动变化的结果。春夏之温热，是因春夏之阳气上升抑制了秋冬寒冷之气的缘故；而秋冬之寒冷，是因秋冬之阴气上升抑制了春夏温热之气的缘故。

阴阳的对立制约，贯穿于一切事物发生、发展、变化过程的始终，促进了自然界一切事物的发生、发展和变化，从而促使自然界生生不息，以维持自然界生物生长化收藏和生长壮老已的运动变化规律，维持机体的正常生命活动。如果阴阳的对立制约关系失常，则常导致阴阳失调，而出现各种异常现象。在人体生命运动过程中，阴阳双方相互对立、相互制约、相互对抗，以取得相对的动态平衡，维持人体正常的生命运动。如果人体阴阳的对立制约关系失常，则将影响人体阴阳的动态平衡，导致疾病的发生。故《素问·阴阳应象大论》："阴胜则阳病，阳胜则阴病"。

（三）互根互用

阴阳的互根互用，又称"阴阳相成"，是指阴阳双方具有相互依存、相互化生、相互促进的关系。

阴阳学说认为，阴阳双方相互依存，相互为用，双方互为存在的前提和条件，是任何一方都不能离开另一方而单独存在。例如以天地而言，天为阳，地为阴。没有天，也就无所谓地；没有地，也就无所谓天。以寒热而言，热为阳，寒为阴。没有热，也就无所谓寒；没有寒，也就无所谓热。故《医贯·阴阳论》："阳根于阴，阴根于阳；无阳则阴无以生，无阴则阳无以化"。以人体的功能活动（阳）和营养物质（阴）而言，功能活动的运转，依赖于营养物质的充养；营养物质的化生，又依赖于功能活动的运转，二者相互依存，相互为用，协调平衡，才能维持人体正常的生理活动。正如《素问·阴阳应象大论》："阴在内，阳之守也；阳在外，阴之使也"。倘若人体阴阳双方不能相互依存，相互为用，就会出现有阴无阳或有阳无阴的"孤阴不生，独阳不长"的病理现象，最终导致"阴阳离决，精气乃绝"。

（四）消长平衡

阴阳的消长，是指阴阳双方不是静止不变的，而是始终处于此消彼长或此长彼消的运动变化之中。"消"，意为减少、消耗；"长"，意为增多、增长。阴阳学说认为，自然界任何事物在一定时间、一定限度内，相互对立、相互依存的阴阳双方，始终在不断地进行消长和变化，以保持事物的相对动态平衡，维持事物正常的发生、发展和变化。

阴阳的消长实际上是指阴阳双方在数量上的减少或增多，即事物变化的量变过程。阴阳消长的表现形式：①阴阳的此消彼长，此长彼消，即阴消阳长，阳消阴长；或阴长阳消，阳长阴消。②阴阳的皆消与皆长，即阴随阳消，阳随阴消；或阴随阳长，阳随阴长。

阴阳的平衡，是指阴阳双方通过消长变化，维持一种相对的动态平衡关系。阴阳学说认为，自然界的任何事物都是通过阴阳双方的对立、互根和消长关系，维持着一种相对的动态平衡，以促进事物自身的不断发展和变化。

自然界四时气候地变化、更替，就是一个典型的阴阳消长、平衡的过程。从冬末至春至夏，阴气渐消，阳气渐长，气候由寒变温，乃至炎热；由夏末至秋至冬，阳气渐消，阴气渐长，气候则由热变凉，乃至寒冷。虽然自然界四时气候周而复始的变化、更替，但是，从总体上说，始终是维持在一个相对的动态平衡之中的。

自然界事物阴阳的消长，不是单独进行的，而是一个复杂的变化过程。即阴消阳长过程中包含着阳消阴长在内，阳消阴长过程中包含着阴消阳长在内。就人体生命活动过程中物质和功能的转换而言，各种功能活动的产生，需消耗一定的营养物质；而各种营养物质的化生，又需消耗一定的能量。二者阴阳变更，维持着人体正常的生命活动。

阴阳的消长是阴阳双方在数量上的变化，是事物阴阳运动的量变过程。然而，自然界事物的阴阳消长必须保持在一定的限度之内，这样才能维持事物阴阳相对的动态平衡，否则，事物阴阳的平衡则将失常，出现偏盛或偏衰的现象，而事物的运动变化就会超出常规，发生根本性改变。人体阴阳消长太过或不足，都将打破人体阴阳的相对动态平衡，而发生病理变化，产生疾病。故《素问·生气通天论》："阴胜则阳病，阳胜则阴病；阳胜则热，阴胜则寒"。因此，阴阳的消长有常有变。"常"，即是在一定限度之内，保持相对动态平衡的阴阳消长；"变"，即指超出一定限度，破坏了相对动态平衡的阴阳消长。

（五）相互转化

阴阳的转化，是指相互对立的阴阳双方，在一定条件下可以各自向其相反的方向转化。即阴可以转化为阳，阳可以转化为阴。

阴阳转化的条件，在《内经》中称"重"和"极"。古人认为事物阴阳属性的改变，一般出现在事物发展、变化的极期阶段，即所谓"极则生变"，"重则必反"。也就是说，当事物的运动变化发展到了极点，即阴阳双方的消长变化发展到一定程度时，事物的阴阳属性就会发生转化。正如《素问·阴阳应象大论》："重阴必阳，重阳必阴"；"寒极生热，热极生寒"。

阴阳之间的变化，包含着量变和质变两种形式。一般而言，阴阳的消长是量变过程，阴阳的转化则是量变基础上的质变过程。事物阴阳的消长是有一定阈值的，如果阴阳的消长变化超越了这个阈值，则事物就会由"化"至"变"，或由"变"至"化"地发生转化，而这种转化，是指事物总体属性的改变。

以四时气候的寒暑变化、更替为例，一年四季，春至冬去，夏往秋来，交替变更，体现了阴阳的相互转化。从冬寒到夏热的变更，便是阴消阳长，阴转化为阳；从夏热至冬寒的变更，便是阳消阴长，阳转化为阴。

人体生命过程中，阴阳在不停地发生相互转化。以物质与功能之间的关系而言，属阴的营养物质不断地消耗可表现为一定的属阳的功能活动；属阳的功能活动不断地运转可表现为一定的属阴的营养物质，这样才能维持人体生命活动的正常进行。

综上所述，阴阳的感应交合、对立制约、互根互用、消长平衡、相互转化，既相互区别，又相互联系，不可分割。它们从不同角度阐述了阴阳的运动规律和变化形式，阐明了阴阳之间的对立统一关系。阴阳的感应交合是事物发生、发展、变化的前提，它是在阴阳不断消长与转化的过程中实现的；阴阳的对立、互根是阴阳相互关系和相互作用的基本原理；阴阳的消长、转化是事物的运动形式，而阴阳的消长是在阴阳对立、互根的基础上表现出的量变过程，阴阳的转化是在量变基础上发生的质变。理解阴阳的上述基本观点，有助于认识错综复杂的自然现象和掌握中医学理论体系的主要内容。

三、阴阳学说在中医学中的应用

阴阳学说，是中医学理论体系中的一个重要组成部分。它作为中医学的思维方法和论理工具，成为古代医家构筑中医学理论体系的基石，贯穿于中医理论体系的各个方面，用来说明人体的形体结构、生理功能、病理变化，并有效地指导疾病的诊断和治疗。

（一）说明人体的形体结构

人体是一个有机的整体，在人体的形体结构中存在着阴阳对立统一关系。《素问·宝命全形论》："人生有形，不离阴阳"。人体的一切形体结构，既是相互联系的，又可以划分为相互对立的阴阳两个部分。故《素问·金匮真言论》："夫言人之阴阳，则外为阳，内为阴。言人身之阴阳，则背为阳，腹为阴。言人身脏腑之阴阳，则脏者为阴，腑者为阳。肝、心、脾、肺、肾五脏皆为阴，胆、胃、大肠、小肠、膀胱、三焦六腑皆为阳"。

阴阳学说是按阴阳属性，将人体的形体结构（部位、脏腑、经络、形气）等作了具体划分。例如就人体部位而言，则上部为阳，下部为阴；体表属阳，体内属阴；背部属阳，腹部属阴；四肢外侧属阳，内侧属阴。就人体脏腑组织而言，则筋、脉、肉、皮、骨五体在外属阳，五脏六腑在内属阴；就五脏六腑而言，五脏（肝、心、脾、肺、肾）属阴，六腑（胆、胃、大肠、小肠、膀胱、三焦）属阳。就五脏在体内的位置而言，心、肺位居上焦属阳，肝、脾、肾位居下焦属阴；就五脏功能而言，心主温通为阳中之阳，肺主肃降为阳中之阴，肝主升发为阴中之阳，肾主封藏为阴中之阴，脾主运化为阴中之至阴；就经络而言，隶属于脏，分布于肢体内侧的为阴经，隶属于腑，分布于肢体外侧的为阳经；就气血而言，气为阳，血为阴（表1-2）。

表1-2　　　　　　　　　　　脏腑组织结构的阴阳划分

阴阳	部　位	脏　腑	气血
阴	下部、腹、体内、肢体内侧	心、肝、脾、肺、肾	血
阳	上部、背、体表、肢体外侧	胆、胃、大肠、小肠、膀胱、三焦	气

综上所述，人体形体结构之间和脏腑组织结构本身，无不包含着阴阳的对立统一关系，都可区分出阴阳，用阴阳来概括其属性。人体形体结构的阴阳，主要是根据人体形体结构的上下、内外、表里、前后的关系，脏腑组织器官的生理功能特点划分的。因此，人体脏腑组织结构的阴阳属性，不仅是解剖部位的简单概括和对比，而且还包含着脏腑组织器官自身所固有的功能特性。

（二）说明人体的生理功能

阴阳学说认为，人体的正常生命活动，是阴阳双方对立统一协调关系的结果。《素问·生气通天论》："生之本，本于阴阳"。人体生长壮老已的全过程，是以精为物质基础，以精所化之气的运动为动力来推动和调控的。即人体的生理功能，主要体现在阴精（物质）与阳气（功能）的对立统一关系之中。人体的阴精是阳气的物质基础，精能化气，以推动、调节、控制机体各种功能的发挥；人体的阳气是阴精的能量表现，阳气运动，以激发机体各种功能并促进阴精的化生，所以说没有阴精，就无以化生阳气；没有阳气，就无以化生阴精。精与气之间，对立制约，互根互用，维持着人体阴阳双方相对的动态平衡，从而推动、调节和控制着机体生命活动有序而稳定的进行。由此可见，阴阳二者之间的平衡协调，揭示了人体生命活动的关键，是人体生命活动的基础。故《类证治裁》："生命以阴阳为枢纽"。《素问·生气通天论》："阴平阳秘，精神乃治"。

（三）说明人体的病理变化

人体阴与阳之间的平衡协调状态是维持人体正常生命运动的基本条件，是人体健康的标志，而阴与阳之间的平衡协调状态失常，则说明机体发生了疾病，处于病理状态。

疾病的发生、发展和变化，取决于正气和邪气两个因素。正气，指人体的功能活动及其抗病、康复能力；邪气，泛指各种致病因素。正气和邪气皆可分阴阳，即正气有阴精与阳气之分，邪气有阴邪和阳邪之别。疾病的发生、发展和变化，实际上是正邪斗争的结果，正邪斗争必然破坏人体阴阳之间的平衡协调状态而导致阴阳失调，出现阴阳偏盛、偏衰的病理现象，进而引起阴阳互损、格拒、转化和亡失等各种病理变化。由此可见，无论疾病的病理变化多么复杂，最基本的不外乎邪正盛衰和阴阳失调。

1. 阴阳偏盛

阴阳偏盛，指阴或阳的某一方偏盛所表现出来亢奋有余的病理变化，多因外感病邪侵袭所致。阴邪侵袭人体，则导致阴偏盛；阳邪侵袭人体，则导致阳偏盛。故《素问·阴阳应象大论》："阴胜则阳病，阳胜则阴病；阳胜则热，阴胜则寒"。

（1）阴偏盛　指阴邪致病，导致机体阴气偏盛，表现出功能障碍，产热不足的病理变化。因阴邪性质为寒，故表现出恶寒，肢冷，腹冷痛，舌淡苔白，脉沉等阴盛实寒的病理现象，即所谓"阴胜则寒"；阴邪偏盛，必然抑制或损伤机体的阳气，导致阳气被困或不足，表现出形寒肢冷，舌淡苔白等病理现象，即所谓"阴胜则阳病"。

（2）阳偏盛　指阳邪致病，导致机体阳气偏盛，表现出功能亢奋，产热有余的病理变化。因阳邪性质为热，故表现出发热，烦躁，口渴，舌红苔黄，脉数等阳盛实热的病理现象，即所谓"阳胜则热"；阳邪偏盛，必然耗伤机体的阴液，导致阴液不足，表现出口干咽燥，小便短少，大便干燥，舌红少苔等病理现象，即所谓"阳胜则阴病"。

2. 阴阳偏衰

阴阳偏衰，指阴或阳中的某一方不足所表现出来的不足衰退的病理变化，多因正气不足所致。阴不足则导致阴偏衰；阳不足则导致阳偏衰。阴或阳的某一方不足，则必然导致另一方的相对偏盛。故《素问·调经论》："阳虚则外寒，阴虚则内热"。

（1）阴偏衰　指机体阴液不足，导致阳气相对偏盛，表现出虚性亢奋的病理变化。阴液亏虚，不能制约阳热，则阳气相对偏盛，故表现出潮热骨蒸，颧红盗汗，五心烦热，舌红少苔，脉细数等阴虚虚热的病理现象，即所谓"阴虚则热"。

阴液亏损，可累及阳气，使阳气生化不足或耗散，进而导致阳虚，表现出以阴虚为主的阴阳两虚的病理现象，即所谓"阴损及阳"。

（2）阳偏衰 指机体的阳气不足，导致功能衰退，阴气相对偏盛，表现出产热不足的病理变化。阳气亏损，不能温化阴寒，则阴气相对偏胜，故表现出面色苍白，畏寒肢冷，神疲踡卧，自汗，脉沉迟无力等阳虚虚寒的病理现象，即所谓"阳虚则寒"。

阳气虚损，可累及阴液，使阴液生成不足，进而导致阴虚，表现出以阳虚为主的阴阳两虚的病理现象，即所谓"阳损及阴"。

（四）指导疾病的诊断

疾病的临床表现是错综复杂，千变万化的，尽管如此，但均可用阴阳加以概括。故《素问·阴阳应象大论》："善诊者，察色按脉，先别阴阳"。可见诊断疾病，关键是分清疾病的阴阳，只有这样才能执简驭繁地抓住疾病的本质。

在疾病诊断过程中，既可用阴阳概括辨证中的病证属性，又可用阴阳分析四诊中的具体脉症。例如以证分阴阳，则里证、寒证、虚证为阴；表证、热证、实证为阳。以色泽分阴阳，则晦暗为阴，鲜明为阳。以症状分阴阳，则恶寒，口淡不渴，便溏等为阴；发热，口渴欲饮，便秘等为阳。以声息分阴阳，则呼吸微弱，语音低怯，少言沉静等为阴；呼吸气粗，语音高亢，多言躁动等为阳。以脉象分阴阳，则沉脉、迟脉、虚脉、涩脉等为阴；浮脉、数脉、实脉、滑脉等为阳。

综上所述，在疾病诊断过程中，关键是分辨疾病证状和体征的阴阳属性。只有在四诊中辨清疾病证状和体征的阴阳属性，才能在辨证中抓住疾病的病机，辨别病证的性质，进而为治疗提供确切的依据。故《景岳全书·传忠录》："凡诊病施治，必须先审阴阳，乃为医道之纲领"。

（五）指导疾病的防治

1. 指导养生

养生，指保养生命，又称"摄生"。养生的目的是保持健康，防病延年，而养生的关键则是善于调理阴阳。中医学认为，自然界任何事物的发生、发展和变化，都是阴阳二气对立统一的结果。人要想健康无病，延年益寿，就必须遵循自然界阴阳二气的变化规律，即"法于阴阳"，使人体的阴阳与自然界春、夏、秋、冬四时的阴阳变化相适应，以保持人与自然界阴阳变化的协调统一。

2. 确定治疗原则

中医学认为，疾病发生、发展和变化的根本原因是阴阳失调，所以，治疗疾病的原则就是根据阴阳失调的具体情况，采用药物、针灸等治疗方法来调整阴阳，补偏救弊，补其不足，泻其有余，以促使机体恢复至阴阳相对平衡协调的状态。也就是说通过调整阴阳，补偏救弊使机体从病理状态转化为生理状态。故《素问·至真要大论》："谨察阴阳所在而调之，以平为期"。

（1）**阴阳偏盛的治疗原则** 阴阳偏盛，表现出亢奋有余的病理变化，治疗宜用"损其有余""实者泻之"的原则。阴盛则寒实，易于损伤阳气；阳盛则实热，易于损伤阴液，所以，调整阴阳偏盛时，应注意有无"阴胜则阳病"，"阳胜则阴病"的情况存在。阴盛寒实，治疗宜用温热药物以祛其寒而制其阴，即"寒者热之"之法；阳盛实热，治疗宜用寒凉药物以清泻其热而制其阳，即"热者寒之"之法。阴胜则阳病，即阴盛寒实，损伤阳气，治疗宜用祛寒兼温阳之法；阳胜则阴病，即阳盛实热，损伤阴液，治宜用清热兼滋阴之法。

（2）**阴阳偏衰的治疗原则** 阴阳偏衰，表现出衰退不足的病理变化，治疗宜用"补其不足"，"虚者补之"的原则。阴虚则虚热，一般不能用苦寒药物直折其热，而宜用滋阴制阳，即"阳病治阴"之法。《素问·至真要大论》："诸寒之而热者取之阴"。《素问·阴阳应象大论》："壮水之主，以制阳光"。阳虚则阴寒，一般不能用辛温发散药物以祛其寒，而宜用补阳消阴，即"阴病治阳"之法。《素问·至真要大论》："诸热之而寒者取之阳"。《素问·阴阳应象大论》："益火之源，以消阴翳"。然"无阴则阳无以化"，"无阳则阴无以生"，故具体运用时，还需注意采用"阳中求阴"，"阴中求阳"。正如《景岳全书》："善补阳者，必于阴中求阳，则阳得阴助而生化无穷；善补阴者，必于阳中求阴，则阴得阳升而源泉不竭"。

（3）**阴阳互损的治疗原则** 阴阳互损，指阴或阳的任何一方虚损，导致阴损及阳，或阳损及阴，最终表现出阴阳两虚的病理变化，治疗宜用"阴阳双补"的原则。具体运用时，须注意分清阴阳虚损的先后主次。阴损及阳所导致的以阴虚为主的阴阳两虚病证，治疗宜以补阴为主，兼顾补阳；阳损及阴所导致的以阳虚为主的阴阳两虚病证，治疗宜以补阳为主，兼顾补阴。

综上所述，治疗疾病的基本原则就是调整阴阳，泻其有余，补其不足。阳盛者泻其热，阴盛者祛其寒；阳虚者补其阳，阴虚者养其阴，从而使失调的阴阳，复归于平衡协调的正常状态。

3. 归纳药物的性能

中医学的诊疗特点是辨证论治，中医治疗疾病是在辨证的基础上，进行立法、处方、用药。所以，中医治疗疾病时，除应正确诊断和立法外，还须掌握药物的性能。中医主要是从药物的气（性）、味和升降浮沉等方面来分辨药物性能的，而药物的气、味和升降浮沉可用阴阳概括。

（1）**药性** 药物的寒、热、温、凉四种药性，又称"四气"。寒、凉属阴，寒性、凉性药物能减轻或消除热证，如生石膏、黄芩、栀子等，故临床上治疗热证时，一般用寒凉性质的药物，即"热者寒之"；温、热属阳，温性、热性药物能减轻或消除寒证，如干姜、附子、肉桂等，故临床上治疗寒证时，一般用温热性质的药物，即"寒者热之"。

（2）五味　药物的酸、苦、甘、辛、咸、淡、涩等滋味，习惯上以酸、苦、甘、辛、咸为代表，称之为"五味"。药物五味的属性可用阴阳概括，即辛、甘、淡味属阳，酸、苦、咸、涩味属阴。故《素问·至真要大论》："辛甘发散为阳，酸苦涌泄为阴，咸味涌泄为阴，淡味渗泄为阳"。

（3）升降浮沉　即中药进入人体后的作用趋向。"升"，药性上升；"降"，药性下降；"浮"，药性发散；"沉"，药性镇敛。药物的作用趋向可用阴阳概括，凡具有升散发表、祛风散寒、涌吐、开窍等功效的药物，大多药性升浮，属阳；凡具有泻下、清热、利尿、重镇安神、潜阳熄风、消积导滞、降逆止呕、收敛等功效的药物，大多药性沉降，属阴（表1-3）。

表1-3　　　　　　　　　　药物性能的阴阳属性

性能	四气	五味	升降浮沉
阴	寒、凉（滋润）	酸、苦、咸、涩	沉、降
阳	温、热（燥热）	辛、甘、淡	升、浮

第二节　五行学说

五行学说，是研究木、火、土、金、水五行的概念、特性及其运动变化规律，并用以阐释自然界万物发生、发展、变化及相互关系的一种古代哲学思想。它认为自然界的一切事物，都是由木、火、土、金、水五种基本物质所构成，自然界各种事物和现象的发展与变化，都是这五种物质不断运动和相互作用的结果。

五行学说来源于生产实践，逐渐渗透到中医学中，与中医学的基本理论和临床实践相结合，用以阐述人体的形态结构、生理功能、病理变化及其与外在环境的相互联系，成为指导中医临床诊断疾病和防治疾病的一种独特的理论和方法。五行学说对促进中医学理论体系的形成和发展产生了深远的影响。

一、五行的基本概念

五行，是指木、火、土、金、水五种物质的相互联系及其运动变化。"五"，指木、火、土、金、水五种基本物质，它是构成自然界万物的最基本元素；"行"，指运动变化。

五行最初称"五材"，指木、火、土、金、水五种基本物质。《左传·襄公二十七年》："天生五材，民并用之，废一不可"。可见，木、火、土、金、水是人类日常生活和生产实践中最为常见和不可缺少的五种基本物质。然而，人类在长期的生活和生产实践中，逐渐认识到自然界中的木、火、土、金、水五种物质之间不是孤立地存在着，而是处于相互滋生、相互制约和不断的运动变化之中，而木、火、土、金、水的运动变化，促进了自然界事物的滋生、发展和变化。

二、五行的特性

五行的特性，是古人在长期的生活和生产实践中，通过长期接触和观察木、火、土、金、水五种自然物质，认识到木、火、土、金、水五行中的性能各异。《尚书·洪范》："水曰润下，火曰炎上，木曰曲直，金曰从革，土爰稼穑"。

1. 木的特性

木曰曲直："曲"，意屈；"直"，意伸。"曲直"，指树木枝条曲直，向上向外舒展的生长形态，具有生长、柔和、能屈能伸的特性，引申为凡具有生长、升发、条达、舒畅等性质或作用的事物和现象，都归属于木。

2. 火的特性

火曰炎上："炎"，指焚烧、炎热、光明之意；"上"，指上升。"炎上"，指火具有炎热、温暖、上升、光明的特性，引申为凡具有温热、上升、光明等性质或作用的事物和现象，都归属于火。

3. 土的特性

土爰稼穑："爰"，通"曰"；"稼"，指种植谷物；"穑"，指收获谷物。"稼穑"，泛指人类种植和收获谷物的农事活动，即"春种曰稼，秋收曰穑"。土能播种庄稼，收获五谷，生长万物，有"土载万物"，"土为万物之母"及"万物土中生"，"万物土中灭"之说，故具有生化、承载、受纳的特性，引申为凡具有生化、承载、受纳等性质或作用的事物和现象，都归属于土。

4. 金的特性

金曰从革："从"，意为顺从，服从；"革"，意为变革，革除。"从革"，指金通过变革而生，其质地刚硬，常用作兵器以杀戮，具有清洁、肃杀、沉降、收敛等特性，引申为凡具有清洁、肃杀、沉降、收敛等性质或作用的事物和现象，都归属于金。

5. 水的特性

水曰润下："润"，指潮湿、滋润、濡润；"下"，指向下、下行。"润下"，指水滋润寒凉，性质柔顺，流动趋下，具有寒凉、滋润、向下、闭藏等特性，引申为凡具寒凉、滋润、向下、闭藏等性质或作用的事物和现象，都归属于水。

由此可见，五行是一个抽象的哲学概念，其涵义实际上已经不是木、火、土、金、水本身，而是一大类在特性上可相比拟的各种事物、现象所共有的抽象性能。

三、事物的五行推演和归类

五行学说是依据抽象的五行特性，通过取象比类和推演络绎的方法，将自然界中的各种事物和现象进行归类，分别归属于木、火、土、金、水，从而构建了五行系统。

取象比类法："取象"，是从事物的形象（形态、作用、性质）中找出能反映其本质的特征的方法。"比类"，是以五行各自的抽象属性作为基准，与某种事物或现象的特征进行比较，以确定其五行属性的方法。事物或现象的某一特征与五行中木的特性相类似，则归属于木；与火的特性相类似，则归属于火，余可类推。自然界的方位、四时及人体五脏的五行属性，皆是通过取象比类法进行归类的。例如以方位配五行：日出东方，与木之升发特性相类似，故东方归属于木；南方炎热，与火之温暖特性相类似，故南方归属于火；中原地带，土地肥沃，万物繁茂，与土之生化特性相类似，故中央归属于土；日落于西，与金之沉降特性相类似，故西方归属于金；北方寒冷，与水之寒凉特性相类似，故北方归属于水。

推演络绎法：是根据已知的某事物的五行特性，推演归纳其他相关事物，从而确定相关事物的五行属性的方法。自然界的五味、五色、五化、五气以及人体的六腑、五官、形体、情志、五液等的五行属性，皆是通过推演络绎的方法进行归类的。例如以六腑、五官、形体、情志配五行：肝属木，肝与胆相表里，主筋，在窍为目，在志为怒，在液为泪，因此可推演胆、筋、目、怒、泪皆归属于木；心属火，心与小肠相表里，主脉，开窍于舌，在志为喜，在液为汗，故推演小肠、脉、舌、喜、汗皆归属于火；余可类推。

总而言之，五行学说以五行特性为依据，运用取象比类和推演络绎的方法，将自然界千变万化、千姿百态的事物和现象分别归属于木、火、土、金、水五大类，而每一类的事物和现象之间，都以其相同或相似的特定属性，保持着一定的联系。中医学在天人相应思想的指导下，以五行为中心，以空间结构的五方、时间结构的五季、人体结构的五脏为基本框架，将自然界的各种事物和现象以及人体的生理病理现象按其属性进行归类，从而将人体的生命活动与自然界的事物和现象联系起来，形成了联系人体内外环境的五行结构系统，以此说明人体的整体性以及人与自然环境的统一（表 1-4）。

表 1-4 事物属性的五行归类

自然界						五行	人体								
五味	五色	五化	五气	五方	五季		五脏	五腑	五官	五体	五华	五志	五神	五液	五脉
酸	青	生	风	东	春	木	肝	胆	目	筋	爪	怒	魂	泪	弦
苦	赤	长	暑	南	夏	火	心	小肠	舌	脉	面	喜	神	汗	洪
甘	黄	化	湿	中	长夏	土	脾	胃	口	肉	唇	思	意	涎	缓
辛	白	收	燥	西	秋	金	肺	大肠	鼻	皮	毫毛	悲	魄	涕	浮
咸	黑	藏	寒	北	冬	水	肾	膀胱	耳、二阴	骨	发	恐	志	唾	沉

四、五行学说的基本内容

五行学说的基本内容包括五行生克、五行制化与胜复、五行母子相及和五行乘侮四个方面。五行生克是自然界事物间所存在的动态有序的相互滋生和相互制约的关系；五行制化与胜复，是自然界的自我调节机制；五行母子相及是自然界事物间生克制化关系遭破坏而出现的异常的相生现象；五行乘侮是自然界事物间生克制化关系遭破坏而出现的反常的相克现象。自然界事物间通过生克、制化和胜复，维持着自然环境的平衡和稳定，从而促进自然界事物的生化不息。

（一）五行生克

1. 五行相生

五行相生，指木、火、土、金、水五行之间存在着有序的依次滋生、助长和促进的关系。

五行相生次序：木生火，火生土，土生金，金生水，水生木，依次滋生，循环无端。

在五行相生关系中，任何一行都存在着"生我"和"我生"两方面的关系。《难经》把这种关系喻为"母子"关系。"生我"者为"母"，"我生"者为"子"。因此，五行相生，实际上就是五行中的母行对子行的滋生、促进和助长。以木为例，生我者为水，故水为木之母；我生者为火，故火为木之子，余可类推（图 1-2）。

2. 五行相克

五行相克，指木、火、土、金、水五行之间存在着有序的依次克制、抑制、制约的关系。

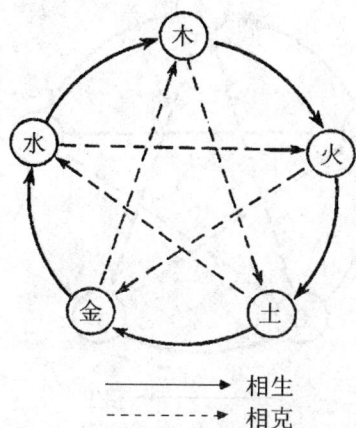

相生 ——————→
相克 --------→

图1-2 五行生克制化示意图

五行相克次序：木克土，土克水，水克火，火克金，金克木，依次制约，循环不止。

在五行相克关系中，任何一行都存在着"克我"和"我克"两方面的关系。《内经》把这种关系称为"所胜"与"所不胜"的关系。"克我"者为我"所不胜"，"我克"者为我"所胜"。因此，五行相克，实际上就是五行中的某一行对其所胜行的克制、抑制和制约。以火为例，克我者为水，故水为火之"所不胜"；我克者为金，故金为火之"所胜"，余可类推（图1-2）。

（二）五行制化与胜复

1. 五行制化

五行制化，指五行之间既相互滋生、又相互制约，以维持自然界的平衡协调，推动事物间稳定而有序变化和发展的关系。

五行制化，是五行生克结合的自我调节。《素问·六微旨大论》："亢则害，承乃制，制则生化"。五行生克是自然界事物协调发展不可分割的两个方面。如果没有事物间的相互滋生，也就没有事物的发生和成长；如果没有事物间的相互克制，则事物就会过于亢盛而成为灾害，也就不能维持事物间正常的变化和发展。因此，自然界事物之间必须生中有克，克中有生，相反相成，才能维持自然界的平衡协调，推动事物间稳定而有序的变化和发展。正如《类经图翼》："造化之机，不可无生，亦不可无制。无生则发育无由，无制则亢而为害"。

2. 五行胜复

五行胜复，指五行中一行亢盛（胜气），导致其所不胜（复气）旺盛，并对所胜进行报复制约，使五行之间复归于协调和稳定的关系。

五行胜复，是五行相克规律的自我调节。胜气是因五行中的一行太过而亢盛，或不足以致其所不胜相对亢盛所产生，是复气的所胜；复气则是伴随着胜气的出现而产生，是胜气的所不胜，同时，复气又是胜气所胜之子。若胜气为木，则复气为金；胜气为火，则复气为水；胜气为土，则复气为木；胜气为金，则复气为火；胜气为水，则复气为土。在五行胜复关系中，因复气之母受胜所害，复气则制约胜气，为其母复仇，故五行胜复又称"子复母仇"。

五行胜复规律：木胜而土衰金复；土胜而水衰木复；水胜而火衰土复；火胜而金衰水复；金胜而木衰火复（图1-3）。

（三）五行母子相及

1. 母病及子

母病及子，指五行中的母行异常，常累及其子行，终致母子两行皆异常的现象。

母病及子规律：母行虚弱，累及其子行，导致子行不足，终致母子两行皆不足。以水为例，若水不足，不能生木，则导致木气虚弱，终致水竭木枯，母子俱虚。

2. 子病及母

子病及母，指五行中的子行异常，常累及其母行，终致子母两行皆异常的现象，又称"子病犯母"、"子盗母气"。

图1-3 五行胜复示意图

子病及母规律：①子行亢盛，累及母行，导致母行亢盛，终致子母两行皆亢盛，即"子病犯母"。②子行虚弱，累及母行，导致母行不足，终致子母皆不足。③子行亢盛，累及母行，终致子盛母衰，即"子盗母气"。

（四）五行乘侮

1. 五行相乘

五行相乘，指五行中一行对其所胜进行的一种过度克制现象，又称"过克"、"倍克"。

五行相乘次序：五行相乘次序与相克次序是一致的，即木乘土，土乘水，水乘火，火乘金，金乘木，依次循环（图1-4）。

五行相乘主要是因"亢盛有余"和"虚弱不及"所致：①五行中某一行亢盛有余，超正常限度克制其所胜，以致其所胜虚弱。例如木旺乘土，即木气亢盛有余，过度克土以致土虚。②五行中某一行虚弱不及，难以承受其所不胜正常限度的克制而更加虚弱。例如土虚木郁，即土气虚弱不及，难以承受木的克制而更加虚弱。

相乘与相克虽次序相同，然却有本质区别。相克是五行之间正常的克制现象，相乘则是五行之间异常的过度克制现象。就人体而言，相克是生理现象，相乘则是病理变化。

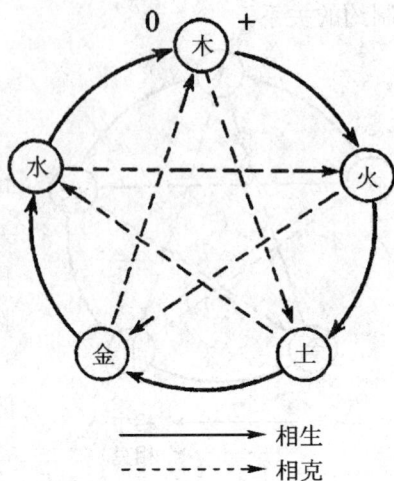

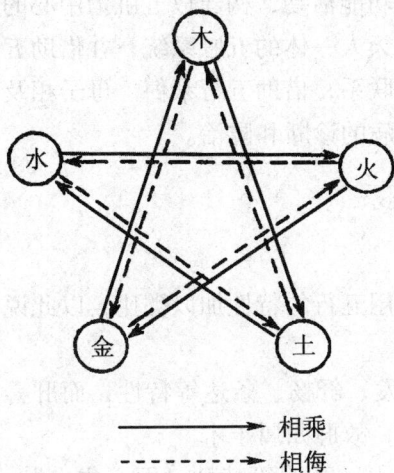

相乘 ——→

相侮 ----→

图1-4 五行乘侮示意图

2. 五行相侮

五行相侮，指五行中一行对其所不胜进行的一种反向的克制现象，又称"反克"、"反侮"。

五行相侮次序：五行相侮次序与相克次序是相反的，即木侮金，金侮火，火侮水，水侮土，土侮木，依次循环（图1-4）。

五行相侮也是因"亢盛有余"和"虚弱不及"所致：①五行中某一行亢盛有余，使其所不胜不仅不能克制它，反而被它反向克制。例如木火刑金，即木气亢盛有余，金不能克木而反被木所侮。②五行中某一行虚弱不及，不仅不能克制其所胜，反而被其所胜反向克制。例如金虚木侮，即金气虚弱不及，金不能克木而反被木所侮。

总而言之，五行相乘和相侮皆属于异常克制现象，二者之间既有区别，又有联系。区别是：相乘是按五行相克次序发生的过度克制现象；相侮是按五行相克次序发生的相反方向的克制现象。联系是：相乘与相侮往往是一个问题的两个方面，常可同时发生。例如木气亢盛有余时，木既可乘土，又可侮金；木气虚弱不及时，既可受金乘之，又可受土反侮。《素问·五运行大论》："气有余，则制己所胜而侮所不胜；其不及，则己所不胜，侮而乘之，己所胜，轻而侮之"。这充分说明了五行相乘与相侮产生的原因及相互关系（图1-5）。

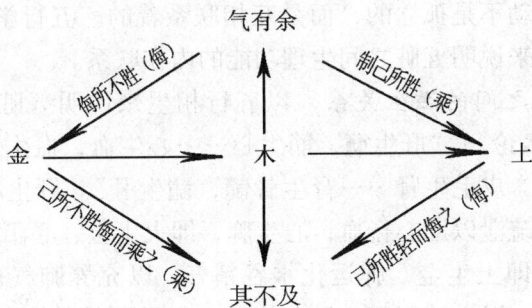

图1-5 五行乘侮关系示意图

五、五行学说在中医学中的应用

五行学说在中医学中的应用，主要是用五行的特性来分析、归纳人体脏腑、经络、形体、官窍等组织器官和精神情志等各种功能活动，构建以五脏为中心的生理病理学系统，进而与自然环境相联系，构建天人一体的五脏系统，并借助五行生克、制化、胜复规律来分析五脏之间的生理联系，借助五行乘侮、母子相及规律来阐释五脏病变的相互影响，并用以指导疾病的诊断和防治。

（一）说明五脏的生理功能及其相互关系

1. 说明五脏的生理功能

五行学说将人体的五脏分别归属于五行，并用五行的特性加以类比，以此说明五脏的生理功能。

（1）肝属木　木性"曲直"，具有生长、升发、舒畅、条达等特性，而肝喜条达而恶抑郁，具有疏通气血、调畅气机的功能，故肝归属于木。

（2）心属火　火性"炎上"，具有温热、向上、光明等特性，而心主血脉，心阳温煦以维持体温的恒定，心主神明为脏腑之主，故心归属于火。

（3）脾属土　土性"稼穑"，具有生化万物等特性，而脾主运化水谷，化生精微以营养脏腑组织，为气血生化之源，故脾归属于土。

（4）肺属金　金性"从革"，具有清洁、肃降、收敛等特性，而肺主肃降，具有清肃之性，以降为顺，故肺归属于金。

（5）肾属水　水性"润下"，具有滋润、寒凉、下行、封藏等特性，而肾主藏精、主水、主纳气，肾阴为一身阴液的根本，具有滋养全身脏腑组织的功能，故肾归属于水。

2. 说明五脏之间的相互关系

五脏的功能活动不是孤立的，而是互相联系着的。五行学说用五行的生克、制化、胜复规律，来说明五脏之间生理功能的内在联系。

（1）说明五脏之间的滋生关系　以五行相生来说明五脏之间的滋生关系。《素问·阴阳应象大论》："肝生筋，筋生心……心生血，血生脾……脾生肉，肉生肺……肺生皮毛，皮毛生肾……肾生骨髓，髓生肝"。肝生心，即木生火，肝藏血以济心，肝主疏泄以助心行血；心生脾，即火生土，心阳温煦脾土，以助脾土运化；脾生肺，即土生金，脾运化水谷精气，以充养肺气；肺生水，即金生水，肺之津液下行，以滋养肾精；肺气肃降，以助肾纳气；肾生肝，即水生木，肾藏精以滋养肝血，肾阴资助肝阴以制约肝阳，防止肝阳上亢。

（2）说明五脏之间的制约关系　肝克脾，即木克土，肝气疏泄条达，可防止脾气壅滞；心克肺，即火克金，心火温煦，可防止肺气清肃太过；脾克肾，即土克水，脾主运化水液，可防止肾水泛滥；肺克肝，即金克木，肺气清肃下降，可防止肝阳上亢；肾克心，即水克火，肾水滋润上行，可防止心火亢烈。

（3）说明五脏之间的协调平衡 五脏中每一脏在功能上既受它脏资助，又受它脏制约，以致既不虚损，又不亢盛，一脏之气亢盛，则它脏必加以制约；一脏之气不足，则它脏必加以补之，从而维持着五脏之间的协调平衡。肝气亢盛，则肺气克之；肝气不足，则肾气补之。心气亢盛，则肾气克之；心气不足，则肝气补之。脾气亢盛，则肝气克之；脾气不足，则心气补之。肺气亢盛，则心气克之；肺气不足，则脾气补之。肾气亢盛，则脾气克之；肾气不足，则肺气补之。

综上所述，中医学借用五行的特性及其生克、制化、胜复规律来论述五脏的生理功能及其相互关系。然而五脏生理功能各异，脏腑之间的相互关系也十分复杂，故五行的特性并不能完全说明五脏的所有生理功能，而五行的生克关系也难以完全阐释五脏之间复杂的生理联系。现代研究表明，五脏之间的相互关系不同于五行之间单向性的生克关系，而是一种双向性的互生互克的关系。因此，在研究脏腑的生理功能及其相互间的内在联系时，不能拘泥于五行之间的生克、制化、胜复理论。

3. 构建天人一体的五脏系统

五行学说按事物属性的五行归类，以五脏为中心，推演络绎整个人体的各种组织结构与生理功能，并将人体的五脏、六腑、五官、五体、五志、五神、五液、五脉等分别归属于五脏，构建成了以五脏为中心的生理病理学系统；同时，又将自然界的五味、五色、五化、五气、五方、五季等与人体的五脏联系起来，建成了以五脏为中心的天人一体的五脏系统。

（1）肝（木）系统 肝与胆相表里，开窍于目，其华在爪，在体合筋，在志为怒，藏魂，在液为泪，其味酸，色应青，气候主风，变化应生，方位应东，四时应春。

（2）心（火）系统 心与小肠相表里，开窍于舌，其华在面，在体合脉，在志为喜，藏神，在液为汗，其味苦，色应赤，气候主暑，变化应长，方位应南，四时应夏。

（3）脾（土）系统 脾与胃相表里，开窍于口，其华在唇，在体合肉，在志为思，藏意，在液为涎，其味甘，色应黄，气候主湿，变化应化，方位应中，四时应长夏。

（4）肺（金）系统 肺与大肠相表里，开窍于鼻，其华在毛，在体合皮，在志为忧（悲），藏魄，在液为涕，其味辛，色应白，气候主燥，变化应收，方位应西，四时应秋。

（5）肾（水）系统 肾与膀胱相表里，开窍于耳及二阴，其华在发，在体合骨，在志为恐，藏志，在液为唾，其味咸，色应黑，气候主寒，变化应藏，方位应北，四时应冬。

上述天人一体的五脏系统，充分体现了人体是一个有机整体、人与自然界密切相关的"天人一体"、"天人相应"的整体观念。

（二）说明病因与发病

人与自然环境相统一，自然界的气候变化是人类赖以生存的基本条件。然而，气候的异常变化则会影响和损害人体生理功能而产生疾病。例如风为春季主气，太过则易伤肝；热为夏季主气，太过则易伤心；湿为长夏主气，太过则易伤脾；燥为秋季主气，太过则易伤肺；寒为冬季主气，太过则易伤肾。

怒、喜、思、忧（悲）、恐（惊）等情志活动，是人体对外界客观事物的反映，由脏腑功能活动所产生，且分别由肝、心、脾、肺、肾五脏所主。然而，怒、喜、思、忧（悲）、恐（惊）等情志太过，则可直接损伤脏腑，影响脏腑气机而产生疾病。例如怒为肝志，暴怒则伤肝；喜为心志，狂喜则伤心；思为脾志，过思则伤脾；忧（悲）为肺志，过忧则伤肺；恐（惊）为肾志，大惊猝恐则伤肾。

饮食水谷是人类生命活动中不可缺少的营养物质。饮食的酸、苦、甘、辛、咸五味调配适宜，则能滋养五脏，反之，饮食五味不足，则可导致脏腑营养缺乏而产生疾病；饮食五味太过，也可损害相应脏腑而产生疾病。例如酸味入肝，过酸则伤肝；苦味入心，过苦则伤心；甘味入脾，过甘则伤脾；辛味入肺，过辛则伤肺；咸味入肾，过咸则伤肾。

（三）说明五脏病变的相互影响

五行学说主要是以五行的乘侮和母子相及关系来说明疾病的传变规律和分析五脏病变的相互影响。

1. 相生关系的传变

相生关系的传变，指病变顺着或逆着五行相生次序所发生的传变。包括"母病及子"和"子病及母"两个方面。

（1）母病及子　指疾病从母脏传及子脏。母病及子多见于母脏不足而累及子脏，引起子脏亏虚，终致母子两脏皆虚的病证。例如"水不涵木"，即肾水不足，不能涵养肝木，以致肝肾阴虚，肝阳上亢；"火不生土"，即心阳虚衰，不能温暖脾胃，以致脾失健运；"土不生金"，即脾气虚弱，气血生化无源，以致肺气不足，脾肺气虚；"金不生水"，即肺阴不足，不能充养肾精，以致肾精亏虚等。

（2）子病及母　指疾病从子脏传及母脏。子病及母可见于三种情况：①子脏不足，累及母脏，引起母脏亏虚，终致母子两脏皆虚的病证。例如肝阴不足，久病及肾，累及肾阴，以致肾阴亏虚，终致肝肾阴虚；心血亏虚，不能滋养肝血，以致心肝血虚；脾气不足，气血生化无源，以致心血不足，终致心脾两虚；肺气虚弱，累及于脾，以致脾肺气虚；肾阴不足，不能滋养肺阴，以致肺肾阴虚等。②子脏亢盛，累及母脏，引起母脏亢盛，终致母子两脏皆实的病证。例如心火上炎，引动肝火，终致心肝火盛等。③子脏亢盛，累及母脏，引起母脏亏虚，终致母子两脏虚实夹杂的病证。例如肝火亢盛，下劫肾阴，以致肾阴亏虚等。

2. 相克关系的传变

相克关系的传变，指病变顺着或逆着五行相克次序所发生的传变。包括"相乘"和"相侮"两个方面。

（1）相乘　指相克太过而致病。相乘可见于两种情况：①某脏亢盛而过度克制其所胜之脏。②某脏虚弱，受其所不胜之脏的过度克制。以肝木和脾土之间的相克关系而言，因肝气郁结而影响脾胃运化，导致脾失健运，出现胸胁苦满，脘腹胀痛，腹泻，呕恶，嗳腐吞酸脏等，称"木郁乘土"；因脾胃虚弱，肝气过度克伐脾胃，出现胸胁胀满，脘腹疼痛，纳呆，嗳气，泄泻等，称"土虚木乘"。

（2）相侮　指反向克制而致病。相侮也见于两种情况：①某脏过度亢盛，所不胜之脏无力制约它而反被其克制，称"太过相侮"；②某脏过度虚弱，无力制约所胜之脏而反被所胜之脏克制，称"不及相侮"。以肺金和肝木的相克关系而言，因肝火亢盛，肺金无力制约肝木，反被肝木克制，出现胸胁灼痛，急躁易怒，咳嗽咯血等，称"木火刑金"；因肺气虚弱，无力制约肝木，反被肝木克制，出现咳嗽声低，胸胁闷胀等，称"金虚木侮"。

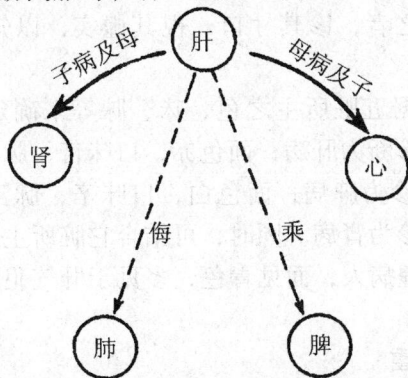

图 1-6　五脏病变传变规律示意图（以肝为例）

综上所述，五脏病变时的相互传变，可用五行之间的母子相及和乘侮规律来阐释。以肝为例，肝脏有病，病传至心，为母病及子；病传至肾，为子病及母；病传至脾，为乘；病传至肺，为侮（图1-6），其余类推。母病及子和相侮传变，其病情较轻浅；子病及母和相乘传变，其病情较深重。

然而，由于五脏之间是通过其生理功能的相互影响、相互作用、相互配合，以达到协调平衡的，加之疾病的传变又有一定的时间、条件和顺序。故在疾病情况下，因患者体质强弱不同、感邪性质不同，以及疾病本身发生、发展规律的差异，事实上五脏病变的相互影响，难以完全用五行之间的母子相及和乘侮规律来解释。《素问·玉机真藏论》："然其卒发者，不必治于传，或其传化有不以次"。从而揭示了对疾病传变的分析要从实际情况出发，不能完全受五行母子相及和乘侮规律所束缚，只有这样，才能真正把握住疾病的传变规律，有效防治疾病。

（四）指导疾病的诊断

五行学说主要是用事物五行属性的归类和五行的生克乘侮规律来指导疾病的诊断，以确定疾病病位、推断疾病顺逆轻重、判断疾病预后。

1. 确定疾病部位

人体是一个有机整体，当内脏有病时，内脏功能活动的紊乱及其相互关系的失调，可通过多个途径反映到体表相应的组织器官，出现色泽、声音、口味、形态、舌象、脉象等诸多方面的异常变化。《孟子·告子下》："有诸内者，必形诸外"。然而，临床诊断疾病时，又可通过观察分析望、闻、问、切四诊所收集的有关病证的外在表现，以确定疾病的部位。《灵枢·本脏》："视其外应，以知其内脏，则知所病矣"。《难经·六十一难》："望而知之者，望见其五色，以知其病。闻而知之者，闻其五音，以别其病。问而知之者，问其所欲五味，以知其病所起所在也。切脉而知之者，诊其寸口，视其虚实，以知其病，病在何脏何腑也"。

具体运用时，可根据五脏所主之色、味、脉等来确定五脏之病。例如面色青，口味酸，脉弦，可诊断为肝病；面色赤，口味苦，脉洪，可诊为心病；面色黄，口味甜，脉缓，可诊为脾病；面色白，口味辛，脉浮，可诊为肺病；面色黑，口味咸，脉沉，可诊为肾病。同时，可结合它脏所主之色、味、脉等来确定五脏相兼病变。例如脾虚病人，面见青色，多见于肝气犯脾；心脏病人，面见黑色，多见于肾水凌心等。

2. 推断疾病顺逆轻重

在疾病状态下，内脏疾病及其相互关系的异常变化，皆可从面部色泽和脉象反映出来。因此，根据"主色"和"客色"的变化，结合五色之间的生克关系，可推断疾病的顺逆轻重。

"主色"，指五脏的常色；"客色"，指应时之色。主色胜客色，其病重为逆；客色胜主色，其病轻为顺。例如脾病面见青色，则病重为逆证；面见黑色，则病轻为顺证。正如《医宗金鉴·四诊心法要诀》："肝青心赤，脾脏色黄，肺白肾黑，五脏之常。脏色为主，时色为客。春青夏赤，秋白冬黑，长夏四季色黄，常则客胜主善，主胜客恶"。

3. 判断疾病预后

五色诊和脉诊是中医诊察疾病的重要手段。色脉合参，结合色脉之间的生克关系，可判断疾病预后。色脉相符，其病为顺，预后较好；色脉不符，得相生之脉，则其病为顺，预后较好；色脉不符，得相克之脉，则其病为逆，预后不佳。《医宗金鉴·四诊心法要诀》："色脉相合，青弦赤洪，黄缓白浮，黑沉乃平。已见其色，不得其脉，得克则死，得生则生"。例如肝病色青而见弦脉，称"色脉相符"，其病为顺，预后较好；若不见弦脉而反见浮脉或沉脉，称"色脉不符"，得相克之浮脉者，其病为逆，预后不佳；得相生之沉脉者，其病为顺，预后较好。

疾病错综复杂，其临床表现千变万化，因此，诊断疾病须坚持"四诊合参"，决不可拘泥于以五行生克理论的推断，以免延误正确的诊断和有效的治疗。

（五）指导疾病的防治

五行学说用于指导疾病的防治，具体表现在指导脏腑用药、控制疾病传变、确定治则治法、指导针灸治疗和情志疾病的治疗等几个方面。

1. 指导脏腑用药

不同药物，有不同的颜色和气味。色有青、赤、黄、白、黑"五色"；味分酸、苦、甘、辛、咸"五味"。药物的五色、五味与五脏的关系，是以天然色味为基础，以其不同性能与归经为依据，按照"同气相求"的五行归属原则来确定的。具体地说，青色、酸味入肝，赤色、苦味入心，黄色、甘味入脾，白色、辛味入肺，黑色、咸味入肾。然在同一行中的具有某种色味的药物与某脏之间存在着一种特殊的"亲和"关系（即药物归经），它能够调整该脏失调的功能。例如白芍味酸入肝经以滋养肝血；黄连味苦入心经以清心泻火；黄芪色黄味甘入脾经以补益脾气；石膏色白味辛入肺经以清泻肺热；生地色黑味咸入肾经以滋养肾阴等。然临床用药不可完全拘泥于药物与五脏之间的"亲和"关系，还应结合药物的四气（寒、热、温、凉）、升降浮沉和功效等进行综合分析，辨证运用。

2. 控制疾病传变

疾病是通过五行之间母子相及和乘侮等形式进行传变的，而不同脏腑的病变，其传变规律不同。因此，治疗疾病时，除应积极治疗所病脏腑外，还要根据疾病的传变规律，尽早采取切实可行的措施，以防止疾病传变。《难经·七十七难》："见肝之病，则知肝当传之与脾，故先当实其脾气"。由此可见，肝病易传及脾，治当补脾以防止其传变。然疾病的传变与否，主要取决于脏腑的虚实盛衰，即"盛则传，虚则受"。《金匮要略·脏腑经络先后病脉证》："四季脾旺不受邪，即勿补之"。故临床实践时，应掌握好五脏病变的传变规律，调整脏腑的太过与不及，控制疾病传变，同时应根据具体病情辨证施治，切勿生搬硬套。

3. 确定治则治法

（1）按照相生规律确定的治则和治法　按照相生规律确定的治疗原则是"补母泻子"。《难经·六十九难》："虚则补其母，实则泻其子"。

补母，指补益母脏，适用于母子关系的虚证。例如肺气虚弱证，治当补益脾肺之气，补脾以益肺，促使肺气恢复。常用方法有滋木生火、益火补土、培土生金、金水相生、滋水涵木等。

泻子，指攻泻子脏，适用于母子关系的实证。例如肝火上炎证，治当清肝泻心，泻心火以清肝火，促使肝火消除。常用方法有泻火清木、宣金澄土、泻木清火等。

（2）按照相克规律确定的治则和治法　按照相克规律确定的治疗原则是"抑强扶弱"。

抑强，指抑制太过之脏气，适用于脏气亢盛所致的相乘和相侮。例如"木郁乘土"或"木火刑金"，治当疏肝、平肝，促使脾肺之气恢复。常用方法有抑木扶土、泻南补北、泻火润金等。

扶弱，指扶助不足之脏气，适用于脏气不足所致的相乘和相侮。例如"土虚木乘"，或"土虚水侮"，治当健脾益气，促使脾气恢复。常用方法有培土制水、佐金平木等（表1-5）。

综上所述，根据五行相生相克规律可以确立行之有效的治则和治法，用以指导临床用药。然而，在临床具体运用时还须分清主次，并依据双方力量的对比进行全面考虑，或以治母为主，兼顾其子；或以治子为主，兼顾其母；或以抑强为主，扶弱为辅；或以扶弱为主，抑强为辅。只有这样，方能正确指导临床实践，提高临床疗效。

表 1 – 5　　　　　　　　　　五行治则治法归纳表

五行治则治法	**相生**	**补母**	**滋水涵木法**：用滋养肾阴以涵养肝木，治疗肝肾阴虚，肝阳上亢的方法，又称"滋肾养肝法"、"滋补肝肾法"。
			濡木生火法：用滋养肝血以濡养心血，治疗心肝血虚的方法，又称"滋肝养心法"。
			益火补土法：用温补肾阳以温暖脾阳，治疗脾肾阳虚的方法，又称"温肾健脾法"、"温补脾肾法"。
			培土生金法：用健补脾气以补益肺气，治疗脾肺气虚的方法，又称"补养脾肺法"。
			金水相生法：用滋养肺肾阴液，以治疗肺肾阴虚的方法，又称"补肺滋肾法"、"滋养肺肾法"。
		泻子	**泻火清木法**：用泻心火以清肝火，治疗心肝火盛的方法。
			宣金澄土法：用宣畅肺气以健运脾阳，治疗脾失健运，痰饮蕴肺的方法。
			泻土清火法：用清泻胃肠积滞以清泻心火，治疗胃肠积滞，心胃火旺的方法。
	相克	**抑强**	**抑木扶土法**：用疏肝，佐以健脾和胃，治疗肝旺脾虚的方法，又称"疏肝健脾法"、"平肝和胃法"、"调理肝脾法"。
			泻南补北法：用清泻心火，佐以滋养肾阴，治疗心肾不交的方法，又称"泻火补水法"、"滋阴降火法"。
			泻火润金法：用清泻心火，佐以滋润肺阴，治疗心火亢盛，肺阴亏虚的方法，又称"清心滋肺法"。
		扶弱	**培土制水法**：用温运脾阳佐以利水，治疗脾不制水，肾水泛滥的方法，又称"健脾利水法"、"温肾健脾法"。
			佐金平木法：用滋养肺阴，佐以清泻肝火，治疗肺阴不足，肝火犯肺的方法，又称"清肺清肝法"。

4. 指导针灸治疗

十二经脉四肢末端的五输穴（井、荥、输、经、合），分别配属于木、火、土、金、水五行。运用针灸治疗疾病时，可根据病情的不同，按照五行生克规律进行选穴治疗。虚证，宜补其所属母经或母穴；实证，宜泻其所属子经或子穴。例如治疗肝血不足证，多针刺肾经合穴（水穴）阴谷，或本经合穴（水穴）曲泉；治疗肝气郁结证，多针刺心经荥穴（火穴）少府，或本经荥穴（火穴）行间，以达补虚泻实，恢复脏腑正常功能之效。

5. 指导情志疾病的治疗

《素问·阴阳应象大论》："人有五脏化五气，以生喜、怒、悲、思、恐"。情志活动由五脏精气所化生，且分别归属于五脏，然而，异常的情志活动，又会直接损伤脏腑，影响脏腑气机。人的情志变化存在着相互制约的关系，故临床上可以通过"以情治情"的方法来治疗情志疾病。《素问·阴阳应象大论》所说："怒伤肝，悲胜怒……喜伤心，恐胜喜……思伤脾，怒胜思……忧伤肺，喜胜忧……恐伤肾，思胜恐"。

综上所述，五行学说对指导疾病治疗确有一定的实用价值，但并非所有的疾病都可以用五行生克规律来治疗，故在具体运用时，应灵活掌握，且依据病证的实际情况进行辨证论治，绝不能机械地生搬硬套。

第二章

藏　象

【目的要求】

1. 掌握藏象、藏象学说的基本概念，五脏、六腑的生理功能、生理特性。

2. 熟悉奇恒之腑的生理功能、生理特性，脏腑之间的关系，五脏与形体官窍体液之间的关系，神、志的基本概念、神的功能，神、志与脏腑气血之间的关系。

藏象是中医理论的核心内容，是中医学理论体系的重要组成部分，在中医理论体系中占有十分重要的地位。

藏象学说，是观察分析人体的生理病理现象，研究人体各个脏腑的生理功能、病理变化及其相互关系的学说。藏象学说的主要内容形成于《黄帝内经》，经历代医家的补充而日臻完善。藏象学说阐明了藏象和藏象学说的基本概念、基本特点及形成基础，研究了五脏、六腑和奇恒之腑的划分和功能特点，探讨了各脏腑的形态结构、生理功能、病理变化及其与精气血津液之间的关系，以及脏腑之间、脏腑与形体官窍之间的相互关系。藏象学说对于阐明人体的生理和病理，对于疾病的诊断和防治具有普遍的指导意义。

学习藏象应着重掌握脏腑的生理功能、病理变化及脏腑之间的相互关系。

藏象，又称"脏象"。藏，是指藏于体内的不可见的内脏。象，具有两个方面的含义：①脏腑的结构形态之象；②表现于外的可见的生理、病理现象。藏象，首见于《内经》。《素问·六节藏象论》："帝曰：藏象何如？"王冰注："象谓所见于外，可阅者也"。《类经·藏象类》："象，形象也。藏居于内，形见于外，故曰藏象"。藏象，是指通过观察表现于外的生理和病理现象，来测知内脏的生理功能和病理变化。藏是象的内在本质，象是藏的外在反映，藏象是人体系统现象与本质的统一体。

藏象学说，是通过观察分析人体的生理病理现象，研究人体各个脏腑的生理功能、病理变化及其相互关系的学说。藏象学说是中医理论体系的核心内容，在中医理论体系中占有十分重要的地位。藏象学说对于阐明人体的生理和病理，对于疾病的诊断和防治具有普遍的指导意义。

《黄帝内经》比较详尽地记载了藏象学说的主要理论，但对藏象学说的形成过程却没有明确的说明。现代医家一般认为藏象学说的形成基础主要有以下几个方面。

（1）古代的解剖知识　中国古代医学在人体解剖方面的成就是巨大的，它对于人体形态学方面的认识，对于内脏器官的形态、大小和容量的记载基本是符合实际情况的。如《灵枢·经水》："夫八尺之士，皮肉在此，外可度量切循而得之；其死可解剖而视之。其藏之坚脆，府之大小，谷之多少，脉之长短，血之清浊，气之多少，十二经之多血少气，与其少血多气，与其皆多血气，与其皆少血气，皆有大数"。古代解剖学的知识，为藏象学说的形成，在形态学方面奠定了坚实基础。

（2）长期对人体生理病理现象的观察　藏象理论的形成，主要源于对人体生理活动和病理现象的观察与总结。古人在长期的生活和医疗实践中，细致地观察了人体的各种生理和病理现象，并结合当时的解剖知识，以整体系统为主要方法对医学理论进行了总结。例如皮肤受寒，会出现恶寒，鼻塞，流涕，咳嗽，气急等现象，因而认识到肺和皮毛、鼻之间存在着密切的关系，从而形成了"肺合皮毛"、"司呼吸"、"其声咳"等理论。

（3）长期反复的医疗实践　理论是源自实践的，古人在长期与疾病斗争的过程中，观察、分析和总结了病理现象和治疗效果之间的对应关系，从而推导出了内在脏腑与外部组织之间的联系。例如应用治肝的方法能够促进目疾的痊愈，因而认为"肝开窍于目"；使用一些补肾的药物能够加速骨折的愈合，因而认为肾中精气具有促进骨骼生长的作用，从而产生"肾主骨"的理论。

（4）古代哲学思想的影响　藏象学说充分体现了中医学以五脏为中心的整体观，藏象理论将脏腑分为阴阳，一脏一腑之间存在着表里阴阳的相互配合关系；人体的组织结构和功能活动，分属于以五脏为中心的五个系统，这五个系统在生理上相互联系，在病理上相互影响。可见，上述认识明显受到了阴阳五行学说的影响。

藏象学说是中医理论体系的核心，研究内容丰富，虽然涉及到脏腑功能、气血津液和经络等基本理论，但其主要内容还是有关脏腑的理论。脏腑，是内脏的总称。根据脏腑的生理特点和形态特征，可将脏腑分为脏、腑和奇恒之府三类。脏，即肝、心、脾、肺、肾，合称五脏。脏，《内经》作藏，后又作臟，以示为人体内脏，具有贮藏之意，为精气贮藏之所。脏与腑相对，其形态特征是非空腔的，是实体的。腑，即胆、胃、小肠、大肠、膀胱、三焦，合称六腑。腑，《内经》作府，后又作腑。《说文》："府者，库也，文书藏也"。府有府库之意，是水谷盛存之处，府的形态特征是空腔的。五脏共同的生理特点是化生和贮藏精气，六腑共同的生理特点是受盛和传化水谷。奇恒之府，是脑、髓、骨、脉、胆、女子胞的合称，其形态空腔为腑，但功能藏精气似脏，故称奇恒之腑。奇者，异也；恒者，常也。奇恒之腑即是与六腑不同的腑（表2－1）。

表2－1　　　　　　　　五脏、六腑、奇恒之腑的划分

内脏	形态特征	生理功能特点
五脏	实体（非空腔）	化生贮藏精气
六腑	空腔	受盛传化水谷
奇恒之腑	空腔	贮藏精气

藏象学说的特点是以五脏为中心的整体观。这一整体观体现在以下几个方面。

（1）脏腑相合　脏为阴，腑为阳，一阴一阳相为表里，并经过经脉相互络属联系，密切配合，构成整体。如心合小肠，肺合大肠，脾合胃，肝合胆，肾合膀胱，心包合三焦。此外，脏与脏之间，腑与腑之间也在生理功能上紧密联系。

（2）五脏与形体官窍联结成一个整体　五脏各有外候，五脏与形体诸窍有着特定的联系。心其华在面，其充在血脉，开窍于舌；肺其华在毛，其充在皮，开窍于鼻；脾其华在唇四白，其充在肉，开窍于口；肝其华在爪，其充在筋，开窍于目；肾其华在发，其充在骨，开窍于耳和二阴。

（3）五脏应五时　以五脏为中心的五个功能系统在生理功能和病理变化方面受到四时阴阳的影响，肝、心、脾、肺、肾五脏分别与春、夏、长夏、秋、冬相应，体现了人体与自然环境的统一。

藏象学说的形成，虽有一定的解剖知识为基础，但主要还是基于整体的观察方法。在其发展过程中，基于"有诸内者，必形诸外"的认识，充分运用了"以表知里"和"司外揣内"的研究方法，以总结生理功能和病理变化为主。建立在观察现象基础上的藏象理论与建立在物质和结构基础上的西方医学，在对脏腑的认识上必然会存在着巨大差异。中医学的脏器名称虽与西方医学的脏器名称相同，但其生理、病理含义却不完全相等。藏象学说中的脏腑不单纯是一个解剖学的概念，而是一个概括了人体某一系统的生理学和病理学的概念。

第一节　五　脏

五脏，即肝、心、脾、肺、肾的合称。心包络在经络学说中也称为脏，合之

为六脏，与六腑相合，以应三阴三阳。

五脏的生理功能各有专司，但五脏共同的生理特点有两个方面：①化生和贮藏精气。《素问·五藏别论》："所谓五藏者，藏精气而不泻也，故满而不能实"。指出五脏共同的生理特点是主"藏精气"、"藏而不泻"、"满而不能实"。五脏化生和贮藏精、气、血、津、液等精微物质，主持复杂的生命活动，因而，五脏藏精气，精气盈满，则五脏功能正常，生命活动正常。②五脏藏神，五脏的生理活动与精神情志活动密切相关。《灵枢·本脏》："五藏者，所以藏精神血气魂魄者也"。《素问·宣明五气》："心藏神，肺藏魄，肝藏魂，脾藏意，肾藏志"。人的精神情志意识思维活动，是大脑的功能，这在《内经》中已有明确记载。藏象学说以五脏为中心，认为人的精神情志和意识思维活动与五脏生理功能密切相关，并分属于五脏。

一、心

心居胸中，两肺之间，膈膜之上，圆而尖长，形似倒垂未开莲蕊，有心包护卫于外。心为君主之官，具有主血脉、主神志的生理功能，其华在面，在体合脉，开窍于舌，在液为汗，与小肠相表里。以五脏应五时，心气旺于夏；以五脏分阴阳，心为"阳中之阳"。心在五行中属火，以火升腾温热的特性说明心阳为君火，具有温煦全身的作用。

（一）心的生理功能

1. 主血脉

心主血脉包括主血和主脉两个方面。

心主血，又称"心行血"，是指心脏通过搏动把血液输送到全身，以发挥血液濡养的作用。血液在脉中循环贯注，营周不休，主要依靠心气的推动作用。《素问·五脏生成》："诸血者，皆属于心"。《素问·痿论》："心主身之血脉"。

心主脉，是指心能维持脉道的通畅。脉为"血之府"，是血液运行的通道，具有"壅遏营气，令无所避"的作用。脉道的通利与否，取决于心的功能是否正常。《素问·六节藏象论》："心者，其充在血脉"。

心、脉和血液构成了一个相对独立的系统，这个系统的生理功能都属于心所主，并有赖于心脏的正常搏动。心主血脉的功能，依赖着心气充沛、心血充盈和脉道通利三个条件。心气是血液运行的动力，心气充沛，才能维持正常的心力、心率和心律；血液的正常运行，也有赖于血液本身的充盈；脉道通畅，血液才能在脉内正常地运行，周流不息，营养全身。

心主血脉的生理功能正常，可见面色红润而有光泽，舌色淡红，脉象和缓有力等表现。心主血脉的病理变化主要有以下两个方面：①血液衰少，血脉空虚，引起心血不足的病理变化，出现面色无华，舌色淡白，脉象细弱无力等表现。②心气不足，或脉道不利，心血运行不畅，引起心脉痹阻的病理变化，而见面色灰暗，唇舌青紫，舌边尖部有瘀点或瘀斑，胸闷胸痛，脉象结、代、促、涩等表现。

2. 主神志

中医学中神的含义有三：①指自然界物质运动变化的功能和规律。《素问·天元纪大论》："阴阳不测谓之神"。②指人体生命活动，或人体生命活动的外在表现。一般称为"广义之神"，它是机体表现于外的"形征"，是机体生命活动的外在反映，即通常所说的"神气"。《素问·移精变气论》："得神者昌，失神者亡"。整个人体的形象以及面色、眼神、言语、应答、肢体活动姿态等，无不包含于神的范围。③指人的精神活动。一般称为"狭义之神"，它是心所主之神志，指人的精神、意识、思维活动。

心主神志，是指心具有主管精神活动的功能，主管着人的精神、意识、思维活动，又称"心主神明"、"心藏神"。《素问·灵兰秘典论》："心者，君主之官也，神明出焉"。《灵枢·邪客》："心者，五脏六腑之大主也，精神之所舍也"。

中医藏象学说强调以五脏为中心、以心为主宰的整体观，将人的精神、意识、思维活动不仅归属于五脏，而且主要归属于心。《灵枢·本神》："所以任物者谓之心"。任，接受、担任之义。意指心具有接受外来信息的作用。人的精神活动，分属于五脏，主宰于心。心主神明的生理功能正常，则精神意识思维活动正常，可见精神振奋，神志清晰，思维敏捷，对外界信息的反应灵敏而正常。如果心主神志的功能异常，则可引起精神意识思维活动的异常，出现失眠、多梦、神志不宁，甚至谵狂；或反应迟钝、健忘、精神萎靡，甚则昏迷、不省人事等。

血液是精神活动的物质基础。正如《灵枢·营卫生会》："血者，神气也"。心主神志与心主血脉关系密切，心主血脉是心主精神活动的物质基础。心血充盈，血能养神，则精神活动正常；若心血不足，血不养神，就会出现心悸、失眠、多梦、健忘等现象。故《灵枢·本神》："心藏脉，脉舍神"。

（二）心的生理特性

1. 心为五脏六腑之大主

心为五脏六腑之大主，是指心的君主地位，具有主司人体精神活动，调节全身功能活动的作用。精神活动，不仅是生命活动的重要组成部分，并且能够主宰和影响全身生理功能的协调和平衡，所以说心主神志是人体生命活动的主宰。故《灵枢·邪客》："心者，五脏六腑之大主也，精神之所舍也"。

2. 心为火脏而主阳气

心在五行中属于火，为阳中之太阳，以阳气为用。心阳为君火，对全身的生命活动具有温煦和推动作用。正如《血证论·脏腑病机论》："心为火脏，烛照万物"。

（三）心与形体官窍体液的关系

1. 在体合脉

体，即形体。形体有广义和狭义之分。广义形体，泛指躯体；狭义形体，特指五体，即筋、脉、肉、皮毛、骨。受五行学说影响，中医学把形体分为五类，将其分别归属于五脏，并认为形体分别受五脏滋养。在体，即滋养体。心在体合脉，是指心血能够滋养血脉，维持脉道的正常功能。《素问·六节藏象论》："心者……其充在血脉"。指出心能充养血脉，心的功能正常，则脉的功能正常；心的功能异常，则脉的功能异常。心气不足，或血液亏虚，可见脉象细弱无力；心血瘀阻，则见促、结、代等脉象。

2. 开窍于舌

窍，即官窍，是五官九窍的统称。官，即器官、官能，目、舌、口、鼻、耳为人之五官。窍有孔穴、苗窍之意，目窍二、耳窍二、鼻窍一、口窍一、舌窍一，合称"七窍"；七窍加前阴和后阴，合称"九窍"。中医学将五官分属于五脏，并认为官窍的生理功能和病理变化与脏腑经络密切相关。心开窍于舌，又称"心在窍为舌"，是指舌的功能活动与心的功能密切相关。舌的生理、病理现象常从舌上反映出来，故有"舌为心之外候"、"舌为心之苗"之说。

舌的功能是主司味觉和表达语言。《灵枢·忧恚无言》："舌者，音声之机也"。舌的味觉功能和正确地表达语言，有赖于心主血脉和心主神志的生理功能。故《灵枢·脉度》："心气通于舌，心和则舌能知五味矣"。心的功能正常，则舌体红活荣润，柔软灵活，味觉灵敏，语言流利。心的病证可变见于舌。例如心阳不足，则舌质淡白胖嫩；心阴（血）亏耗，则舌质红绛瘦瘪；心火上炎，则舌红，甚则生疮；心血瘀阻，则舌质暗紫或有瘀斑；心主神志的功能异常，则表现出舌卷、舌强或失语等。

3. 其华在面

华，光华，华彩之意。《素问·脉要精微论》："夫精明五色者，气之华也"。五脏气血的盛衰，可相应地反映于爪、面、唇四白、毛、发的色泽变化，称为"五脏外华"。心华在面，是指心的生理功能是否正常，可以显露于面部的色泽变化。由于面部的血脉极为丰富，全身血脉皆可上达于面，且因心主血脉，所以面部色泽能够反映心的功能。心气旺盛，血脉充盈，则面部红润光泽；若心气不足，则面色苍白、晦滞；血虚则面色无华；血瘀则面色青紫等。

4. 在液为汗

液，此指五液，是泪、汗、涎、涕、唾五种分泌物或排泄物的总称。五液由五脏所化。《素问·宣明五气》："五脏化液，心为汗，肺为涕，肝为泪，脾为涎，肾为唾，是谓五液"。心在液为汗，是指心化生的液为汗。汗液，是津液通过阳气的蒸腾气化后，从玄府（汗孔）排出的液体。《素问·阴阳别论》："阳加于阴谓之汗"。汗液的分泌与排泄，有赖于卫气对腠理的开阖作用，腠理开，则汗液排泄；腠理闭，则汗液减少，甚或无汗。由于汗为津液所化生，而津液与血液又同源互化，因此有"汗血同源"之说。而因血为心所主，故有"汗为心之液"之称。

【附】心包络

心包络，简称"心包"，又称"膻中"，是心脏外面的包膜，具有保护心脏的作用。《医学正传》："心包络，实乃裹心之包膜也，包于心外，故曰心包络也"。《医贯》："心之下有心包络，即膻中也"。藏象学说认为，心包络是心之外围，有保护心脏的作用。心主神志，不能受邪，若外邪侵袭，则心包络代为受病。故《灵枢·邪客》："心者，五脏六腑之大主也，精神之所舍也，其藏坚固，邪弗能容也。容之则心伤，心伤则神去，神去则死矣。故诸邪之在于心者，皆在于心之包络"。温病学说将外感热病中出现的神昏、谵语等神志异常的症状，称为"热入心包"。

二、肺

肺位于胸中，居横膈之上，上连气道，与喉相通。肺在五脏六腑中的位置最高，居心君之上，故称"华盖"。肺为相傅之官，具有主气、司呼吸，主宣发、肃降，主通调水道，朝百脉的作用，其华在毛，其充在皮，开窍于鼻，在液为涕，与大肠相表里。以五脏应五时，肺气通于秋；以五脏分阴阳，肺为"阳中之阴"。肺在五行中属金，以金的清肃、洁净的特性来说明肺具有清肃和洁净呼吸道的作用。肺易受邪侵，又不耐寒热，故称为"娇脏"。

（一）肺的生理功能

1. 主气、司呼吸

肺的主气功能包括主呼吸之气和一身之气两个方面。气是构成人体和维持生命活动的基本物质，全身的气都由肺所主。《素问·五脏生成》："诸气者，皆属于肺"。

（1）主呼吸之气　是指肺具有呼吸功能，是体内外气体交换的场所。《素问·五脏生成》："天气通于肺"。通过肺的呼吸，吸入自然界的清气，呼出体内的浊气，实现体内外气体的交换，维持着人体的生命活动。肺主呼吸之气的功能实际上是肺的宣发和肃降功能在呼吸方面的具体体现，肺气宣发，呼出浊气；肺气肃降，吸入清气，宣降协调，维持着呼吸运动的正常。

（2）主一身之气　是指一身之气都归属于肺，由肺所主。《医学实在易》："气通于肺脏，凡脏腑经络之气，皆肺气之所宣"。肺主一身之气体现在两个方面：①气的生成。肺参与一身之气的生成，特别是宗气的生成。肺通过呼吸运动，吸入自然界的清气。清气是人体气的重要来源和主要组成部分，是维持生命活动的基本物质。肺吸入的清气与脾胃运化的水谷精气相结合，积聚于胸中，形成宗气。宗气积于胸中，上出喉咙以司呼吸，贯注血脉促进气血运行，维持着全身的功能活动。肺的呼吸功能健全与否，直接影响着宗气的生成，也影响着全身之气的生成。②调节气机。肺主一身之气，还体现于对全身的气机具有调节作用。气机，是指气的运动。气的运动是复杂的，其基本形式是升降出入。肺的呼吸运动，即是气的升降出入运动。肺有节律的一呼一吸，对全身之气的升降出入运动起着重要的调节作用。

肺主呼吸之气和主一身之气，实际上都隶属于肺的呼吸功能。通过肺的呼浊吸清，吐故纳新，促进气的生成，调节气的升降出入运动，保证人体新陈代谢的正常运行。肺的呼吸均匀和调，是气的生成和气机调畅的基本条件。如果呼吸功能失常，就会影响气的生成和气的运动，从而使肺主呼吸之气和主一身之气的作用减弱；如果肺丧失了呼吸功能，人的生命活动也就终结。所以说肺主一身之气的作用，主要取决于肺的呼吸功能。

2. 主宣发、肃降

（1）主宣发　宣发，是指向上向外的宣布和发散。肺主宣发，是指肺气具有向上升宣和向外周布散的作用。肺主宣发的生理作用主要体现于三个方面：①通过肺的宣发，呼出体内的浊气。②将脾所上输的水谷精微和津液，布散到全身，外达于皮毛，以营养肌肤。③通过肺的宣发，宣发卫气，将卫气布散到肌表皮毛，并通过卫气的作用以护卫肌表，温养全身，调节腠理开合，促进汗液排泄。故《灵枢·痈疽》："上焦出气，以温分肉而养骨节，通腠理"。

肺的宣发功能正常，则呼吸和水液代谢正常，全身得以滋养，卫气功能得以发挥。若外邪犯肺，肺气失宣，则见胸闷喘咳，鼻塞，喷嚏，恶寒无汗等；津液内停，痰浊阻肺，则见呼吸困难，咳嗽咯痰等；肺气不足，肺失宣发，则见自汗，易患感冒等。

（2）主肃降　肃降，是指向下向内的清肃、洁净和下降。肺主肃降是指肺气具有向下向内清肃、洁净和下降的作用。肺主肃降的生理作用主要体现于三个方面：①通过肺的肃降，吸入自然界的清气。②肺位最高，为华盖之脏，通过肺的肃降作用，将肺吸入的清气和由脾上输的津液和水谷精微向下向内布散，以营养脏腑组织器官。③通过肃降，肃清肺和呼吸道内的异物，保持呼吸道的通畅。

肺的肃降功能正常，则呼吸和水液代谢正常，呼吸道洁净通畅。若肺失清肃，肺气不降，可出现呼吸短促或表浅，咳痰，咯血等病理现象。

肺的宣发和肃降，是相反相成的矛盾运动。生理上，宣发和肃降相互依存，相互制约，共同维持着呼吸的通畅和水液代谢的正常。病理上，肺失宣发和肺失肃降则相互影响，同时并见，最终形成肺失宣降的病理变化。在肺失宣降的病理变化中，宣发与肃降的失常是有主次之分的。一般而言，外邪犯肺，以宣发失常为主；内伤病证，以肃降失常为主。

3. 通调水道

通，即疏通；调，即调节；水道，是水液运行和排泄的道路。肺主通调水道，是指肺对体内水液的输布、运行和排泄起着疏通和调节的作用。

肺的通调水道功能是依赖肺的宣发和肃降而实现的，是肺的宣发和肃降功能在水液代谢方面的概括。通过肺气的宣发作用，将脾上输的津液布散至全身，代谢后的部分水液通过肺气主司腠理开合的作用而排除体外；通过肺气的肃降作用，将脾上输的津液向下布散，并将代谢后的水液不断地向下输送至肾，成为尿液生成之源，经肾和膀胱的气化作用，化为尿液而排出体外。

由于肺主宣发肃降，调节水液的输布与排泄，故有"肺主行水"之说。又因肺为华盖之脏，在脏腑中位置最高，所以《医方集解》："肺为水之上源"。

肺的宣降功能正常，则通调水道的功能正常，水液代谢正常。如果肺的宣降功能失调，则通调水道功能减退，就可发生水液停聚而生痰、成饮，引起多种病变。

4. 朝百脉

肺朝百脉，是指全身的血液都通过经脉而流经于肺，经肺的呼吸，进行气体交换，然后再输布到全身。《素问·经脉别论》："食气入胃，浊气归心，淫精于脉，脉气流经，经气归于肺，肺朝百脉，输精于皮毛"。全身的血脉，均统属于心，心气是血液运行的基本动力。血液的运行，必须依赖于气的推动，随气的运动而运行至全身。肺主一身之气，司呼吸，调节着全身的气机，所以血液的运行亦有赖于肺气的敷布和调节。《医学真传·气血》："人之一身，皆气血之所循行。气非血不和，血非气不运"。

（二）肺的生理特性

1. 肺主治节

治节，意治理、调节。肺主治节是指肺为相傅之官，能够辅佐心君治理和调节全身的功能活动。肺的治节作用，主要体现于四个方面：①肺主呼吸，治理、调节人体的呼吸运动，使呼吸运动得以有节奏地进行；②随着肺的呼吸运动，治理、调节全身的气机；③调节气的升降出入运动，且促进气的生成（特别是宗气），以辅助心脏，推动和调节血液的运行；④肺主宣降，通调水道，治理和调节津液的输布和排泄。肺主治节，实际上是对肺的生理功能的高度概括。

2. 肺为娇脏，不耐寒热

肺为娇脏，是对肺的生理病理特征的概括。娇，娇嫩之意。肺为娇脏的原因有两个方面：①肺为清虚之脏，不耐寒热。肺脏清虚，不容纤芥，不耐邪气侵犯。②肺为华盖，易受邪侵。外邪多从肌表和口鼻侵犯人体，而肺开窍于鼻，外合于皮毛，因此，外邪侵袭人体，首先犯肺。其他脏腑的寒热病变，亦常波及于肺。肺既不耐邪气，又易受邪侵，故称为"娇脏"。

（三）肺与形体官窍体液的关系

1. 在体合皮

皮为一身之表，包括皮肤、汗腺等组织。皮依赖于卫气的温养和津液的润泽，成为抵御外邪侵袭的屏障。肺在体合皮，是指肺津能滋养皮肤。肺主宣发，输精于皮，并将卫气布达于皮，以温养皮毛，调节腠理开合，所以，肺与皮的关系密切。肺的功能正常，则皮肤腠理致密，抵御外邪侵袭的能力较强；反之，肺气不足，则宣发卫气和输精于皮的功能减弱，卫外不固，抵御外邪侵袭的能力减弱，可出现多汗，易于感冒，皮肤粗糙等现象。

另外，皮毛能宣散肺气，助肺呼吸，对肺的生理功能也有一定影响。《素问》把汗孔称为"玄府"，也叫"气门"。汗孔不仅能够排泄由津液所化的汗液，并且能够随肺的宣发和肃降进行体内外气体的交换。若外邪侵犯皮肤，腠理闭塞，卫气郁滞，常致肺气不宣，引起无汗而喘等症状。

2. 开窍于鼻

肺开窍于鼻，是指鼻的功能与肺的关系密切。鼻具有主司嗅觉和通气的作用。肺气和利，则呼吸通畅，嗅觉灵敏。故《灵枢·脉度》："肺气通于鼻，肺和则鼻能知臭香矣"。

喉为呼吸之气出入的道路，又是发音器官。《灵枢·忧恚无言》："喉咙者，气之所以上下也"。《难经·四难》："肺主声"。喉与肺相通，有"喉为肺之门户"的说法，而肺的经脉经过喉咙，故喉的发音和通气受肺的影响。鼻的嗅觉与喉部的发音，都有赖于肺气的作用。

由于肺开窍于鼻而与喉直接相通，所以外邪袭肺，多从鼻、喉而入；肺的病变，也多见鼻、喉的病变，常出现鼻塞，流涕，喷嚏，喉痒，音哑和失声等症。

3. 其华在毛

毛，指皮肤上的毫毛。肺华在毛，是指肺的生理功能是否正常，可以显露于毛的色泽变化。《素问·五脏生成》："肺之合皮也，其荣毛也"。肺主气，通过宣发而输精于毫毛，滋养毫毛，所以，肺的生理功能正常，宣发有度，则毫毛滑润光泽；肺的生理功能异常，则毫毛憔悴枯槁，容易脱落。

4. 在液为涕

涕是由鼻黏膜分泌的黏液，由肺化生，具有润泽鼻窍的功能。《素问·宣明五气》："五脏化液……肺为涕"。鼻为肺窍，肺功能正常，则鼻涕润泽鼻窍而不外流。若肺寒，则鼻流清涕；肺热，则鼻涕黄浊；肺燥，则鼻干。

三、脾

脾位于中焦，居膈之下。脾与胃合称"仓廪之官"、"气血生化之源"、"后天之本"，具有主运化，主化生气血，主升清，主统血的生理功能，其华在唇四白，其充在肌肉，开窍于口，在液为涎，与胃相表里。以五脏应五时，脾气旺于长夏；以五脏分阴阳，脾为"阴中之至阴"。脾在五行中属于土，以土承载和化生万物的特性来说明脾具有主运化，化生水谷精微，以营养全身的作用。

（一）脾的生理功能

1. 主运化

运，即转运输送；化，即变化吸收。脾主运化，是指脾具有把水谷化为水谷精微，并将精微物质转输至全身的生理功能。脾的运化功能，包括运化水谷和运化水液两个方面。

（1）运化水谷　水谷，即指饮食物。运化水谷，是指脾能够把水谷化为水谷精微，并把水谷精微运送到全身，以营养全身的作用。正如《素问·厥论》："脾主为胃行其津液者也"。胃主腐熟，小肠主化物，饮食物的消化和吸收，实际上是在胃和小肠内进行的。然而，饮食物的消化和吸收，必须依赖于脾的运化，才能将水谷化为水谷精微；必须依赖于脾的转输和散精，才能把水谷精微"灌溉四旁"和布散至全身。故《素问·经脉别论》："饮入于胃，游溢精气，上输于脾，脾气散精，上归于肺"。

脾主运化水谷的功能，依赖着脾气的旺盛。脾气健运，运化水谷功能正常，则机体的消化吸收功能健全，人体化生精、气、血、津液等基本物质充足，脏腑、经络、四肢百骸、筋肉皮毛等组织得到充分的营养，从而进行正常的生理活动。若脾气不足，脾失健运，则运化水谷的功能减退，可出现倦怠乏力，食欲不振，腹胀，便溏等病理现象。

脾主运化，化生水谷精微，故称脾为"气血生化之源"，然而，脾主运化所化生的水谷精微，则是后天生命活动的根本，故李中梓又称脾为"后天之本"。《医宗必读》："一有此身，必资谷气，谷入于胃，洒陈于六腑而气至，和调于五脏而血生，而人资之以为生者也，故曰后天之本在脾"。

（2）运化水液　运化水液，又称"运化水湿"，是指脾具有调节水液吸收、转输和布散的作用。脾主运化水液，是脾主运化的一个组成部分，通过脾的运化功能，脾能将吸收的津液及时地转输至全身，以发挥滋润濡养作用，并通过肺和肾的气化功能，将代谢后的水液化为汗和尿排出体外，以维持体内水液代谢的平衡。

脾主运化水液的功能，也要依赖着脾气的旺盛。脾气健运，运化水液功能正常，水液就能正常地转输布散，而不会发生停滞，从而防止湿、痰、饮等病理产物的产生。若脾气不足，脾失健运，运化水液功能减退，就会导致水液在体内停滞，出现湿、痰、饮等病理产物，甚则导致水肿。《素问·至真要大论》："诸湿肿满，皆属于脾"。

2. 主化生气血

气血是构成人体和维持人体生命活动的基本物质。脾主化生气血，是指脾为气血生化之源，脾运化水谷而化生的水谷精微是生成气血的来源。气的来源有三个方面：①自然界的清气，由肺司呼吸而纳入体内。②水谷精微之气，由脾主运化而生成。③精气，由肾中所藏之精而化生。在气的三个来源中，脾所化生的水谷精微之气是最为根本、最为重要的，这是因为肺主司呼吸的功能依赖着水谷精微之气资助，土能生金，脾气散精，上归于肺，脾气旺则肺气生；肾中所藏之精也要依靠脾胃化生的后天之精的不断补充，"后天养先天"，水谷精微之气充盛则肾中精气方能盈满。血液生成的物质基础是营气、津液和精。营气是水谷精气中的精专部分，津液乃为脾胃化生，肾精依靠水谷精气的滋养，所以说血液的生成是以脾胃化生的水谷精微为基础的。《景岳全书·血证》："血者，水谷之精也，源源而来，生化于脾"。

脾气健运，化源充足，则气血旺盛。若脾气不足，脾失健运，则气血乏源，气血不足，可引起多种病证。

3. 主升清

升，指上升和输布；清，此指精微物质。脾主升清，是指脾能够把水谷精微向上输送到头面部和心肺，并能维持内脏位置的相对恒定。脾主升清体现在两个方面：①升清，将水谷精微等营养物质向上输送至头目、心肺，上输头目，以滋养清窍；上输心肺，以化生气血，营养周身。②主升，维持内脏位置的相对恒定。升和降是脏腑气机的一对矛盾运动，脾之升清与胃之降浊是相对而言的。脾气上升，胃气下降，二者相反相成，方能完成饮食物的消化、吸收与输布过程。而脏腑之间的升降相因和协调平衡，是维持人体内脏相对恒定于一定位置的重要因素。

脾的升清功能，有赖于脾气的旺盛。脾气旺盛，脾能升清，则饮食物的消化、吸收、输布正常，机体内脏维持恒定位置而不致下垂。若脾气不足，脾不升清，可出现神疲乏力，头目眩晕，腹胀，泄泻等症；《素问·阴阳应象大论》："清气在下，则生飧泄；浊气在上，则生膜胀"。若脾气下陷，则可见久泄脱肛，甚或内脏下垂等病证。

4. 主统血

统，是统摄、控制的意思。脾主统血，是指脾有统摄血液在脉内运行，防止血液逸出脉外的作用。《难经·四十二难》："脾裹血，温五脏"。脾主统血，依靠脾气的旺盛。脾主统血的主要机理，实际上是气的固摄作用。脾气健运，则气血充盈，气的固摄作用健全，故血液不会逸出脉外而致出血。若脾气不足，运化功能减退，则气血生化无源，气血虚亏，气的固摄作用减退，就会产生脾不统血的病理变化，从而导致便血、尿血、崩漏等各种出血病证。

（二）脾的生理特性

1. 脾气以升为健

脾气的运动特点以升为主，称为"脾气主升"。脾之升清与胃的降浊是相对而言的。《临证指南医案·卷二》："脾宜升为健，胃以降为和"。脾与胃一升一降，升降相因，相反相成，共同调节着气机升降，为气机升降之枢。

2. 脾喜燥恶湿

脾胃在五行中属土，且脾为阴土，胃为阳土。阴土喜燥而恶湿，阳土喜湿而恶燥。《素问·宣明五气》："脾恶湿"。高士宗注："湿气伤脾，故脾恶湿"。脾主运化水湿，能够调节体内水液代谢。脾虚不运，水湿不化，则最易生湿，而湿浊内阻，又最易困脾。《临证指南医案·卷二》："湿喜归脾者，以其同气相感故也"。

（三）脾与形体官窍体液的关系

1. 在体合肉、主四肢

脾在体合肉，是指脾的滋养体为肉。人体肌肉的丰满强健与脾的运化功能密切相关。《素问·痿论》："脾主身之肌肉"。脾胃为气血生化之源，全身的肌肉，都需要依靠脾胃所运化的水谷精微来营养，才能使肌肉发达丰满健壮。《素问集注·五脏生成》："脾主运化水谷精微，以生养肌肉，故主肉"。因此，脾气健运，气血生化有源，肌肉得养，则人体肌肉强健有力。若脾的运化功能减退，气血乏源，肌肉失养，必致肌肉瘦削，软弱无力，甚至痿弱不用。

四肢与躯干相对而言，为人体之末，故又称四肢为"四末"。人体四肢，同样需要脾胃运化的水谷精微等营养，以维持其正常的生理活动，故有"脾主四肢"之说。脾气健运，水谷精微得以化生并能布达四末，则四肢的营养充足，而活动轻劲有力；若脾失健运，清阳不升，布散无力，则四肢的营养不足，则见倦怠无力，甚或痿弱不用。可见，四肢的营养输送，全赖于脾主运化升清，以及清阳的升腾宣发。

2. 开窍于口

口是消化道的最上端，主接纳和咀嚼食物。脾开窍于口，是指饮食口味等与脾运化功能有密切关系。故《灵枢·五阅五使》："口唇者，脾之官也"。口味的正常与否，全赖于脾胃的运化功能，若脾气健运，则口味正常，纳食香甜；若脾失健运，则可出现口淡无味、口甜、口腻、口苦等口味异常的感觉。正如《灵枢·脉度》："脾气通于口，脾和则口能知五谷矣"。

3. 其华在唇

脾华在唇，是指脾的生理功能是否正常，可以显露于唇的色泽变化。《素问·五脏生成》："脾之合肉也，其荣唇也"。脾为气血化生之源，口唇的色泽，可以反映脾胃运化水谷精微的功能是否正常。脾气健运，则气血充足，口唇红润光泽；脾失健运，则气血虚少，口唇淡白不泽。

4. 在液为涎

涎为口津，是唾液中较清稀的部分。脾在液为涎，是指脾所化生的液为涎。《素问·宣明五气》："五脏化液……脾为涎"。涎有保护口腔黏膜，润泽口腔的作用，在进食时分泌增多，有助于食物的吞咽和消化，故有"涎出于脾而溢于胃"之说。脾的功能正常，涎液上行于口，但不溢于口外。若脾气不足，脾不摄涎，会导致涎液异常增加，而发生口涎自出等病理现象；若脾阴不足，津液不充，则涎液分泌减少，出现口舌干燥等病理现象。

四、肝

肝位于腹部,居横膈之下,右胁之内。肝为将军之官,有"刚脏"之称,为罢极之本,具有主疏泄、主藏血的生理功能,其华在爪,其充在筋,开窍于目,在液为泪,与胆相表里。以五脏应五时,肝气通于春;以五脏分阴阳,肝为"阴中之阳"。肝在五行中属于木,以木升发、条达的特性来说明肝具有主疏泄,性喜条达而恶抑郁的生理特性。

(一) 肝的生理功能

1. 主疏泄

疏,即疏通;泄,即发泄、升发。肝的疏泄功能反映了肝为刚脏,主动、主升的生理特点。肝主疏泄,是指肝具有疏通升发的特性,能够调节全身气血津液的运行,促进气血津液等物质的畅达疏通。

肝的疏泄功能主要表现在以下五个方面。

(1) 调畅气机 气机,即气的升降出入运动。机体的脏腑、经络、器官等组织的功能活动,全赖于气的升降出入运动。由于肝的生理特点是主升、主动,故对于气机的疏通、畅达、升发,是一个重要的调节因素,因此,肝的疏泄功能,对于气的升降出入之间的平衡协调,起着重要的调节作用。肝的疏泄功能正常,则气机调畅,气血和调,经络通利,全身脏腑、器官等组织的活动才能调和。肝的疏泄功能异常,可出现两个方面的病理变化:①疏泄不及,即肝失疏泄,气的升发不足,气机的疏通和畅达受到阻碍,从而形成气机不畅、气机郁结的病理变化,表现出胸胁、两乳或少腹胀痛不适等。②疏泄太过,气的升发过亢,下降不及,从而形成肝气上逆、肝火上炎的病理变化,气火上逆于头,可出现头目胀痛,面红目赤,急躁易怒等;气升太过,肝火犯肺,灼伤血络,可引起咯血;肝火犯胃,迫血妄行,可导致吐血;血随气逆,可导致猝然昏厥。故《素问·生气通天论》:"阳气者,大怒则形气绝,而血菀于上,使人薄厥"。

(2) 促进血液运行和津液输布 血的运行和津液的输布代谢,有赖于气的升降出入运动,即"气行则血行""气行则津布"。肝主疏泄,调畅气机,调节着气的运行,从而促进着血液的运行和津液的输布。正如《血证论》:"肝属木,木气冲和条达,不致遏郁,则血脉得畅"。肝的疏泄正常,则气的运动正常,血液和津液的运行也正常。若肝失疏泄,气机郁结,就会导致血行障碍,形成血瘀,或为癥积、肿块,在妇女则可导致经行不畅、痛经、闭经等。肝气郁结,也会导致津液的输布代谢障碍,产生痰、水等病理产物,或为痰阻经络而成痰核,或为水停而成臌胀。

（3）促进消化功能　肝主疏泄，促进消化功能，主要体现在两个方面：①促进脾胃运化功能。脾胃运化功能的正常，取决于脾的升清与胃的降浊之间的协调平衡，而肝主疏泄，调畅气机，又能调节脾胃的升降关系。肝的疏泄功能正常，是脾胃正常升降的一个重要条件。肝的疏泄功能正常，则脾胃运化功能正常；而肝的疏泄功能异常，不仅能影响脾的升清功能，在上表现为眩晕，在下表现为飧泄，而且还能影响到胃的降浊功能，在上表现为呕逆嗳气，在中表现为脘腹胀满疼痛，在下表现为便秘。前者称作"肝脾不和"，后者称作"肝胃不和"，二者可统称为"木旺乘土"。《血证论·脏腑病机论》："食气入胃，全赖肝木之气以疏泄之，而水谷乃化。设肝之清阳不升，则不能疏泄水谷，渗泄中满之证，在所不免"。②调节胆汁的分泌与排泄。胆汁的分泌与排泄，受肝主疏泄的调节，且有助于脾胃的运化功能。胆与肝相连，胆附于肝叶之间，胆汁是由肝之余气积聚而成。正如《脉诀》："肝之余气，溢入于胆，聚而成精"。肝主疏泄的功能正常，则胆汁的生成和排泄正常，消化功能也就正常。若肝失疏泄，肝气郁结，则可影响胆汁的分泌与排泄，而出现胁下胀满，疼痛，口苦，纳食不化等多种消化功能异常的病证。

（4）调畅情志　情志，为人的感情和意志。情志活动，是神的表现之一，为心所主，但与肝的疏泄功能密切相关。气血是情志活动的物质基础，正常的情志活动，主要依赖于气血的正常运行。肝主疏泄，调畅气机，促进血行，调节着气血的运行，从而调节着人的情志活动。肝主疏泄以调畅情志的作用，实际上是由肝调畅气机所派生的。肝的疏泄功能正常，则气机调畅，气血和调，就能使人心情舒畅，情绪乐观。而肝失疏泄，则气血运行失常，就会引起情志活动的异常，若肝的疏泄功能减退，则肝气郁结，心情易于抑郁，稍受刺激，即抑郁难解；若肝的升泄太过，肝气升腾而上，则心情易于急躁，稍有刺激，即易于发怒。然而，情志活动异常，持久和强烈的情志刺激，也会影响肝的疏泄功能，引起气血运行的失常，若抑郁不舒，则可导致肝气郁结的病理变化；若急躁易怒，则可导致肝火上炎的病理变化。故《素问·举痛论》："百病生于气也"。

（5）促进男子排精和女子行经　男子的排精和女子的月经来潮，与肝主疏泄有着密切的联系。正如《格致余论·阳有余阴不足论》："主闭藏者，肾也；司疏泄者，肝也"。肝的疏泄功能正常，则男子精液排泄通畅有度，女子月经来潮有期。对于女子行经，肝的疏泄功能尤为重要，故有"女子以肝为先天"的说法。

2. 主藏血

肝藏血，是指肝有贮藏血液、调节血量和防止出血的生理功能。《素问·调经论》："肝藏血"。

肝主藏血的生理意义主要体现在以下几个方面。

（1）主藏血，濡养全身　肝能贮藏血液并调节血液在不同生理状态下的分布，有利于发挥血液对于全身的濡养作用。故《素问·五脏生成》："肝受血而能视，足受血而能步，掌受血而能握，指受血而能摄"。肝的藏血功能，包含着调节人体各部分血量的分配，特别是对外周血量的调节起着主要作用。在生理情况下，人体各部分的血量随着机体活动量的增减、情绪的变化，以及外界气候等因素的变化而有所改变。当机体活动剧烈或情绪激动时，肝脏就把所贮存的血液向机体的外周输布，以供机体的需要；当人体在安静休息及情绪稳定时，由于全身活动量少，机体外周的血液需要量相对减少，部分血液便藏之于肝。由于肝脏对血液有贮藏和调节作用，所以人体各部分的生理活动皆与肝有密切关系。肝的藏血功能失常，不仅会引起血虚或出血病证，而且也能引起体机失于血液濡养的病变。例如肝血不足，不能濡养眼目，则表现出两目干涩，视物昏花，视力下降，或夜盲等；不能濡养于筋，则会出现筋脉拘急，肢体麻木，屈伸不利等。

（2）主藏血，涵敛肝阳　肝主藏血，血属于阴；肝主疏泄，升动为阳。肝阴肝阳相互制约，协调平衡，维持着正常的生理活动。肝主藏血，可以制约和涵敛肝阳，防止阳气过于亢盛升腾，以维护肝的疏泄功能，使之冲和畅达。

（3）主藏血，防止出血　肝主藏血，有防止出血的重要作用。《图书编》："肝者，凝血之本"。肝不藏血，不仅可出现肝血不足，肝气升泄太过等病变，而且还可导致呕血，吐血，崩漏等出血病证。

（4）主藏血，血能舍魂　血液是精神活动的物质基础，血能藏神。肝的藏血功能正常，则魂有所舍；肝血不足，心血亏损，则魂不守舍，可见惊骇多梦，卧寐不安，梦游，梦呓以及出现幻觉等病证。

（5）主藏血，化生经血　肝的贮藏血液与调节血量的功能，还体现于女子的月经来潮。肝主藏血，有"血海"之称；冲脉起于胞中，能调节十二经气血，也有"血海"之名。女子以血为本，以肝为先天，肝血充足，血海旺盛，则"月事以时下"。若肝血不足或肝不藏血时，即可引起月经量少，甚则闭经，或月经量多，甚则崩漏等病证。

（二）肝的生理特性

1. 肝为刚脏，主升发

肝为刚脏，是指肝气主动主升，具有刚强急躁的生理特性。刚，刚强暴急之谓。肝具有刚强之性，气急而动，肝发生病变时，肝气易亢易逆，故称为"将军之官"。《杂病源流犀烛》："（肝）其体柔而刚，直而升，以应乎春，其将条达而不可郁，其气偏急而激暴易怒，故其为病也，多逆"。

肝主升发，是指肝在五行中属木，为风木之脏，肝性升发，喜条达而恶抑郁。

2. 肝体阴而用阳

体，指形体；用，指功用。体用是中国古代哲学的范畴，用以说明形体功用之间的相互关系。肝脏体阴，其意有两个方面：①指肝居膈下，为属阴之脏；②指肝主藏血，血属于阴。肝为刚脏，非柔润不和。肝脏用阳，是指肝主疏泄，性喜条达，主动主升，其用为阳。肝体阴而用阳，强调了肝主藏血与肝主疏泄之间的相互关系，疏泄与藏血相辅相成、相互为用。

（三）肝与形体官窍体液的关系

1. 在体合筋

筋，即筋膜，是指附着于骨而聚于关节，联结关节、肌肉的一种组织。《素问·五脏生成》："诸筋者，皆属于节"。肝在体合筋，是指肝的滋养体是筋。《素问·阴阳应象大论》："肝生筋"。筋膜有赖于肝血的滋养，肝血充盈，筋得其养，则运动有力而灵活，既能耐受疲劳，又能很快解除疲劳。故《素问·六节脏象论》称肝为"罢极之本"。也就是说，肢体运动的能量来源，全赖于肝的藏血充足和调节血量的作用。如果肝的气血衰少，筋膜失养，则表现为筋力不健，运动不利。此外，肝的阴血不足，筋失所养，还可出现手足震颤，肢体麻木，屈伸不利，甚则瘈疭等病证。故《素问·至真要大论》："诸风掉眩，皆属于肝"。

2. 开窍于目

目为视觉器官，又称"精明"。《素问·脉要精微论》："夫精明者，所以视万物，别白黑，审短长"。肝开窍于目，是指肝主管着目的功能活动。肝的经脉上联于目系，目的功能有赖于肝气之疏泄和肝血之营养。《灵枢·脉度》："肝气通于目，肝和则目能辨五色矣"。由于肝与目的关系非常密切，因而肝的功能是否正常，往往可以从目上反映出来。例如肝之阴血不足，则两目干涩，视物不清或夜盲；肝经风热，则可见目赤痒痛；肝火上炎，则可见两目红肿疼痛；肝阳上亢，则头目眩晕；肝风内动，则可见目斜上视等。

3. 其华在爪

爪，即爪甲，包括指甲和趾甲，乃筋之延续，故称"爪为筋之余"。肝其华在爪，是指肝血的盛衰，既可影响爪甲的荣枯，也可通过爪甲的形和色反映出来。肝血充足，则爪甲坚韧明亮，红润光泽；肝血不足，则爪甲软薄，枯而色夭，甚则变形脆裂。

4. 在液为泪

泪，即眼泪，由肝所化。《素问·宣明五气》："五脏化液，肝为泪"。泪从目出，有濡润眼目，保护眼睛的作用。在正常情况下，泪液的分泌，是濡润眼目而不外溢的。但在异物侵入目中时，泪液即可大量分泌，起到清洁眼目和排除异物的作用。在病理情况下，则可见泪液的分泌异常。例如肝的阴血不足，泪液分泌不足，不能濡养眼目，则见两目干涩；风火赤眼，肝经湿热，可见目眵增多，迎风流泪等症。此外，在极度悲哀的情况下，泪液的分泌也可大量增多。

五、肾

肾位于腰部，脊柱两旁，左右各一。《素问·脉要精微论》："腰者，肾之府也"。肾为作强之官，封藏之本，先天之本，具有主藏精，主生长、发育、生殖，主一身之阴阳，主水，主纳气的生理功能，其华在发，其充在骨生髓，在液为唾，开窍于耳及二阴。以五脏应五时，肾气通于冬；以五脏分阴阳，肾为"阴中之阴"。肾在五行中属于水，以水滋润的特性来说明肾具有主藏精，主生长、发育、生殖的生理特性。

（一）肾的生理功能

1. 主藏精，主生长、发育和生殖

精，又称"精气"，是构成人体和维持人体生命活动的基本物质，是生命之源，也是人体生长发育及各种功能活动的物质基础。《素问·金匮真言论》："夫精者，身之本也"。精有广义和狭义之分，广义之精，泛指构成人体和维持人体生命活动的基本物质，包括气、血、津、液等。狭义之精，仅指禀受于父母而藏于肾中，具有生殖能力的精微物质，又称"生殖之精"。

精的来源有先天之精和后天之精。"先天之精"，是禀受于父母的生殖之精，它与生俱来，是构成胚胎发育的原始物质，具有促进生长发育和生殖的功能。《灵枢·经脉》："人始生，先成精"。《灵枢·决气》："两神相搏，合而成形，常先身生，是谓精"。此精禀受于先天，故称"先天之精"。肾藏"先天之精"，所以称"肾为先天之本"。"后天之精"，是来源于脾胃运化水谷化生的水谷精微。水谷入胃，通过脾胃腐熟运化而生成水谷之精气，并通过心肺敷布全身，以灌溉四旁，营养全身，维持着人体的生命活动。此精是在出生以后，由"后天之本"脾胃化生的精微物质，故称"后天之精"。

"先天之精"与"后天之精"的来源虽然有异，但二者同归于肾，相互依存，相互为用。"先天之精"有赖于"后天之精"的不断培育和充养，才能充分发挥其生理效应；"后天之精"的化生又依赖于"先天之精"的活力资助，故有

"先天生后天，后天养先天"之说。

肾主藏精，是指肾具有贮存、封藏精气的生理作用。《素问·六节藏象论》："肾者，主蛰，封藏之本，精之处也"。精藏于肾，能够发挥其生理效应而不流失，依赖着肾的封藏作用。

肾所藏之精包括"先天之精"和"后天之精"。先天之精，与生俱来，藏于肾中。后天之精，转输全身，化为脏腑之精，藏之于肾，以充养先天之精。故《素问·上古天真论》："肾者主水，受五脏六腑之精而藏之，故五脏盛乃能泻"。"先天之精"与"后天之精"相辅相成，在肾中密切结合而组成肾中精气。实质上，"先天之精"和"后天之精"在肾中是不可截然划分的。而肾精的盛衰，除与先天禀赋关系密切外，与后天调养也密不可分。正如《怡堂散记》："肾者，主受五脏六腑之精而藏之，故五脏盛乃能泻，是精藏于肾而非生于肾也。五脏六腑之精，肾藏而司其输泄，输泄以时，则五脏六腑之精相续不绝"。

肾中精气的生理效应是促进机体的生长、发育和生殖。随着年龄的变化，肾中精气出现了由少到盛，由盛转衰的变化过程，而人体也出现了长、壮、老的不同生理状态。当肾中精气充盛到一定程度时，人体就具备了生殖能力；而当肾中精气衰少到一定程度时，人体就失去了生殖能力。所以说肾中精气的盛衰，决定着人体的生长、发育和生殖。

机体生、长、壮、老、已的自然规律，与肾中精气的盛衰有着密切关系。《素问·上古天真论》："帝曰：人年老而无子者，材力尽邪？将天数然也？岐伯曰：女子七岁，肾气盛，齿更发长。二七而天癸至，任脉通，太冲脉盛，月事以时下，故有子。三七，肾气平均，故真牙生而长极。四七，筋骨坚，发长极，身体盛壮。五七，阳明脉衰，面始焦，发始堕。六七，三阳脉衰于上，面皆焦，发始白。七七，任脉虚，太冲脉衰少，天癸竭，地道不通，故形坏而无子也。丈夫八岁，肾气实，发长齿更。二八，肾气盛，天癸至，精气溢泻，阴阳和，故能有子。三八，肾气平均，筋骨劲强，故真牙生而长极。四八，筋骨隆盛，肌肉满壮。五八，肾气衰，发堕齿槁。六八，阳气衰竭于上，面焦，发鬓颁白。七八，肝气衰，筋不能动，天癸竭，精少，肾脏衰，形体皆极。八八，则齿发去"。此论明确指出了机体的生长发育与肾中精气的关系。人在出生后，由于"先天之精"不断地得到"后天之精"的培育，肾中精气亦逐渐有所充盛，出现了幼年时期的齿更发长等生理现象；到了青壮年，肾中精气进一步充盛，并发展到极点，机体也发育到壮盛期，筋骨劲强；由中年转入老年，肾中精气逐渐衰少，形体开始衰老。由此可见，肾中精气决定着人体的生长发育，是人体生长发育之根本。此外，《素问·上古天真论》的论述，揭示了齿和发的变化是观察肾中精气盛衰和判断机体生长发育和衰老的标志。例如"齿更发长"、"真牙生而长极"、

"发堕齿槁"、"发始堕"、"发鬓颁白"、"齿发去"等等。

肾中精气的盛衰，还决定着人体的生殖功能。女子二七，男子二八，肾中精气充盛到一定程度，则"天癸至"，女子"月事以时下"，男子"精气溢泻"，人体就具备了生殖能力；女子七七，男子七八，肾中精气衰少到一定程度，则"天癸竭"，就会引起女子"绝经"，男子"精少"，生殖能力亦随之丧失。天癸是肾中精气发展充盛到一定阶段，产生的能促进和维持生殖功能的物质。

若肾中精气不足，则会影响生长发育，并引起生殖功能的减退。肾中精气不足，对幼儿会引起生长发育的迟缓，例如身材矮小，智力低下，五迟（立迟、行迟、齿迟、语迟、发迟）五软（手足软、口软、头软、项软、肌肉软）等；对中老年则会引起过早衰老。

肾中精气主管生长发育，对于治疗生长发育障碍、延缓衰老和养生防病具有重要的指导意义。

2. 主一身阴阳

肾主一身阴阳，是指肾中精气主管着全身的阴阳，是五脏阴阳之本。肾中精气是机体生命活动的根本，对机体各方面的生理活动均起着极其重要的作用。为了在理论和实践上全面阐明肾中精气的生理效应，将肾中精气的生理效应概括为肾阴和肾阳两个方面。

肾阴，又称"元阴"、"真阴"等，是全身阴液的根本，对机体各个脏腑组织器官起着滋养和濡润的作用。肾阳，又称"元阳"、"真阳"等，是全身阳气的根本，对机体各个脏腑组织器官起着推动和温煦的作用。肾阴和肾阳，是机体脏腑阴阳的根本，二者之间，相互制约、相互依存、相互为用，维护着体内脏腑阴阳的相对平衡。倘若肾阴肾阳的协调平衡关系遭到破坏而又不能自行恢复时，就会形成肾阴虚或肾阳虚的病理变化。肾阴不足，可见潮热，眩晕，耳鸣，腰膝酸软，遗精，舌质红而少津等病理现象；肾阳亏虚，可见疲惫乏力，形寒肢冷，腰膝冷痛和痿弱，小便清长、小便不利或遗尿失禁，舌质淡，以及性功能减退和水肿等病理现象。由于肾阴和肾阳是全身阴液和阳气的根本，所以肾阴虚或肾阳虚均会影响其他脏腑，引起其他脏腑的阴虚或阳虚。而其他脏腑的阴虚或阳虚，日久不愈，最终也必然会累及到肾，引起肾的阴虚或阳虚。

肾阴和肾阳是以肾中精气为其物质基础的，肾的阴虚或阳虚，实质上是肾中精气不足的表现形式。肾阴虚到一定程度，影响到肾阳的生成，引起肾阳不足，发展为阴阳两虚；而肾阳虚到一定程度，也可累及肾阴的化生，引起肾阴不足，发展为阴阳两虚。

3. 主水

肾主水，主要是指肾中精气的气化功能对于体内津液的输布和排泄，维持体内津液代谢的平衡，起着极为重要的调节作用。《素问·逆调论》："肾者水脏，主津液"。

肾主水是依靠肾中阳气的蒸腾气化作用而实现的。肾主水体现在以下三个方面：①肾阳的气化作用贯穿于水液代谢的全过程。水液代谢是一个复杂的生理过程，通过胃的摄入、脾的运化和转输、肺的宣发和肃降、肝的疏泄、肾的蒸腾气化，以三焦为通道，输送到全身；经过代谢后的水液，则化为汗液、尿液而排出体外。肾中阳气的蒸腾气化，实际上主宰着整个津液代谢。肺、脾等内脏对津液的气化，均依赖于肾中精气的蒸腾气化。②尿液的生成和排泄由肾中阳气的气化作用调节，与肾中精气的蒸腾气化直接相关，而尿液的生成和排泄，在维持体内津液代谢平衡中又起着极其关键的作用。③肾阳的升清降浊作用，将浊中之清升于上，将浊中之浊降于下，维持着水液代谢的平衡。

肾中阳气充盛，气化功能正常，则水液代谢正常。如果肾阳不足，蒸腾气化失常，可引起关门不利，小便代谢障碍而发生尿少，水肿等病理现象。故《素问·水热穴论》："肾者，胃之关也，关门不利，故聚水而从其类也。上下溢于皮肤，故为胕肿。胕肿者，聚水而生病也"。又可引起气不化水，而发生小便清长，尿量增多等病理现象。

4. 主纳气

纳，即固摄、受纳的意思。肾主纳气，是指肾有摄纳肺所吸入的清气，维持呼吸深长的作用。肾主纳气，维持呼吸深长，防止呼吸表浅，以保证体内外气体的正常交换，在呼吸运动的调节中发挥着重要的作用。呼吸运动由肺所主，但必须依赖肾中精气的摄纳，才能正常。故《类证治裁·喘症》："肺为气之主，肾为气之根，肺主出气，肾主纳气，阴阳相交，呼吸乃和"。肾的纳气功能，实际上就是肾的闭藏作用在呼吸运动中的具体体现。

肾中精气充盛，纳气功能正常，则呼吸均匀和调。若肾中精气不足，纳气功能减退，摄纳无权，就会引起"肾不纳气"的病理变化，出现呼吸表浅，动辄气喘，呼多吸少等病理现象。

（二）肾的生理特性

1. 肾主封藏

肾主封藏，是指肾有潜藏、封藏和闭藏的生理特性，是对肾主藏精功能的高度概括。《素问·六节藏象论》："肾者，主蛰，封藏之本，精之处也"。肾主藏精，可以防止精、气、血、津液等物质的过量排泄与亡失，为精气发挥生理功能奠定了基础。肾中精气充盛，则生机旺盛；而肾中精气衰少，则生理功能减退，故有"肾无实证"，肾"不可泻"的观点。肾的封藏功能减退，会出现遗精，遗尿，大便滑脱不禁，汗出过多，女性患者还可出现带下，滑胎等。

2. 肾为水火之宅

肾为元气之根，五脏六腑之本，内寓真阴真阳，故称为"水火之宅"。五脏六腑之阴，非肾阴不能滋；五脏六腑之阳，非肾阳不能温。

（三）肾与形体官窍体液的关系

1. 在体合骨、主骨生髓

骨，指人体骨骼，与肾相合。肾在体合骨，是指肾的滋养体为骨。《素问·六节藏象论》："肾者……其充在骨"。《素问·四时刺逆从论》："肾主身之骨髓"。肾藏精，精生髓，髓养骨。骨的生长发育，有赖于骨髓的充盈及其所提供的营养。而骨髓的化生，又依赖着肾中精气。肾中精气充盈，才能充养骨髓，故小儿囟门迟闭，骨软无力，以及老年人的骨质脆弱，易于骨折等，都与肾中精气不足、骨髓空虚有关。

"齿为骨之余"，齿与骨同出一源，也由肾中精气所充养。《杂病源流犀烛·口齿唇舌病源流》："齿者，肾之标，骨之本也"。牙齿的生长与更换，与肾中精气的盛衰密切相关。肾中精气充沛，则牙齿坚固不易脱落；肾中精气不足，则牙齿易于松动，易于脱落。

髓，有骨髓、脊髓和脑髓之分，三者均由肾中精气所化生。肾中精气的盛衰，不仅影响着骨的生长和发育，而且也影响着脊髓和脑髓的充盈和发育。脊髓上通于脑，髓聚而成脑，故称脑为"髓海"。肾中精气充盈，则髓海得养，脑的发育就正常，就能充分发挥其生理功能；若肾中精气不足，则髓海失养，形成髓海不足的病理变化。如《灵枢·海论》："髓海有余，则轻劲多力，自过其度；髓海不足，则脑转耳鸣，胫酸眩冒，目无所见，懈怠安卧"。

2. 开窍于耳及二阴

耳是听觉器官，与肾相合。肾在窍为耳，是指肾主管着耳的功能。所以，听觉的灵敏与否，与肾中精气的盈亏有密切关系。《灵枢·脉度》："肾气通于耳，肾和则耳能闻五音矣"。肾中精气充盈，髓海得养，则听觉灵敏，耳的功能就正常。若肾中精气虚衰，则髓海失养，可见听力减退，或见耳鸣，甚则耳聋。人到老年，肾中精气多见衰退，听力每多减退。二阴，即前阴（外生殖器）和后阴（肛门）。前阴是外生殖器和尿道的总称，男性的前阴有排尿和生殖功能，女性的前阴是排尿、排出月经和娩出胎儿的通道。后阴是排泄粪便的通道。尿液的储存和排泄虽在膀胱，但必须依赖肾的气化才能完成。因此，尿频，遗尿，尿失禁，尿少或尿闭，均与肾的气化功能失常有关。人的生殖功能，亦为肾所主。粪便的排泄，本是大肠的传化糟粕功能，但亦与肾的气化有关，如肾阴不足时，可致肠液枯涸而便秘；肾阳虚损时，则气化无权而致阳虚便秘或阳虚泄泻；肾的封藏失司，则可见久泄滑脱，故说肾开窍于二阴。

3. 其华在发

发，即头发，与肾相合。肾其华在发，是指发的荣枯能够反映肾中精气的盛衰。"发为血之余"，发的营养来源于血，但发的生机根源于肾。肾主藏精，精能化血，精血旺盛，则发壮而光泽。《素问·六节藏象论》："肾者……其华在发"。青壮年时，由于精血充盈，则发长而有光泽；老年人的精血多虚衰，毛发变白而脱落，这是正常规律。临床所见未老先衰，头发枯萎，早脱早白者，多与肾中精气不足有关。

4. 在液为唾

唾为口津中较稠厚者，由肾中精气化生。《素问·宣明五气》："五脏化液……肾为唾"。唾为肾精所化，咽而不吐，有滋养肾中精气的作用。所以古代导引家以舌抵上腭，待津唾满口后，咽之以养肾精。若多唾或久唾，则易耗损肾中精气。唾虽为肾液，但与脾胃亦有关，《杂病源流犀烛·诸汗源流》："唾为肾液，而肾为胃关，故肾家之唾为病，必见于胃也"。

【附】命门

命门学说是藏象学说中极为重要的部分。命门，有生命之门的涵义，最早见于《黄帝内经》，本义是指眼睛。《灵枢·根结》："太阳根于厉兑，结于命门。命门者，目也"。自《难经·三十六难》提出"肾两者，非皆肾也，其左者为肾，右者为命门"后，命门受到了某些医家的重视，并对其进行了深入的研究和阐述，至明清之际，形成了命门学说，极大地丰富了中医理论体系，为中医理论的发展做出了贡献。

历代医家对命门的部位、形态和功能争论较大，提出了种种不同见解。归纳起来主要有下列几种，简介如下，以供参考。

1. 右肾为命门说 右肾为命门，始于《难经》。《难经·三十九难》："其左为肾，右为命门。命门者，诸精神之所舍也。男子以藏精，女子以系胞，其气与肾通"。此论对命门的部位、功能和意义作了简要论述，其意义有三个方面：①明确指出命门为右肾。②指出了命门的功能，强调了命门在生命活动中的重要性。认为命门是生命的根本，是维持生命的门户。命门具有"男子以藏精"和"女子以系胞"的功能，说明人的生殖功能在命门。③说明命门与肾相通。命门与肾虽有左右之分，但在功能上是难以分割的，命门具有肾的功能，而肾也具有命门的作用。《脉诀琮璜·脉赋》："肾有两枚，分居两手尺部，左为肾，右为命门"。以右肾为命门者，尚有晋代王叔和、元代滑寿、明代李梴等。

2. 两肾俱为命门说 元代滑寿虽承认左肾为肾，右肾为命门，但他同时也认为两肾俱为命门。明代虞抟明确提出"两肾总号命门"。如《医学正传·医学或问》："夫两肾固为真元之根本，性命之所关，虽为水脏，而实有相火寓乎其中，象水中之龙火，因其动而发也。余意当以两肾总号为命门"。虞氏不仅提出了两肾俱为命门说，而且还指出了命门的重要作用为"元气之根本，性命之所关"。明代张景岳虽然以女子之产门和男子之精关释命门，但他也认为"两肾皆属命门"。如《类经附翼·求正录·三焦包络命门辨》："肾两者，坎外之偶也；命门一者，坎中之奇也。以一统两，两而包一。是命门总乎两肾，而两肾皆属命门。故命门者，为水火之府，为阴阳之宅，为精气之海，为生死之窦"。在《内经》和《难经》的基础上，张氏进一步强调了命门在生命活动中的重要性。《景岳全书·传忠录》："命门为元气之根，为水火之宅。五脏之阴气，非此不能滋，五脏之阳气，非此不能发"。张氏还强调了命门之中具有阴阳、水火二气，为后世肾阴肾阳理论奠定了基础。

3. 两肾之间为命门说 两肾之间为命门，乃明代赵献可首倡。赵氏认为命门独立于两肾之外，位于两肾之间。《医贯·内经十二官论》："命门在人身之中，对脐附脊骨，自上数下，则为十四椎；自下而上，则为七椎。《经》曰：七节之旁，中有小心。此处两肾所寄，左边一肾属阴水，右边一肾属阳水，各开一寸五分，中间是命门所居之官，其右旁即相火也，其左旁即天一之真水也。此一水一火，俱属无形之气，相火禀命于命门，真水又随相火，自寅至申，行阳二十五度；自酉至丑，行阴二十五度。日夜周流于五脏六腑之间，滞则病，息则死矣"。赵氏指出命门在两肾之间，并强调命门为一身之主。《医贯·内经十二官论》："愚谓人身别有一主，非心也。命门为十二经脉之主。肾无此，则无以作强而伎巧不出矣；膀胱无此，则三焦之气不化，水道不行；脾胃无此，则无能蒸腐水谷，而五味不出矣；肝胆无此，则将军无决断，而谋虑不出矣；大小肠无此，则变化不行，而二便秘矣；心无此，则心明昏，而万事不能应矣。正所谓主不明则十二官危也"。由此可知，赵氏所谓命门的功能，实际上是真火，主持人体一身之阳气。张景岳在命门功能的认识上，与赵有相近之处。这种认识对后世产生了较大影响，并一直延续到清代。如陈修园《医学三字经》、林佩琴《类证治裁》、张璐玉《本经逢源》、黄宫琇《本草求真》等均持类似观点，不但认为命门在两肾之间，并且认为命门为真火。

4. 命门为肾间动气说 命门乃肾间动气，乃明代孙一奎首倡。孙氏认为命门虽在两肾之间，但却无形无质，非水非火，而只是存在着一种元气发动之机。《医旨绪余·命门图说》："细考《灵》《素》，两肾未尝有分言者，然则分立者，自秦越人始也。考越人两呼命门为精神之舍，原气之系，男子藏精，女子系胞者，岂漫语哉！是极贵重于肾为言，谓肾间原气，人之生命，故不可不重也……越人亦曰：肾间动气，人之生命，五脏六腑之本，十二经脉之根，呼吸之门，三焦之原。命门之意，该本于此。观铜人图命门穴，不在右肾，而在两肾俞之中可见也……命门乃两肾中间之动气，非水非火，乃造化之枢纽，阴阳之根蒂，即先天之太极，五行由此而生，脏腑以继而成。若谓属水、属火、属脏、属腑，乃是有形之物，则外当有经络动脉而形于诊，《灵》《素》亦必著之于经也"。

以上各家观点，立论各自不同。以部位言，有右肾与两肾之辨；以形态言，有有形与无形之论；以功能言，有主火与非火之争。尽管纷争如是，但众医家对于命门的功能及命门与肾相通的认识，却无分歧。肾阳亦即命门之火，肾阴亦即命门之水，肾阳为元阳、真阳，肾阴为元阴、真阴。古代医家强调命门，无非是强调了肾中阴阳的重要性而已。

第二节 六 腑

六腑，是胆、胃、小肠、大肠、膀胱、三焦的总称。六腑的生理功能虽各有专司，但总的生理特点是受盛和传化水谷。《素问·五脏别论》："六腑者，传化物而不藏，故实而不能满也。所以然者，水谷入口，则胃实而肠虚，食下，则肠实而胃虚"。六腑传化饮食物，具有"泻而不藏"和"实而不能满"的特点，故称"六腑以通为用"。

饮食物在消化排泄过程中，要通过七个关隘，《难经》将其称为"七冲门"。《难经·四十四难》："七冲门何在？唇为飞门，齿为户门，会厌为吸门，胃为贲门，太仓下口为幽门，大肠小肠会为阑门，下极为魄门，故曰七冲门也"。

一、胆

胆位于右胁下，附于肝的短叶间，具有贮藏和排泄胆汁、主决断的生理功能，其与肝的经脉相互络属，构成表里关系。

胆为空腔器官，内盛胆汁。古人认为胆汁为"精汁"，称胆为"中精之府"、"清净之府"、"中清之府"等。胆的形态与胃、小肠、大肠、膀胱、三焦相同，皆为空腔的管状或囊状器官，与饮食物的消化和吸收有关，故为六腑之一。又因其内藏"精汁"，与五脏藏精气特点相似，且不与饮食水谷直接接触，故又为奇恒之腑之一。

（一）胆的生理功能

1. 贮存和排泄胆汁

胆汁来源于肝，由肝之余气所化生。《东医宝鉴》引《脉诀》："肝之余气，泄于胆，聚而成精"。《灵枢·本输》："胆者，中精之府"。胆藏清净之液，即胆汁。胆汁味苦，色黄绿，由肝之精气所化生，汇集于胆，泄于小肠，以助饮食物消化，是脾胃运化功能得以正常进行的重要条件。故《素问·宝命全形论》："土得木而达"。

胆汁的化生和排泄，由肝的疏泄功能控制和调节。肝的疏泄功能正常，则胆汁排泄畅达，脾胃运化功能健旺。若肝失疏泄，则胆汁排泄不利，可出现胁下胀满疼痛，食欲减退，腹胀，便溏等症；若胆汁上逆，则可见口苦，呕吐黄绿苦水。

2. 主决断

主决断，是指胆在精神意识思维活动中，具有判断事物和作出决定的作用。《素问·灵兰秘典论》："胆者，中正之官，决断出焉"。胆的功能正常，则情志活动正常。胆的功能异常，会引起胆怯易惊，善恐，失眠，多梦，惊悸不宁等情志活动的异常。

（二）胆的生理特性

胆的生理特性是胆气主升。胆为阳中之少阳，在五行中属于木，主少阳春升之气，故称"胆气主升"。《素问·六节藏象论》："凡十一脏取决于胆也"。张志聪《素问集注·六节藏象论》注："胆主甲木，为五运六气之首，胆气升，则十一脏之气皆升，故取决于胆"。指出全身的生理活动必须依赖于少阳升发之气。胆气升发，则全身生理功能正常。胆失升发，则会引起全身功能失常。

二、胃

胃在膈下，上接食管，下连小肠。胃又称"胃脘"，分上、中、下三部。胃的上部称"上脘"，包括贲门；胃的中部称"中脘"，即胃体的部位；胃的下部称"下脘"，包括幽门。胃具有主受纳和腐熟水谷的生理功能，其与脾的经脉相互络属，构成表里关系。

（一）胃的生理功能

1. 主受纳水谷

受纳，是接受和容纳的意思。胃主受纳水谷，是指胃有接受和容纳饮食水谷的功能。饮食入口，经过食管，容纳于胃，故称胃为"太仓"、"水谷之海"。机体的生理活动和气血津液的化生，都需要依靠饮食物的营养，故又称胃为"水谷气血之海"。《灵枢·玉版》："人之所受气者，谷也；谷之所注，胃也；胃者，水谷气血之海也"。

2. 主腐熟水谷

腐熟水谷，是指胃对饮食物的消化作用。胃对饮食物的腐熟消化作用，是胃的阳气在胃阴的参与下实现的。容纳于胃中的水谷，经过胃的腐熟后，下传于小肠，其精微经脾之运化而营养全身。胃的阳气正常，则腐熟水谷的功能正常，消化功能正常。若胃火炽盛，则消谷善饥；而胃寒，则不欲饮食；胃阴不足，虚火内生，则知饥不食。

（二）胃的生理特性

1. 胃主通降，以降为和

通降，即通畅、下降。胃主通降，是指胃有通畅下降的生理功能和生理特性。胃为"水谷之海"，饮食入胃，经胃腐熟，必须下行入小肠，以进一步消化吸收，所以说胃主通降，以降为和。胃之通降，是与脾之升清相互协调的。藏象学说是以脾升胃降来概括机体整个消化系统的生理功能，胃的通降作用，还包括小肠将食物残渣下输于大肠，以及大肠传化糟粕的功能在内。胃的通降是降浊，降浊是受纳的前提条件。所以，胃失通降，不仅可以影响食欲，并且因浊气在上而发生口臭，脘腹胀闷或疼痛，以及大便秘结等症。若胃气不降，胃气上逆，则可出现呃逆，嗳气，恶心，呕吐等症。

2. 胃喜润恶燥

胃喜润恶燥，是指胃中应保持充足津液以利受纳腐熟水谷。胃的受纳和腐熟水谷的功能，不仅依赖胃中阳气的蒸化和推动，亦需要胃中津液的濡润。脾胃在五行中属土，且脾为阴土，胃为阳土。阳土喜润而恶燥，故其病易成燥热之害。胃阴不足，胃失和降，则见饥不欲食，干呕，呃逆等症。

三、小肠

小肠位于腹腔，上接于胃，下接大肠。小肠与胃的相接之处为幽门，与大肠的相接之处为阑门。小肠具有主受盛化物、泌别清浊和主液的生理功能，其与心的经脉相互络属，构成表里关系。

1. 主受盛化物

受盛，是接受、以器盛物的意思。化物，具有变化、消化、化生的意思。小肠的受盛功能主要体现于两个方面：①指小肠是接受经胃初步消化之饮食物的盛器。②指经胃初步消化的饮食物必须在小肠内停留一定时间，以利于进一步消化和吸收。小肠的化物功能，是将经胃初步消化的饮食物进一步消化，将水谷化为精微。故《素问·灵兰秘典论》："小肠者，受盛之官，化物出焉"。

2. 主泌别清浊

泌别清浊，又称"分清别浊"、"分别清浊"。泌，即分泌；别，即分别。小肠泌别清浊的功能，主要体现于两个方面：①将饮食物分为水谷精微和饮食残渣两个部分。②将水谷精微吸收，把饮食残渣向下输送。

3. 主液

小肠主液，是指小肠吸收水液的功能。小肠在吸收水谷精微的同时，吸收了大量水液，并由脾气转输以滋养全身。由于小肠参与了水液的吸收，故称"小肠主液"。《类经·藏象类》："小肠居胃之下，受盛胃中水谷而分清浊，水液由此而渗入前，糟粕由此而归于后，脾气化而上升，小肠化而下降，故曰化物出焉"。可见小肠泌别清浊的功能，与尿液的形成有关。《医宗必读》："小肠……泌别清浊，水液渗入膀胱，滓秽流入大肠"。小肠水液渗于膀胱，是通过气化作用实现的。小肠的泌别清浊功能正常，则二便正常；如小肠的泌别清浊异常，则大便稀薄，小便短少。临床"利小便而实大便"的治法，就是小肠主液原理的具体应用。

四、大肠

大肠位于腹中，包括回肠和广肠两部分。大肠上口通过阑门与小肠相接，下端为肛门，即魄门。大肠具有主传化糟粕和主津的生理功能，其与肺的经脉相互络属，构成表里关系。

（一）大肠的生理功能

1. 主传化糟粕

传导糟粕，是指大肠接受经过小肠泌别清浊后剩下的食物残渣，再吸收其中多余的水液，形成粪便，经肛门而排出体外的作用。故《素问·灵兰秘典论》："大肠者，传导之官，变化出焉"。大肠传导变化的作用，是胃的降浊功能的延伸，同时亦与肺的肃降有关。《医经精义·脏腑之官》："大肠之所以能传导者，以其为肺之腑。肺气下达，故能传导"。此外，大肠的传导作用，亦与肾的气化功能有关。

2. 主津

大肠主津，是指大肠接受小肠下传的食物残渣和多余水液，并将其中的部分水液再吸收，参与体内水液调节的作用。《脾胃论》："大肠主津，小肠主液。大肠、小肠受胃之荣气，乃能行津液于上焦，溉灌皮毛，充实腠理。若饮食不节，胃气不及，大肠、小肠无所禀受，故津液枯竭焉"。大肠吸收水分过多，则大便干结难下；反之，则见腹泻，便溏。

（二）大肠的生理特性

大肠的生理特性是以通降为用。大肠接受小肠下传的食物残渣经燥化而形成大便，并不断将其排出体外，必须保持通畅下行。六腑以通为用，大肠也不例外。若大肠通降失度，则或为糟粕内结，肠道壅塞不通，而见腹胀，腹痛，便秘；或为大肠水液不得吸收，水与糟粕俱下，可见腹泻，大便滑脱不禁。

五、膀胱

膀胱位于小腹部，上通于肾，下连尿道与外界相通。《医宗必读》："膀胱当十九椎，居肾之下，大肠之前"。膀胱具有贮尿和排尿的生理功能，其与肾的经脉相互络属，构成表里关系。

膀胱的主要生理功能是贮尿和排尿。在水液代谢过程中，水液经过肺、脾、肾、三焦等脏腑的作用，敷布全身，濡养人体，其浊者则经气化下输膀胱而成尿液，并经肾和膀胱的气化作用而排出体外，维持着全身水液代谢的平衡。故《素问·灵兰秘典论》："膀胱者，州都之官，津液藏焉，气化则能出矣"。

膀胱的贮尿和排尿功能，全赖于肾中阳气的气化功能。膀胱气化，是隶属于肾阳蒸腾气化的。只有肾中精气充足，气化、固摄功能正常，膀胱的贮尿和排尿功能才能正常。若肾阳不足，气化失常，引起膀胱气化不利，则见小便不利，尿有余沥，甚至尿闭的病变；若肾气不足，固摄功能减退，引起膀胱不约，则见小便频数，遗尿，甚则小便失禁等病变。故《素问·宣明五气》："膀胱不利为癃，不约为遗尿"。

六、三焦

三焦，即上焦、中焦、下焦的合称，具有主持诸气，总司人体的气机和气化，通行元气、水液和水谷的生理功能，与心包经相互络属，构成表里关系。

三焦与胆、胃、小肠、大肠、膀胱等五腑相同，有具体的形态结构、生理功能和病理变化。但由于《内经》对三焦的具体部位描述不够明确，而《难经》又提出三焦"有名而无形"，因而引起了后世的争论。争论的焦点是三焦的有形和无形，但对三焦生理功能的认识却比较一致，认为三焦的主要生理功能是主持诸气和通行水液。

对于三焦的形态结构，有以下几种不同认识：一种观点认为三焦有名而无形。如《难经·二十五难》："心主与三焦为表里，俱有名而无形"。《难经·三十八难》："脏惟有五，腑独有六者，何也？然：所以腑有六者，谓三焦也。有原气之别焉，主持诸气，有名而无形"。其后，唐代孙思邈《千金要方》、明代李梃《医学入门》也宗此说。一种观点认为三焦有名有形，但持此观点的医家在三焦的具体部位和形态上又有争论。宋代陈无择《三因极一病证方论》："三焦有形如脂膜"。张介宾则认为三焦是分布于胸腹腔的一个大腑，在人体脏腑中，唯它最大，有"孤府"之称。正如《类经·藏象类》称三焦是"脏腑之外，躯体之内，包罗诸脏，一腔之大府也"。

（一）三焦的生理功能

1. 通行元气

三焦是元气通行的道路。元气是人体最根本的气，是生命活动的原动力，其根于肾，通过三焦分布于全身。《难经·三十一难》："三焦者，气之所终始也"。《难经·六十六难》："三焦者，原气之别使也，主通行三气，经历于五脏六腑"。说明三焦是气之升降出入的通道，人体的气是通过三焦而输布到五脏六腑，充沛于全身的。

2. 主持诸气，总司人体的气机和气化

诸气，指全身所有的气；气机，指气的运动；气化，指通过气的运动而产生的各种变化。三焦是气升降出入的通道，是气化的场所，所以有着主持诸气，总司全身气机和气化的功能。三焦主持诸气，总司气化的功能，主要取决于三焦是元气的通道。

3. 为水液运行之道路

三焦具有疏通水道，运行水液的功能，是水液运行的道路。《素问·灵兰秘典论》："三焦者，决渎之官，水道出焉"。决，疏通之意；渎，指沟渠。决渎，即疏通水道。全身的水液代谢，是由肺、脾、肾和膀胱等脏腑的协同作用而完成的，但必须以三焦为通道，才能正常地升降出入。如果三焦的水道不利，则肺、脾、肾等输布调节水液的功能也将失常。

4. 为水谷运行的道路

三焦是水谷运行的通道。《难经·三十一难》："三焦者，水谷之道路"。三焦之所以能够运行水液和水谷，主要是因为三焦是气运动和变化的场所。气的运动和变化正常，则水液代谢和饮食物的消化吸收就会正常。

（二）上、中、下三焦的划分及生理特性

1. 上焦如雾

上焦是指膈以上的脏器和组织，包括心肺两脏和头面部。《灵枢·营卫生

会》："上焦出于胃上口，并咽以上贯膈而布胸中"。上焦的功能实际上是对心肺功能的概括，主气的升发和宣散。由于上焦位置最高，故其特点不是有升无降，而是升已而降。《灵枢·决气》："上焦开发，宣五谷味，熏肤，充身，泽毛，若雾露之溉"。故《灵枢·营卫生会》将其概括为"上焦如雾"。

2. 中焦如沤

中焦是指膈以下，脐以上的脏器和组织，主要包括脾胃两个脏腑。肝胆在部位上属于中焦，《内经》的脉法和王叔和《脉经》，均以肝应左关而属中焦。朱震亨称"下焦司肝肾之属"，而三焦辨证也将肝的病证归于下焦，故中焦一般指脾胃而言。中焦的功能是对胃腐熟水谷和脾运化水谷功能的概括。《灵枢·营卫生会》："中焦亦并胃中……泌糟粕，蒸津液，化其精微……"为气血生化之源。故《灵枢·营卫生会》将其概括为"中焦如沤"。

3. 下焦如渎

下焦是指膈以下的脏器和组织，主要包括肾、膀胱、小肠、大肠等。下焦的功能是排泄尿液和糟粕。故《灵枢·营卫生会》将其概括为"下焦如渎"。

第三节　奇恒之腑

奇恒之腑包括脑、髓、骨、脉、胆、女子胞六种器官组织。奇，异也；恒，常也。奇恒之腑是指与六腑有别的腑，因为这六种器官组织的空腔形态与六腑相同，藏精气功能与五脏相似，故称"奇恒之腑"。《素问·五脏别论》："脑、髓、骨、脉、胆、女子胞，此六者，地气之所生也，皆藏于阴而象于地，故藏而不泻，名曰奇恒之腑"。

奇恒之腑中除胆外，没有表里配合关系，也无五行配属关系；奇恒之腑在功能上隶属于五脏，其生理功能和病理变化受五脏的影响。

胆既为六腑之一，又属奇恒之腑，已在六腑中述及，本节只介绍脑、髓、骨、脉和女子胞。

一、脑

脑居颅内，由髓汇集而成，故名"髓海"。《灵枢·海论》："脑为髓之海"。《素问·五脏生成》："诸髓者，皆属于脑"。这不但指出了脑由髓汇集而成，同时还说明了髓与脑的关系。如《素问·脉要精微论》："头者，精明之府"。

（一）脑的生理功能

1. 主宰生命运动

脑为元神之府，是生命的枢机，主宰生命活动。元神源于先天，藏于脑中。《寿世传真》："元神，乃本来灵神，非思虑之神"。《灵枢·经脉》："人始生，先成精，精成而脑髓生"。《灵枢·本神》："两精相搏谓之神"。元神由先天之精化生，受后天之精充养，藏于脑中，主宰着生命活动。得神则生，失神则亡。脑是一个重要器官，若受到损伤，可致死亡。《素问·刺禁论》："刺头，中脑户，立死"。

2. 主精神活动

人的精神活动，是客观外界事物反映于脑的结果。故《本草备要》："人之记性，皆在脑中"。王清任在前人认识的基础上，对脑的功能作了较为详细的论述。正如《医林改错》："灵机记性在脑者，因饮食生气血，长肌肉，精汁之清者，化而为髓，由脊髓上行入脑，名曰脑髓。两耳通脑，所听之声归脑；两目系如线长于脑，所见之物归脑；鼻通于脑，所闻香臭归于脑；小儿周岁脑渐生，舌能言一二字"。

3. 主感觉运动

脑、耳、目均位于头部，脑与人的视觉、听觉和精神活动有着密切联系。《灵枢·大感论》："五脏六腑之精气，皆上注于目而为之精。精之窠为眼，骨之精为瞳子，筋之精为黑眼，血之精为络，其窠气之精为白眼，肌肉之精为约束，裹撷筋骨血气之精而与脉并为系，上属于脑，后出于项中"。论中对眼的结构名称与脑的关系作了说明。人的视觉、听觉以及精神状态的病理变化与脑密切相关。正如《灵枢·海论》："髓海不足，则脑转耳鸣，胫酸眩冒，目无所见，懈怠安卧"。脑"满"，则人的视觉、听觉和精神活动正常。脑"不满"，则可导致耳鸣、目眩以及精神委顿。

（二）脑与五脏的关系

藏象学说，将脑的生理功能和病理变化统归于心而分属于五脏，认为心是"君主之官，神明出焉"，为"五脏六腑之大主，精神之所舍也"。同时，认为神有魂、魄、意、志、神五种不同表现，分别归属于五脏，如心藏神，主喜；肝藏魂，主怒；脾藏意，主思；肺藏魄，主悲；肾藏志，主恐等。脑的功能活动虽与五脏都有关，但因心主血脉而藏神，肝主疏泄而调畅情志，肾主藏精而化生脑髓的缘故，故与心、肝、肾的关系更为密切。

二、髓

髓，分为脑髓、脊髓和骨髓。髓由先天之精化生，并受后天之精的充养。髓的功能包括三个方面：①充养脑髓；②滋养骨骼；③化生血液。

1. 充养脑髓

髓由精生，上充于头，汇集成脑，故称"脑为髓之海"。肾精充盛，脑髓充盈，脑得髓养，则耳聪目明；若肾精亏虚，精不生髓，髓不充脑，髓海不足，则见头晕耳鸣，两眼昏花，善忘嗜睡，反应迟钝，或小儿智力低下等。

2. 滋养骨骼

髓藏于骨内，滋养骨骼。《类经》："髓者，骨之充也"。肾精充足，骨髓化生有源，骨髓充盈，骨骼得养，则生长发育正常，骨骼坚韧有力。若肾精亏虚，不能生髓，骨髓不充，骨骼失养，在小儿则引起生长发育迟缓，在成人则会引起骨脆易折。

3. 化生血液

精能生髓，髓可化血，髓是血液生成的物质基础之一。故《张氏医通》："气不耗，归精于肾而为精；精不泄，归精于肝而化清血"。

三、骨

骨，即骨骼。骨的功能包括三个方面：①贮藏骨髓；②支持形体，保护脏腑；③主司运动。

1. 贮藏骨髓

骨髓藏于骨内，并对骨骼起着充养作用。《素问·脉要精微论》："骨者，髓之府"。

2. 支持形体，保护脏腑

骨骼为人体的支架，具有支持形体，保护脏腑的作用。《灵枢·经脉》："骨为干"。

3. 主司运动

人身筋膜附着于骨，骨骼能够支持肌肉、筋膜的收缩和伸展，主司人体的运动。

四、脉

脉，是气血运行的通道。《素问·脉要精微论》："脉者，血之府也"。

脉的主要功能是通行血液。《灵枢·决气》："壅遏营气，令无所避，是谓脉"。张介宾《类经》注："壅遏者，堤防之谓，犹道路之有封疆，江河之有涯岸，俾营气无所回避而必行其中者，是谓之脉。然脉者，非气非血，而所以通乎气血者也"。

五、女子胞

女子胞，又称"胞宫""子宫"等。《类经》："女子之胞，子宫是也。亦以出纳精气而成胎孕者为奇"。女子胞位于小腹部，膀胱之后，直肠之前，下口与阴道相连，是女性的内生殖器官，具有发生月经和孕育胎儿的生理功能。

（一）女子胞的生理功能

1. 主月经

月经，又称"月事"、"月信"、"月水"。女子十四岁时，肾中精气日渐充盛，冲任二脉气血旺盛，天癸至，女子便出现了按时发生月经的生理现象，并具备了生殖能力。当女性到四十九岁时，随着肾中精气的逐渐衰少，冲任二脉气血不足，天癸竭，就会出现绝经而失去生育能力。

2. 主孕育胎儿

女子受孕后，女子胞即成为孕育胎儿的处所，气血聚于胞中，妊养胎儿。《类经·藏象类》："阴阳交媾，胎孕乃凝，所藏之处，名曰子宫"。《中西医汇通精义·下卷》："女子之胞，一名子宫，乃孕子之处"。

（二）影响女子胞功能的生理因素

1. 肾和"天癸"的作用

"天癸"是肾中精气充盈到一定程度时所产生的物质，具有促进和维持生殖功能的生理效应。在"天癸"的激发下，女子生殖器官才能发育成熟，月经来潮，为孕育胎儿准备条件。进入老年，由于肾中精气的衰少，"天癸"亦随之衰少，甚至衰竭，则进入绝经期。如《素问·上古天真论》："二七而天癸至，任脉通，太冲脉盛，月事以时下，故有子……七七，任脉虚，太冲脉衰少，天癸竭，地道不通，故形坏而无子也"。肾中精气的盛衰，影响着"天癸"的至与竭，而"天癸"的至与竭则决定着的月经来潮与生殖功能的有无。

2. 冲、任二脉的作用

冲、任二脉，同起于胞中。"冲为血海"，与肾经并行，并与多气多血的阳明脉相通，调节着十二经脉的气血；"任主胞胎"，在小腹部与足三阴经相会，调节全身的阴经。十二经脉气血充盈，溢入冲、任二脉，并经冲、任二脉的调节，注入胞宫，成为发生月经和孕育胎儿的物质基础。冲、任二脉的盛衰，受着肾中精气和"天癸"的调节。幼年时期，肾中精气未盛，"天癸"未至，任脉未通，冲脉未盛，故无月经；人至老年，肾中精气衰少，"天癸"竭尽，冲、任二脉的气血衰少，则进入绝经期，出现月经紊乱，以至经绝。临床上冲、任二脉失调时，可出现月经周期紊乱，甚至不孕等症。

3. 心、肝、脾三脏的作用

女子胞发生月经和孕育胎儿的功能是以血液为基础的，心主血、肝藏血、脾为气血生化之源而统血，对于全身血液的化生和运行均有调节作用。月经的来潮和周期，以及孕育胎儿，均离不开气血的充盈和血液的正常调节。因此，女子胞的功能活动与心、肝、脾三脏的生理功能密切相关。若肝的藏血、脾的统血功能减退，即可引起月经过多，经期延长，甚至崩漏。若脾的生化气血功能减弱，则月经的化源不足，可导致月经量少，甚至经闭。若因情志所伤，影响肝的疏泄功能，则可导致痛经，月经失调等。

【附】精室

女子胞在男子则称为"精室"。精室，即指男子之胞，它由肾主，与冲任二脉密切相关，具有贮藏精液，主生育繁衍的生理功能。《中西医汇通精义·下卷》："女子之胞，男子为精室，乃血气交会，化精成胎之所，最为紧要"。

第四节 脏腑之间的关系

人体以心为主宰，以五脏为中心，与六腑相合，以气血津液为物质基础，通过经络系统的联系，构成了一个统一的有机整体。脏腑之间关系密切，在生理上存在着相互促进、相互制约、相互为用和相互依存的关系，在病理上则相互影响。

一、脏与脏之间的关系

五脏之间的相互联系，古代医家多从五行的相生和相克关系进行阐述。五脏分属五行，在生理上相互资助、相互制约，在病理上则相互影响、相互传变。如《素问·五脏生成》："心……其主肾也"；"肺……其主心也"；"脾……其主肝也"；"肾……其主脾也"；"肝……其主肺也"等。用五行关系来解释五脏关系，有时会过于机械。实际上，五脏之间除了五行间的相互关系外，还存在着阴阳之间的关系，精、气、血、津液等物质上的联系，以及生理功能上的联系。目前，多从五脏生理功能和病理变化方面来阐释五脏之间的关系。

（一）心与肺

心肺同居上焦，心主血而肺主气，"诸血者，皆属于心"，"诸气者，皆属于肺"，所以，心与肺的关系主要体现在气与血之间相互依存、相互为用的协同调节方面。

1. 肺主气助心行血

气属阳而主动，血属阴而主静，血液的运行必须依赖气的推动，才能运行全身。心主血，推动血液运行，但必须依靠肺气的推动才能正常。肺主气而助心行血，是血液正常运行的一个重要条件。病理上，无论是肺气虚或肺失宣肃，均可影响心的行血功能，导致血液的运行失常，出现胸闷、心率改变，甚则唇青、舌紫等心血瘀阻的病理表现。

2. 心主血载气布散

无形之气必须依附于有形之血，才能运行于全身而不会散失。肺主气，主管着呼吸之气和一身之气，气附血中，只有血液运行正常，方能维持肺呼吸功能的正常。心主血，推动血液运行，促进着肺主气的功能。若心气不足、心阳不振、心脉瘀阻等导致血行异常时，也会影响肺的宣发和肃降功能失常，出现咳嗽，气促等肺气上逆的病理现象。

联结心之搏动和肺之呼吸两者之间的中心环节，是积于胸中的"宗气"。由于宗气具有贯心脉而行气血和循喉咙而司呼吸的生理功能，从而强化了血液循环与呼吸之间的协调平衡，对于调节心肺之间的关系发挥着重要作用。

（二）心与脾

心主行血，脾主统血，心为火脏而生血，脾主运化为气血生化之源，故心与脾的关系主要体现在血液生成和运行两个方面。

1. 血液生成

在血液生成方面，心脾两脏关系密切。脾主运化，化生水谷精微，是血液生成的来源，血液充盈，则心有所主。心为火脏，心火能温运脾土，促进着血液的生成。

2. 血液运行

在血液运行方面，心脾两脏关系密切。心主血脉，推动血液运行；脾主统血，固摄血液，防止血液逸出脉外。两脏一行一摄，相互协调，共同调节着血液运行。病理上，心脾两脏的病变也常互为影响。如思虑过度，不仅损伤脾气，影响脾的运化功能；也可暗耗心血，引起心血不足。若脾气虚弱，运化失职，则气血生化无源，也可导致血虚而心无所主。若脾不统血而致血液妄行，也会造成心血不足。以上种种原因，均可形成"心脾两虚"之病理变化。心血不足，血不养神，则见眩晕，心悸，失眠，多梦，健忘；脾气不足，运化失职，则见食少，体倦，面色无华，腹胀，便溏等临床表现。

（三）心与肝

心主血脉，肝主藏血；心主神志，肝主疏泄而调畅情志。所以，心肝两脏的关系主要体现在血液的运行与贮藏和精神与情志两个方面。

1. 血液运行与贮藏

心主血脉，推动血液运行，是血液运行于全身的动力；肝主藏血，贮藏血液和调节血量，调节着血液在全身的分布。人体的血液，生化于脾，贮藏于肝，通过心以运行全身。心之行血功能正常，则血液运行正常，肝有所藏；肝的藏血功能正常，则心有所主。心肝两脏在血液的运行与贮藏方面关系密切。病理上，心血与肝血的病变相互影响，若肝不藏血，则心无所主，血液的运行必会失常；而心血不足，则肝血亏虚，最终导致"心肝血虚"，表现出心悸，失眠，多梦，眩晕，两目干涩，视物昏花，肢体麻木，女子月经量少，爪甲不荣等病理变化。

2. 精神与情志

心主神志，为五脏六腑之大主，主管着精神活动；肝主疏泄，调畅气机，调节着气血运行，从而调节情志活动。人的精神、意识和思维活动，虽由心所主，但与肝的疏泄功能亦密切相关。心肝两脏在精神情志活动方面关系密切。病理上，心肝两脏也常相互影响，心火常会引动肝火，而肝火也常引动心火，最终形成"心肝火旺"，表现出面红目赤，急躁易怒，心烦失眠，甚则狂乱等精神情志活动方面的病理变化。

（四）心与肾

心与肾的关系，主要表现在心肾相交和心肾阳气互用两个方面。

1. 心肾相交

心在五行属火，居于上焦而属阳，生理上，心火不断下助肾阳，帮助肾阳温化肾水，使肾水不寒；肾在五行属水，居于下焦而属阴，生理上，肾水不断上济心阴，帮助心阴制约心阳，使心火不亢。心肾之间阴阳水火在生理上的升降协调关系，称为"心肾相交"，也称"水火既济"。心肾之间的既济关系，是以阴阳水火升降理论为据的，位于下者，以上升为顺；位于上者，以下降为和。正如《素问·六微旨大论》："升已而降，降者为天；降已而升，升者为地。天气下降，气流于地；地气上升，气腾于天"。《格致余论·相火论》："人之有生，心为之火，居上；肾为之水，居下；水能升而火能降，一升一降，无有穷已，故生意存焉"。病理上，若心火不能下降于肾而独亢于上，肾水不能上济于心而凝聚于下，心肾之间的生理功能就会失去协调，而表现出以失眠为主的心悸，怔忡，心烦，腰膝酸软，或见男子梦遗，女子梦交等病理变化，此称"心肾不交"，又称"水火失济"。

2. 心阳肾阳互用

心阳为君火，肾阳为元阳，君火与元阳在生理上相互滋生，在病理上相互影响。心阳虚，日久不愈，累及于肾，可引起肾阳虚；而肾阳虚，波及于心，也可引起心阳虚。肾阳虚损，不能化水，水液泛滥，上凌于心，还可出现水肿，小便不利，心悸怔忡，惊悸不宁等"水气凌心"证。

（五）肺与脾

肺司呼吸，主一身之气，脾主运化，化生水谷精微，为气血化生之源；肺主宣发肃降，通调水道，脾主运化，运化水液。肺与脾的关系，主要表现于气的生成和水液代谢两个方面。

1. 气的生成

肺司呼吸，吸入自然界的清气；脾主运化，化生水谷精微之气，脾肺两脏在气的生成方面关系密切。肺所吸入的清气和脾运化生成的水谷精气，在胸中结合生成宗气，是组成气的主要物质基础。生理上，脾运化水谷化生的精微之气，必须依靠肺的宣降，才能布散到全身；肺必须依靠脾胃化生的水谷精微之气来资助，方能得以宣降。然而，肺的呼吸功能和脾的运化功能是否健旺，与气的盛衰密切相关，故有"脾为生气之源，肺为主气之枢"之说。病理上，肺气虚弱和脾气不足常相互影响而形成"脾肺气虚"。肺气虚损，不能宣降，可引起脾气不足；脾气不足，脾失健运，水谷精微化源匮乏，不能上助于肺，可引起肺气不足，最终形成脾肺两虚，表现出少气懒言，语声低怯，咳喘无力，食少纳呆，腹胀便溏等病理变化。

2. 水液代谢

脾肺两脏在水液代谢方面关系密切。肺主宣发肃降，通调水道，疏通调节着水液代谢；脾主运化水液，在水液转输方面发挥着重要作用。肺的宣发肃降和通调水道，有助于脾的运化水液功能；而脾的转输津液，散精于肺，不仅是肺通调水道的前提，而且为肺的生理活动提供了必要的营养。病理上，肺脾两脏的病变相互影响，脾失健运，水液代谢障碍，水液停滞，则聚而生痰、成饮，多影响肺的宣发和肃降，出现喘咳痰多等临床表现。所以说"脾为生痰之源，肺为贮痰之器"。肺病日久，也可影响到脾，以致脾的运化功能失常而表现出纳食不化，腹胀，便溏，甚则水肿等脾气虚的病理变化。

（六）肺与肝

肝气主升，肺气主降，肺与肝的关系，主要表现在气机调节方面。

肺位于膈上，为阳中之阴脏，其生理特性为应秋气而主肃降；肝位于膈下，为阴中之阳脏，其生理特性为应春气而主升发，"肝升于左，肺藏于右"，肝气从左升发，肺气由右肃降，二者相互协调，是调畅全身气机的重要环节。病理上，肝升太过，或肺降不及，则多致气火上逆，出现咳逆上气，甚则咯血等病理表现，称之为"肝火犯肺"，又称"木火刑金"。而肺失清肃，燥热内盛，亦可影响及肝，引起肝失条达，疏泄不利，在咳嗽的同时，出现胸胁引痛胀满，头晕头痛，面红目赤等症。

（七）肺与肾

肺司呼吸，主呼气，肾主纳气；肺主宣发肃降，通调水道，肾主水，主宰水液代谢；肺为辛金，肾为癸水，金能生水，水能润金。肺与肾的关系，主要表现在呼吸运动、水液代谢和金水相生三个方面。

1. 呼吸运动

肺主气而司呼吸，肺气主管着呼吸运动，吐故纳新，吸清呼浊；肾藏精而主纳气，摄纳肺所吸入的清气，以维持呼吸的深长。呼吸运动由肺所主，但需要肾的纳气作用来协助。肾的精气充盛，封藏功能正常，吸入之气方能经肺之肃降而下纳于肾，故有"肺为气之主，肾为气之根"之说。病理上，若肾的精气不足，摄纳无权，气浮于上；或肺气久虚，久病及肾，均可导致肺肾气虚，肾不纳气，出现呼吸表浅，呼多吸少，动则气喘等症。

2. 水液代谢

肺为"水之上源"，主宣发肃降，通调水道；肾为主水之脏，肾中阳气的气化功能主管着水液的输布和排泄，贯穿于水液代谢的全过程。肺的宣发肃降有赖于肾的蒸腾气化，而肾的主水功能，亦有赖于肺的宣发肃降和通调水道。肺肾两脏相互协调平衡，共同维持着水液代谢。病理上，肺失宣肃，通调水道失职，水液不能向下输送，必会累及于肾，而至尿少，甚则水肿；肾的气化失司，关门不利，水气内停，则会出现水泛为肿，甚则上为喘呼，咳逆倚息而不得平卧的"水寒射肺"证。

3. 金水相生

肺阴与肾阴关系密切，相互资生。肾阴为一身阴液之根本，水能润金，肾阴对肺阴有着滋润作用；肺为辛金，肾为癸水，金能生水，肺阴对肾阴也有资助作用。病理上，肺阴不足，日久不愈，累及到肾，可引起肾阴虚；而肾阴亏虚，不能上滋肺阴，也可引起肺阴虚。故肺肾阴虚常同时并见，出现两颧嫩红，骨蒸潮热，盗汗，干咳音哑，腰膝酸软等症。

（八）肝与脾

脾主运化，运化水谷，主管着饮食物的消化和吸收，肝藏血，肝主疏泄，调畅气机，促进脾胃运化；脾主统血，主运化而为气血生化之源，肝主藏血，贮藏血液和调节血量，肝脾两脏的关系，主要体现在饮食物的消化和血液的生成、贮藏、运行两个方面。

1. 饮食物消化

脾主运化，运化水谷；肝主疏泄，促进脾胃运化，肝脾两脏在消化方面有着密切联系。肝的疏泄功能和脾的运化功能之间相互促进，相互影响，共同调节着消化功能。脾的运化，有赖于肝的疏泄，肝的疏泄功能正常，则脾的运化功能健旺。而肝的疏泄，也有赖于脾的运化，运化功能正常，气血旺盛，则肝的疏泄正常。病理上，若肝失疏泄，就会影响脾的运化功能，从而引起"肝脾不和"的病理表现，出现精神抑郁，胸胁胀满，腹胀腹痛，泄泻便溏等症。而脾失健运，也会影响肝的疏泄，引起疏泄失常，出现"土壅侮木"的病理变化。

2. 血液生成、贮藏和运行

脾主统血，为气血生化之源；肝主藏血，贮藏血液和调节血量，肝脾两脏在血的生成、贮藏及运行等方面有着密切的联系。脾运健旺，生血有源，且血不逸出脉外，则肝有所藏。肝血充足，疏泄正常，则促进脾的功能。病理上，若脾虚气血生化无源，或脾不统血，失血过多，均可导致肝血不足。

（九）肝与肾

肝主藏血，肾主藏精；肝主疏泄，肾主封藏；肾为癸水，肝为乙木，肝肾两脏的关系主要体现在精血同源、藏泄互用和肝阴肾阴互养三个方面。

1. 精血同源

肝主藏血，肾主藏精，肝血与肾精之间关系密切。一方面，肝血与肾精均来源于脾胃运化水谷产生的水谷精微。另一方面，肝血的化生，有赖于肾中精气的气化；肾中精气的充盛，亦有赖于血液的滋养，精能生血，血能化精，精血互化。由于肝血和肾精密切联系，生理上，精与血盛则同盛，故称"精血同源"，也称"肝肾同源"，或"乙癸同源"。病理上，精与血衰则俱衰，其病变亦常相互影响。如肾精亏损，可导致肝血不足；反之，肝血不足，也可引起肾精亏损。

2. 藏泄互用

肝主疏泄与肾主封藏之间存在着相互制约、相反相成的关系。二者相互平衡，调节着人体的生殖功能。若二者关系失调，则可导致女子月经周期的失常，出现经量过多，或闭经；男子则表现出遗精滑泄，或阳强不泄等症。

3. 肝阴肾阴互养

肝肾同源，肝阴肾阴之间的关系极为密切。肝肾之阴，息息相通，相互滋生，协调平衡。在病理上，肝肾阴虚的病变也常相互影响。如肾阴不足可引起肝阴不足，阴不制阳而导致肝阳上亢，称之为"水不涵木"；如肝阴不足，也可导致肾阴亏虚，而引起肝肾阴虚的病理变化。

（十）脾与肾

脾主运化，为后天之本；肾主藏精，为先天之本。脾主运化，运化水液；肾为水脏，主管水液。脾肾两脏的关系主要体现在先后天互用和水液代谢方面。

1. 先后天互用

脾主运化，化生水谷精微，维持着后天的生命活动，为后天之本；肾主藏精，藏有先天之精，主管生长和生殖，为先天之本。"先天生后天，后天养先天"，脾之健运，化生精微，须借助于肾阳的温煦，有"脾阳根于肾阳"之说。肾中精气亦有赖于水谷精微的培育和充养，才能不断充盈和成熟。因此，脾与肾在生理上则表现为后天与先天相互资助，相互促进的互用关系。病理上，脾肾病变亦常相互影响。如肾阳不足，不能温煦脾阳，则可见腹部冷痛，下利清谷，或五更泄泻，水肿等症。若脾阳久虚，进而可损及肾阳，而成脾肾阳虚之病证。

2. 水液代谢

脾主运化，运化水液，在水液的转输布散过程中发挥着重要作用；肾为水脏，主管水液，肾阳的蒸腾气化作用贯穿于水液代谢的全过程。在水液代谢方面，脾肾两脏相互配合，共同维持着水液代谢的正常。病理上，脾肾功能失调，则可导致水液代谢的失常，引起水肿，小便不利等症。

二、腑与腑之间的关系

六腑的功能，主要是消化和传导饮食物，以"传化物"为生理特点。六腑之间的生理联系主要体现在饮食物的消化、吸收、输布和排泄过程中的相互联系和密切配合方面。

饮食入胃，经胃的腐熟，下传小肠，经小肠"化物"，泌别清浊，其清者，经脾的转输、布散以营养周身；其浊者，由小肠下输大肠，经大肠传导与燥化而由肛门排出体外；其水液，由小肠吸收，经气化而输转全身并排出体外。在饮食物的消化吸收过程中，不仅需要胆汁以助消化，而且还以三焦为水谷运行的通道，推动和支持着传化功能的正常进行。

在饮食物的消化吸收和排泄过程中，六腑之间在结构上互相连属，不可分割；在功能上互相配合，相辅相成。六腑传化水谷，需要不断地受纳、消化、传导和排泄，虚实更替，宜通而不宜滞，故有"六腑以通为用"和"腑病以通为补"的说法。

六腑之间在病理上也常相互影响。如胃中实热，灼伤津液，可导致大肠津液不足，引起大便秘结不通；大肠腑气不通，也可影响及胃，引起胃气上逆，出现恶心，呕吐等。

三、脏与腑之间的关系

脏与腑之间的关系，是阴阳表里相合关系。脏为阴，腑为阳，阳主表，阴主里，一脏一腑，一阴一阳，一表一里，相互配合，并通过经脉相互络属，构成了脏腑之间的表里联系。

（一）心与小肠

心的经脉属心而络小肠，小肠的经脉属小肠而络心，心与小肠通过经脉的相互络属构成了表里关系。在生理上，心与小肠相互联系，相互配合。在病理上，心与小肠的病变相互影响。如心有实火，可循经下移于小肠，引起尿少，尿赤，尿痛等症。而小肠有热，亦可循经上炎于心，引起心烦，舌赤，口舌生疮等症。

（二）肺与大肠

肺的经脉属肺而络大肠，大肠的经脉属大肠而络肺，肺与大肠通过经脉的相互络属构成了表里关系。在生理上，肺与大肠相互联系，相互配合。肺气的肃降，有助于大肠的传导；大肠传导功能正常，则有助于肺气的肃降。在病理上，肺与大肠的病变相互影响。若大肠实热，腑气不通，则可影响肺的肃降，而产生胸满，喘咳等症。如肺失清肃，津液不能下达，也可引起大肠传导失常，出现大便困难；肺气虚弱，气虚推动无力，可见大便艰涩而不行，称之为"气虚便秘"。若气虚不能固摄，清浊混杂而下，可见大便溏泄。

（三）脾与胃

脾与胃以膜相连，脾的经脉属脾而络胃，胃的经脉属胃而络脾，脾与胃通过经脉的相互络属构成了表里关系。脾主运化，胃主腐熟，共同完成饮食物的消化和吸收，维持着后天的生命活动，被称为"后天之本"。脾胃关系主要体现在纳运相合、升降相因和燥湿相济三个方面。

1. 纳运相合

胃主受纳，脾主运化，受纳和运化相辅相成，"脾为胃行其津液"，共同完成饮食的消化吸收及其精微的输布，从而滋养全身，故称脾胃为"后天之本"。在病理上，胃主受纳和脾主运化的功能失调，常会相互影响。胃主受纳的功能减退，可影响到脾主运化的功能；脾主运化的功能失常，也会影响到胃主受纳的功能，形成"脾胃不和"之证，出现不思饮食，恶心呕吐，脘腹胀满等症状。

脾胃对饮食水谷的腐熟运化功能，对于维持机体生命活动，至关重要。故《素问·平人气象论》："人以水谷为本"。《素问·玉机真脏论》："五脏者，皆禀气于胃；胃者，五脏之本也"。胃气的盛衰和有无，关系到人体的生命活动及存亡。临床上诊治疾病，亦十分重视胃气，常把"保胃气"作为重要的治疗原则。《景岳全书·杂证谟·脾胃》："凡欲察病者，必须先察胃气；凡欲治病者，必须常顾胃气。胃气无损，诸可无虑"。

2. 升降相因

脾主升清，脾气以升为顺；胃主降浊，胃气以降为和。脾胃升降，相反相成，调节着气机升降，为气机升降之枢纽。脾气升，则水谷之精微得以输布；胃气降，则水谷及糟粕得以下行。故《临证指南医案》："脾宜升则健，胃以降为和"。在病理上，脾升胃降的病证相互影响，脾气不升，则胃气不降；而胃气不降，则脾气也不升，从而引起恶心呕吐，呃逆嗳气，腹坠便溏等症。

3. 燥湿相济

脾胃属土，脾为阴土，胃为阳土，脾喜燥恶湿，胃喜湿恶燥，燥湿相济，阴阳相合，才能完成饮食物的传化过程。《临证指南医案》："太阴湿土得阳始运，阳明燥土得阴自安"。在病理上，脾胃病变相互影响。如脾为湿困，运化失职，清气不升，可影响胃的受纳与和降，导致食少，呕吐，恶心，脘腹胀满等症。由于脾胃的生理特性，故在病理变化上，脾阳易损，导致水湿不运；胃阴易伤，引起消化失常。

（四）肝与胆

胆附于肝，肝的经脉属肝而络胆，胆的经脉属胆而络肝，肝和胆通过经脉的相互络属构成了表里关系。胆汁来源于肝之余气，胆汁的正常排泄和助消化作用的发挥，依赖于肝主疏泄的调节功能。在病理上，肝的疏泄功能失常，就会影响胆汁分泌与排泄；而胆汁排泄不畅，亦会影响肝的疏泄。

此外，肝为将军之官而主谋虑，胆为中正之官而主决断，谋虑后则必须决断，而决断又来自谋虑，故二者在精神情志方面是密切联系的。正如《类经·藏象类》："胆附于肝，相为表里，肝气虽强，非胆不断，肝胆相济，勇敢乃成"。

（五）肾与膀胱

肾的经脉属肾而络膀胱，膀胱的经脉属膀胱而络肾，肾与膀胱通过经脉的相互络属构成了表里关系。膀胱的贮尿和排尿功能依赖于肾的气化。肾中精气充足，固摄有权，膀胱开合有度，则水液的代谢正常。在病理上，若肾气不足，气化失常，固摄无权，膀胱之开合失度，可出现小便不利或失禁，或遗尿，尿频等症。

第五节　脏腑与神志的关系

一、脏腑与神的关系

神既是中国古代哲学中的一个重要范畴，也是中医理论的一个重要内容。在古代哲学中，神的含义极为广泛，是指自然界发展变化的力量及规律。《周易·系辞上》："阴阳不测谓之神"。《荀子·礼论》："列星随旋，明暗递炤，四时代御，阴阳大化，风雨博施，万物各得其和以生，各得其养以成，不见其事，而见其功，夫是之谓神"。然而，中医学中的神是有关对人体生命活动的认识，与哲学中的神有着本质上的区别。

（一）神的基本概念

神是对一切生命活动的高度概括。中医学中神的概念非常广泛，其含义有三：①指自然界物质运动变化的功能和规律。如《素问·天元纪大论》："阴阳不测谓之神"。②指人体生命活动，或是人体生命活动的外在表现，一般称为"广义的神"，即通常所说的"神气"。如《素问·移精变气论》："得神者昌，失神者亡"。③指人的精神活动，一般称为"狭义的神"。本节所讨论的神为狭义之神，即人体的精神活动。

（二）神的分类

神由精生，而意识、思维、情绪及聪明智慧等精神活动，皆是人体生命现象。对于人的精神活动，《内经》将其概括为神、魂、魄、意、志五种，分别归属于五脏。正如《灵枢·本神》："生之来谓之精，两精相搏谓之神，随神往来者谓之魂，并精而出入者谓之魄，所以任物者谓之心，心有所忆谓之意，意之所存谓之思，因思而远慕谓之虑，因虑而处物谓之智"。精神活动中的魂、魄属于意识活动，而以心神为主导的意、志、思、虑、智则属于思维活动。

（三）神的功能

神具有主宰和调节生命活动的作用。《灵枢·天年》："得神者昌，失神者亡"。神是脏腑功能活动的具体体现，它以精气血津液为物质基础，由精气血津液化生。然而，精神活动又能调节脏腑功能活动，调节精气血津液的代谢。故《类经·摄生类》："虽神由精气而生，然所以统驭精气而为运用之主者，则又在吾心之神"。

（四）脏腑气血与神的关系

中医学强调以五脏为中心的整体观，强调精气血津液等物质和脏腑功能活动在生命活动中的作用，认为神由精生，由气血所成，由五脏功能所化。精气血津液等物质是生成神的基本物质，脏腑功能是精神活动的基础。神以气血和脏腑功能活动为物质基础，由气血所化，由五脏功能所生。气血和调，精神活动正常；五脏精气充盛，脏腑功能正常，精神活动就正常。然而，神对气血运行和脏腑功能活动又有调节作用。良好的精神状态有利于气血的运行和脏腑功能活动，而不良的精神刺激，则会影响气血运行，引起脏腑功能的异常。

1. 精气血津液是生成神的基本物质

神是人体的精神活动，是以精气血津液为物质基础的。《灵枢·本神》："生之来谓之精，两精相搏谓之神"。指出精为生命之源，人身由精构成。神为生命活动，而神的物质基础为精。因此，经常精、神并称。神由先天之精生成，靠后天之精滋养。如《灵枢·平人绝谷》："故神者，水谷之精气也"。《素问·八正神明论》："血气者，人之神"。《素问·六节藏象论》："五味入口，藏于肠胃，味有所藏，以养五气，气和而生，津液相成，神乃自生"。指出精气血津液是神的物质基础。精气血津液充足，则神旺；精气血津液亏耗，则神衰。

2. 脏腑功能是精神活动的基础

神由五脏功能活动所化生，脏腑功能是精神活动的基础。《素问·宣明五气》："心藏神，肺藏魄，肝藏魂，脾藏意，肾藏志"。《灵枢·本神》："肝藏血，血舍魂……脾藏营，营舍意……心藏脉，脉舍神……肺藏气，气舍魄……肾藏精，精舍志"。指出五脏的功能活动主管着精神活动，五脏精气充盛，则精神活动正常；而五脏精气亏虚，功能失常，则不能涵养神志，可引起精神活动的异常。

二、脏腑与志的关系

（一）志的基本概念

志，即情志，是脏腑精气应答外在环境因素的作用所产生的情志活动。

（二）志的分类

情志活动概括为喜、怒、忧、思、悲、恐、惊七个方面。

（三）脏腑气血与志的关系

1. 气血是神志活动的物质基础

气血是情志活动的物质基础，气血正常，情志活动就正常，气血异常，情志活动也会异常。《素问·调经论》："血有余则怒，不足则恐"。当情志变化成为致病因素时，便会影响气血，导致气血失常。

2. 脏腑功能是情志活动的基础

情志活动由五脏功能所化生，脏腑功能活动是情志活动的基础。《素问·阴阳应象大论》；"人有五脏化五气，以生喜怒悲忧恐"。心在志为喜，肝在志为怒，脾在志为思，肺在志为忧，肾在志为恐。所以，五脏功能正常，情志活动就正常，五脏功能异常，情志活动就会出现异常。当情志变化成为致病因素时，便会直接损伤五脏，引起五脏的病变。如"怒伤肝"、"喜伤心"、"思伤脾"、"忧伤肺"、"恐伤肾"。

（1）心在志为喜 心在志为喜，是指心的生理功能与情志的"喜"有关。"喜"，是对外界信息的一种反应状态，属于良性刺激，有益于心主血脉的生理功能。所以《素问·举痛论》："喜则气和志达，营卫通利"。然而，喜乐过度，又可使心神受伤。心主神志的功能过亢，则使人喜笑不止；心主神志的功能不及，则使人易悲。故《素问·调经论》："神有余则笑不休，神不足则悲"。

（2）肺在志为忧 肺在志为忧，是指肺的生理功能与情志的"忧"有关。忧和悲的情志变化，虽略有不同，但它们对人体生理活动的影响是相似的，故而忧和悲同属肺志。忧愁和悲伤，均属于不良的情绪反应，对于人体的主要影响，是消耗气，损伤气。正如《素问·举痛论》："悲则气消……悲则心系急，肺布叶举，而上焦不通，营卫不散，热气在中，故气消矣"。由于肺主气，所以悲忧易于伤肺。反之，在肺气亏虚时，机体对外来非良性刺激的耐受性就会下降，易于产生悲忧的情绪变化。

（3）脾在志为思 脾在志为思，是指脾的生理功能与情志的"思"有关。

"思"，即思考、思虑，是人体精神意识思维活动的一种状态。思虽为脾之志，但亦与心主神明有关，故有"思出于心，而脾应之"的说法。正常思考，不仅对机体的生理活动无不良影响，反而会促进脏腑的功能活动。但思虑过度、所思不遂，就能影响机体的正常生理活动，影响气的正常运动，从而导致气滞和气结。所以《素问·举痛论》："思则气结……思则心有所存，神有所归，正气留而不行，故气结矣"。思为脾志，过思最易影响脾的运化功能，进而影响脾的升清，所以思虑过度，常能导致不思饮食，脘腹胀闷，头目眩晕等症。

（4）肝在志为怒　肝在志为怒，是指肝的生理功能与情志的"怒"有关。"怒"，是人们在情绪激动时产生的一种情志变化。怒对于机体的生理活动来说，一般属于一种不良刺激，可使气血上逆，阳气升泄。故《素问·举痛论》："怒则气逆，甚则呕血、飧泄，故气上矣"。如因大怒，则造成肝的阳气升发太过，故说"怒伤肝"。而肝的阴血不足，或肝的阳气升泄太过，则稍有刺激，即易发怒。所以，《素问·脏气法时论》："肝病者，两胁下痛引小腹，令人善怒"。《杂病源流犀烛》："治怒为难，惟平肝可以治怒，此医家治怒之法也"。

（5）肾在志为恐　肾在志为恐，是指肾的生理功能与情志的"恐"有关。"恐"，是人们对事物惧怕的一种精神状态。恐与惊相似，但惊为不自知，惊自外来，事出突然而受惊；恐为自知，由内而生，俗称"胆怯"。惊或恐，对机体的生理活动来说，是一种不良的刺激。《素问·举痛论》："恐则气下，惊则气乱"。即是说恐和惊的刺激，对机体的气机运行可产生不良影响。

第三章

精气血津液

【目的要求】

1. 掌握精的基本概念、生成、生理功能，气的基本概念、生成、运行、生理功能及分类。

2. 熟悉血的基本概念、生成、运行及生理功能，津液的基本概念、生成、输布、排泄及生理功能。

精、气、血、津液是构成人体和维持人体生命活动的基本物质。精，泛指人体内一切精微物质；气，是人体内活力很强，运行不息，肉眼难以看到的极细微物质；血，是运行于脉管之中的赤色液态样物质；津液，是体内一切正常水液的总称。

精、气、血、津液学说，是研究人体精、气、血、津液的生成、输布、生理功能及其相互关系的学说。其形成和发展，不仅受到古代哲学思想的影响，而且与藏象、经络学说的形成和发展有着更为密切的关系。

学习精气血津液应着重掌握精、气、血、津液的概念、生成、代谢、功能，以及气的分类。

精、气、血、津液，是构成和维持人体生命活动的基本物质。它们既是脏腑、经络、形体、官窍生理活动的产物；又是脏腑、经络、形体、官窍生理活动的物质基础。因此，无论是生理状态，还是病理状态，精、气、血、津液等生命物质，与脏腑、经络、形体和官窍之间，始终存在着互为因果的密切关系。

第一节　精

一、精的基本概念

中医学精的概念，诞生于中国古代哲学气一元论中的"精气说"。古代哲学认为，精为万物生成的本原。中医学中的精是人类生命繁衍的根源，用来指代人体内部的精华物质，它与古代哲学范畴的精这一抽象概念有着严格的区别。

中医学精的含义，有广义、狭义之分。广义之精，泛指构成人体和维持人体生命活动的一切精微物质，包括先天之精和后天之精。狭义之精，仅指生殖之精，禀受于父母，与生俱来，为生育繁殖，构成人体的原始物质。正如《灵枢·本神》："生之来，谓之精"。

人体之精，依其生成来源、分布部位及其功能特点的不同，又有先天之精、后天之精、脏腑之精和生殖之精等不同名称。先天之精，又称"生殖之精"，它来源于父母，是构成胚胎的原始物质，是生命产生的本原。故《素问·金匮真言论》："夫精者，身之本也"。后天之精，来源于饮食水谷，由脾胃所化生，是维持人体生命活动的重要物质。先后天之精相融合，分藏于各脏腑，便称为"脏腑之精"。

总之，精是由禀受于父母的生命物质与后天水谷精微相融合而形成的一种精华物质，一般呈液态贮藏于脏腑之中，或流动于脏腑之间，是人体生命的本原，是构成人体和维持人体生命活动的最基本物质。

二、精的生成

人体之精根源于先天而充养于后天。《景岳全书·脾胃》："人之始生，本乎精血之原；人之既生，由乎水谷之养。非精血，无以立形体之基；非水谷，无以成形体之壮"。从精的来源而言，精则有先天与后天之分。

（一）先天之精

先天之精，禀受于父母，男女媾精，胎孕乃成。父母生殖之精结合，形成胚胎之时，便转化为胚胎自身之精。可见，父母遗传的生命物质，是与生俱来的精，即先天之精。故《灵枢·经脉》："人始生，先成精"。

（二）后天之精

后天之精，来源于水谷，又称"水谷之精"。人出生之后，赖母乳以长气血，又赖水谷精微以充养。脾胃运化的水谷精微，输布到五脏六腑而成为"脏腑之精"，以维持脏腑的生理活动。

先天之精和后天之精，来源不同，但二者相互依存，相互为用。先天之精为后天之精准备了物质基础；后天之精不断地供养先天之精。先天之精只有得到后天之精的补充滋养，才能充分发挥其生理效应；后天之精也只有得到先天之精的活力资助，才能源源不断地化生。

三、精的生理功能

精气是构成人体和维持人体生命活动的精微物质，具有繁衍生殖、生长发育、生髓化血、濡养脏腑等生理功能。

（一）繁衍生殖

生殖之精与生俱来，为生命起源的原始物质，秘藏于肾而不妄泄，具有生殖和繁衍后代的作用。肾精充盈而天癸至，使人具有生殖能力；男女媾精，阴阳和调，胎孕方成，故能有子而繁衍后代。可见，精是繁衍后代的物质基础，肾精充足，则生殖能力旺盛；肾精不足，就会影响生殖能力。故填补肾精是临床上治疗不育不孕等生殖功能低下的重要措施。

（二）生长发育

人之生始于精，由精而成形，精是胚胎形成和发育的物质基础。人出生之后，犹赖精的充养，才能维持正常的生长发育。随着精气在体内的盛衰变化，人则从幼年经过青年、壮年而步入老年，呈现出生、长、壮、老、已的生命运动规律。可见，精气的盛衰是机体生长发育的根本。因此，临床上常用补益肾精的方法治疗小儿五迟、五软等生长发育迟缓和成人早衰等病证。

（三）生髓化血

肾是藏精的主要脏器。肾精生髓，髓充养于脑，故肾精充盛，则脑髓充足而肢体行动灵活，耳聪目明。正如《灵枢·海论》："髓海有余，则轻劲多力"。精盈髓充则脑自健，脑健则能生智慧，强意志，轻身延年，故防治老年性痴呆多从补肾益髓入手。

"肾生骨髓"（《素问·阴阳应象大论》），髓居骨中，骨赖髓养。肾精充足，则骨髓充满，骨骼因得髓之滋养而坚固有力，运动轻捷。齿为骨之余，牙齿亦赖肾精所生之髓来充养，肾精充足则牙齿坚固而有光泽。

精生髓，髓化血，精足则血充，故有"精血同源"之说。《张氏医通·诸血门》："精不泄，归精于肝而化清血"。因而，肾精充盈，则肝有所养，血有所充；精足则血旺，精亏则血虚。故临床上常用血肉有情之品补益精髓而治疗血虚证。

（四）濡养脏腑

人以水谷为本，饮食物经脾胃消化吸收，转化为精。水谷精微不断地输布到五脏六腑等组织器官，以发挥其滋润濡养作用，维持人体的正常生理活动。其剩余部分则归藏于肾，储以备用。若先天禀赋不足，或后天之精化生有碍，以致肾精亏虚，脏腑之精衰弱，则脏腑组织器官失于精的濡养，从而导致脏腑组织器官功能失常。

第二节　气

一、气的基本概念

气，在古代是人们对于自然现象的一种朴素认识，是古代哲学的一个重要范畴。中国古代哲学家认为，气是一种极细微的物质，是构成世界万物的本原。运动是气的根本属性，气的阴阳对立统一，是物质世界运动变化的根源。气与形及其相互间的转化，是物质世界存在和运动的基本形式。天地万物的发生、发展和变化，皆取决于气的气化作用。故《论衡·自然》："天地合气，万物自生"。

中医学中气的概念的形成，虽受到古代哲学范畴中气学说的影响，但是，中医学的气理论则有其固有的研究对象和范围，它与古代哲学的气概念是有严格区别的。

中医学从气是宇宙的本原，是构成天地万物的最基本元素这一基本观点出发，认为气是构成人体的最基本物质，也是维持人体生命活动的最基本物质。由于气具有活力很强的不断运动的特性，对人体生命活动具有推动和温煦等作用，因而，中医学常以气的运动变化，来阐释人体的生命活动。

气，是构成人体的最基本物质。《素问·宝命全形论》："人以天地之气生，四时之法成……天地合气，命之曰人"。说明人是自然界的产物，是依靠"天地之气"而产生，并随四时规律而成长的。人的形体构成，是以"气"为其最基本物质基础。故《类经·摄生类》："人之有生，全赖此气"。《医门法律》："气聚则形成，气散则形亡"。

气，是维持人体生命活动的最基本物质。《素问·六节藏象论》："天食人以五气，地食人以五味。五气入鼻，藏于心肺，上使五色修明，音声能彰。五味入口，藏于肠胃，味有所藏，以养五气，气和而生，津液相成，神乃自生"。说明人必须与自然界进行物质交换，才能维持生命活动。空气、水、食物经口鼻进入人体后，经过一系列的气化过程转化为机体各部分的生命物质；生命物质又不断地消耗，产生废物，通过汗、尿、便等形式排出体外。这一过程是形气转化的气化过程，它是在气的作用下得以进行的。故《难经·八难》："气者，人之根本也"。

气，是人精神活动的物质基础。精神活动是在生命活动的基础上产生出来的更为高级的功能活动，即人的感觉、思维和情志活动。精神活动也是一种气的活动。《素问·阴阳应象大论》："人有五脏化五气，以生喜、怒、悲、忧、恐"。说明脏腑、形体、感官和精气是产生感觉和情志活动的物质基础。然而，形体由精气构成，神化生于形体，神是驾驭形体和进行精神活动的根本。所以说脏腑精气是精神情志活动的物质基础。

气，是感应传递信息的载体，是脏腑形体官窍之间联系的中介。人体内各种生命信息，皆可通过在人体内升降出入运行的气来感应和传递，从而构建了人体内各脏腑经络等组织器官之间的密切联系。外在信息感应和传递于内脏，内脏的各种信息反映于体表，以及内脏各种信息的相互传递，皆以人体内无形之气作为信息的载体来感应和传递。也就是说，内在脏腑精气的功能正常与否，其信息可以气为载体，以经络为通道反应于体表相应的部位。如"心气通于舌"、"肝气通于目"、"脾气通于口"、"肺气通于鼻"、"肾气通于耳"。然气为精化，色随气华，脏腑精气的盛衰及其功能的强弱变化，皆可通过气反映于面、舌等体表部位。脏腑之间的各种生命信息，皆可以气为载体，以经脉或三焦为通道而相互传递，从而维护脏腑之间的功能协调。外部体表感受到的各种信息和刺激也可由气来感应，并向内在脏腑传导。例如针刺、按摩或其他外治法等刺激和信息，就是通过运行于经络之中的气感应并传导于内脏而发挥整体调节作用的。

气，是具有很强活力不断运动着的精微物质。《灵枢·脉度》："气之不得无行也，如水流，如日月之行不休"。正因为气所具有的这种活力，它流行全身，无处不到，推动激发着脏腑功能、血与津液的运行，生命活动才表现出勃勃生机。

中医学在论述人体生命活动时，气这个概念常常同时具有生命物质和生理功能两种含义。但并不是认为除物质之气外，还存在一种非物质的纯功能之气。因为气是极为微细的物质，其形态之小，目力难以视及。只有通过它的运动，才能表现出气的存在，故《素问·气交变大论》："善言气者，必彰于物"。人体任何生理功能都必须以一定方式存在的物质作基础，不能脱离一定的物质结构。人体生命物质之气是通过人体脏腑组织的功能活动表现出来的。换言之，人体脏腑组织的生理功能就是生命物质之气的功能表现。由于中医学把人体当作一个运动着的生命过程来把握，主要是从功能方面来揭示脏腑经络的本质，且通过生理功能和病理现象来感知生命物质的存在，因此，中医学中的气不仅有生命物质的含义，而且还有生理功能的含义。

二、气的生成

人体之气是由禀受于父母的先天精气、饮食物中的水谷精气和存在于自然界的清气有机结合，在肺司呼吸、脾胃运化和肾之蒸腾气化的综合作用下而生成的。

（一）气的来源

构成人体和维持人体生命活动的气，其主要来源有二。

1. 先天精气

先天精气先身而生，来源于父母生殖之精，是构成生命和形体的物质基础。先天之精化为先天之气，成为人体之气的根本，是人体生命活动的原动力。

2. 后天精气

后天精气包括水谷之精气和存在于自然界的清气。因为这类精气是人出生之后，从后天获得的，故称后天之精气。

水谷精气，又称"谷气"、"水谷精微"，是饮食物中的营养物质，是人赖以生存的基本要素。人摄取饮食物之后，经过胃的腐熟、脾的运化，将饮食物中的营养成分化生为能被人体利用的水谷精微，输布于全身，滋养脏腑，化生气血，成为人体生命活动的主要物质基础。

自然界的清气，又称"天气"，它依赖肺的呼吸功能而进入人体，并同体内之气在肺内不断地交换，吐故纳新，参与人体气的生成。

（二）生成过程

气是由先天之精气、水谷之精气和自然界的清气结合而成。其生成有赖于全身各脏腑组织的综合作用，其中与肾、脾胃和肺等脏腑的关系尤为密切。

1. 肾为气之根

肾有贮藏精气的作用，肾的精气为生命之根、生身之本。肾藏先天之精，并受后天之精的充养，先天之精是肾精的主体成分，先天之精所化生的先天之气（即元气），是人体之气的根本，因而肾藏精的生理功能对于气的生成至关重要。肾封藏肾精，不使其无故流失，精保存体内，则可化为气，精充则气足。若肾失封藏，精耗则气衰。

2. 脾胃为生气之源

胃主受纳，脾司运化，一纳一运，化生精气。脾升胃降，纳运协调，将饮食物化为水谷精气，靠脾之转输和散精作用，把水谷精气上输于肺，再由肺通过经脉而布散全身，成为人体之气的主要来源，所以称"脾胃为生气之源"。若脾胃的受纳腐熟及运化转输的功能失常，则不能消化吸收饮食水谷之精微，水谷之气的来源匮乏，将影响一身之气的生成。所以《灵枢·五味》："故谷不入，半日则气衰，一日则气少矣"。

3. 肺为气之主

肺为体内外之气交换的场所，通过肺的呼吸吸入自然界的清气，呼出体内的浊气，实现体内外气的交换。肺通过不断地呼浊吸清，保证了自然界的清气源源不断地进入体内，参与了人体新陈代谢的正常进行。

肺在气的生成过程中，主要是生成宗气。人体通过肺的呼吸运动，把自然界的清气吸入于肺，与脾胃所运化的水谷精气在肺内结合而积于胸中的上气海（膻中），形成人体的宗气。宗气走息道以行呼吸，贯心脉而行气血，通达内外，周流一身，以维持脏腑组织的正常生理功能，从而又促进了全身之气的生成。故《类经·藏象类》："诸气皆生于肺"。

总之，气的生成，一靠肾中精气、水谷精气和自然界清气供应充足；二靠肾、脾胃、肺三个系统功能的正常。然脾胃上助肺气，下充肾精，对气的生成尤为重要。因此，在调治气虚证时，不论气虚发于哪个脏腑，调补脾胃都是必不可少的治疗方法。

三、气的生理功能

气对于人体具有十分重要的作用，它既是构成人体的基本物质之一，又是推动和调控脏腑功能活动的动力，从而起到维系生命进程的作用。

气的生理功能主要有以下六个方面。

（一）推动作用

气的推动作用，是指气具有激发和推动功能。气是活力很强的精微物质，能激发和促进人体的生长发育及各脏腑经络等组织器官的生理功能；能推动血液的生成、运行，以及津液的生成、输布和排泄等。如元气能促进人体的生长发育，激发和推动各脏腑的生理活动；气行则血行，气行则水行，所以人体血液的循行和水液的代谢皆依赖气的推动。当气的推动作用减弱时，可影响人体的生长、发育，表现出发育不良，或早衰，或生殖功能障碍等病证；也可导致脏腑经络等组织器官的生理活动减退，出现血液和津液的生成不足，运行迟缓，输布、排泄障碍等病理变化。

（二）温煦作用

气的温煦作用，是指气通过气化产生热量，温煦人体的功能。《难经·二十二难》："气主煦之"。气的这一功能，对人体有着重要的生理意义。人体体温的相对恒定，需要气的温煦作用来维持；各脏腑、经络等组织器官的生理活动，需要在气的温煦作用下进行；血和津液等液态物质，需要在气的温煦作用下，才能正常循行。温煦人体的气乃人体之阳气，阳气气化而生热。正如《医碥·气》："阳气者，温暖之气也"。如果气的温煦作用失常，不仅可出现畏寒喜热，四肢不温，体温低下，血和津液运行迟缓等寒象；还可因某些原因，引起气聚而不散，气郁而化热，出现恶热喜冷，发热等热象。故《素问·刺志论》："气实者，热也；气虚者，寒也"。为此临床上有"气有余便是火"，"气不足便是寒"的说法。

（三）防御作用

气的防御作用，是指气具有护卫机体，抗御邪气的作用。气的防御作用，一方面可以抵御外邪的入侵，另一方面还可以驱邪外出。所以，气的防御功能正常时，邪气不易侵入；或虽有邪气侵入，也不易发病；或即使发病，也易于治愈。气的防御功能减弱时，机体抵御邪气的能力下降，导致机体易患疾病；或患病后难以治愈。所以，气的防御功能与疾病的发生、发展、转归有着密切的关系。

（四）固摄作用

气的固摄作用，是指气对体内血、津液、精等液态物质的固护、统摄和控制作用，从而防止其无故流失，保证其在体内发挥正常的生理功能。具体来说，气的固摄作用表现为如下三个方面：①固摄血液，防止血液逸出脉外，保证血液在脉中的正常循行。②固摄汗液、尿液、唾液、胃液、肠液等，调控其分泌量、排泄量，防止其过多排出及无故流失。③固摄精液，防止其妄泄。若气的固摄作用减弱，可导致体内液态物质的大量丢失。例如气不摄血，可以引起各种出血；气不摄津，可以引起自汗，多尿，小便失禁，流涎，泛吐清水，泄泻滑脱等；气不固精，可以引起遗精，滑精，早泄等；气虚而冲任不固，可引起小产，滑胎等。

气的固摄作用和推动作用是相反相成的两个方面。一方面，气推动着血液的运行和津液的输布、排泄；另一方面，气又固摄体内的液态物质，防止其无故流失。二者相互协调，控制和调节着体内液态物质的正常运行、分布和排泄。由此可见，气的固摄和推动作用是维持人体正常血液循行和津液代谢的重要环节。

（五）气化作用

气的气化作用，是指气通过运动而产生各种变化的作用。具体地说，是指精、气、血、津液各自的新陈代谢及其相互转化。实际上，气化过程就是新陈代谢的过程，就是物质转化和能量转化的过程。

　　气是维持生命活动的物质基础，它经常处于不断自我更新和自我复制的新陈代谢过程中。正如《素问·阴阳应象大论》："味归形，形归气；气归精，精归化；精食气，形食味；化生精，气生形……精化为气"。此论是对气化过程的高度概括。气化为形，形化为气的形气转化的气化运动，包括了精、气、血、津液等物质的生成、转化、利用和排泄过程。在气化活动过程中，既有有形物质向无形之气的转化，如食物经脾胃腐熟运化之后化为营气；又有无形之气向有形物质的转化，如营气在心肺的作用下化为血液。然而，人体必须不断地从周围环境中摄取生命活动所必需的物质，否则，生命就无法维持。人以水谷为本，得谷则昌，绝谷则亡。脏腑经络等组织器官，无不在不同的角度、范围与深度上参与气化运动，并从中获取所需要的营养和动力，且排出无用或有害的代谢产物。人体的气化运动是永恒的，存在于生命过程的始终，没有气化就没有生命。故《素问·六微旨大论》："物之生，从于化，物之极，由乎变，变化之相薄，成败之所由也"。由此可见，气化运动是生命最基本的特征。如果气的气化作用失常，则能影响整个物质代谢过程，如饮食物的消化吸收，气、血、津液的生成、输布，汗液、尿液和粪便的排泄等，从而形成各种复杂的病变。

（六）营养作用

　　气的营养作用，是指气为机体脏腑功能活动提供营养物质的作用。具体表现在三个方面：①水谷精气为全身提供生命活动所必需的营养物质。人以水谷为本，水谷精微为化生气血的主要物质基础，气血是维持人体全身脏腑经络功能的基本物质。②通过卫气以温养肌肉、筋骨、皮肤、腠理；通过营气化生血液，以营养五脏六腑、四肢百骸。③通过经络之气，以输送营养，濡养脏腑经络。故《灵枢·脉度》："其流溢之气，内溉脏腑，外濡腠理"。

　　综上所述，气的推动、温煦、防御、固摄、气化和营养六大功能，虽不尽相同，但密不可分，在生命活动中相互促进，协调配合，共同维系着人的生命过程。

四、气的运动

　　气具有运动的特性，它通过运行不息，激发和调控机体的新陈代谢，推动人体的生命进程。气的运动止息，机体新陈代谢的气化过程也就停止，它标志着人体生命过程的终止。

（一）气机的概念

气的运动称为"气机"。气是不断运动着的活力很强的极细微物质，它流行于全身各脏腑、经络等组织器官，无处不至，时刻推动和激发着人体的各种生理活动。

（二）气运动的基本形式

气的运动形式，因气的种类与功能的不同而有所不同，但总的来说，可以简单地归纳为升、降、出、入四种基本形式。所谓升，是指气自下而上的运行；降，是指气自上而下的运行；出，是指气由内向外的运行；入，是指气自外向内的运行。气的升降出入之间是互为因果、相互为用的。

气运动的升与降、出与入是对立统一的矛盾运动，广泛存在于机体内部。虽然从某个脏腑的局部生理特点来看，则有所侧重，如肝、脾主升，肺、胃主降等，但是从整个机体的生理活动来看，升与降、出与入之间又是协调平衡的。只有这样，气的运动才能正常，而各脏腑才能发挥正常的生理功能。由此可见，气机升降出入的协调平衡是保证生命活动正常进行的一个重要环节。

气的正常运动，包括气通畅无阻地运动和气的升降出入运动之间的平衡协调，称之为"气机调畅"。气机调畅对于人体的生命活动至关重要。例如先天之气、水谷之气和吸入的清气，必须经过气的运动，才能布散全身，发挥其生理功能。精、血、津液，必须通过气的运动，才能在体内不断地运行敷布，以濡养全身。人体脏腑、经络、形体、官窍的生理活动，必须依靠气的运动才能得以完成；而脏腑、经络、形体、官窍之间的相互联系和协调，也必须通过气的运动才能得以实现。也就是说，人体整个生命活动都离不开气的运动。然而，人与自然环境之间的联系和适应，也离不开气的运动。例如人吸入清气、呼出浊气；摄入食物和水液，排出粪便、尿液、汗液等都是气运动的体现。气的运动是人体生命活动的根本，气的运动一旦停息，也就意味着生命活动的终止。故《素问·六微旨大论》："出入废则神机化灭，升降息则气立孤危。故非出入，则无以生长壮老已；非升降，则无以生长化收藏。是以升降出入，无器不有"。

（三）脏腑之气的运动规律

人体的脏腑、经络、形体、官窍，都是气升降出入的场所。气的升降出入运动，也只有在脏腑、经络、形体、官窍的生理活动中，才能得到具体体现。

脏腑之气的运动规律，有其独特之处，体现了脏腑生理活动的特性，也表现出脏腑之气运动的不同趋势。以五脏而分述之：心肺位置在上，在上者宜降；肝肾位置在下，在下者宜升；脾胃位置居中，通连上下，为升降转输的枢纽。以六腑而总论之：六腑传化物而不藏，以通为用，以降为顺。其在饮食水谷的消化吸收过程中，也有着吸取水谷精微和津液参与全身代谢的作用，总体是降，降中寓升。以脏腑之间关系而言：肺主出气、肾主纳气；肝主升发、肺主肃降；脾主升清、胃主降浊；心火下潜，肾水上济等等。以上内容充分说明了脏与脏、脏与腑之间处于升降的统一体中。然而，以某一脏腑而言，其本身也是升与降的统一体。例如肺之宣发肃降、小肠的分清别浊等等。总之，脏腑的气机升降运动，在生理状态下，体现了升已而降，降已而升，升中有降，降中有升的特点和对立统一、协调平衡的规律。

由于人体各脏腑之气的气机调畅，各脏腑之间的气机升降出入处于一个协调的对立统一体中，从而保证了机体不断从自然界中摄取人体生命活动所需物质，并通过气化作用，升清降浊，摄取精微，排泄废物，维持物质代谢和能量转换的动态平衡，共同完成整个机体的新陈代谢，从而促进生命活动的正常进行。

（四）气机失调的表现形式

气的运动异常，升降出入之间的协调平衡失常，称为"气机失调"。由于气的运动方式是多种多样的，所以"气机失调"的表现形式也很复杂。例如气的运行不畅或阻滞不通，称作"气滞"；气的上升太过，或下降不及，或当降而反升，称作"气逆"；气的上升不及，或当升而反降，或下降太过，称作"气陷"；气外出太过而不能内守，称作"气脱"；气不能外达而郁结闭塞于内，称作"气闭"。

气的运动失调主要表现在肺、脾、胃、肾、肝等脏腑的功能失调方面。具体地说，肺失宣降，则咳嗽气喘；脾气下陷，则头晕目眩，久泻久痢，内脏下垂；胃气上逆，则恶心呕吐，嗳腐吞酸；肾不纳气，则呼吸困难，呼多吸少；肝气郁结，则胸胁闷胀；肝气上逆，则头目胀痛，急躁易怒等。

（五）气机和气化的关系

气机和气化都反映了气有运动的本能，而不同的是：气机反映的是气的运动形式——升降出入；气化反映的是气在运动过程中所产生的各种变化——物质和能量转化。一方面，气的运动是产生气化过程的根本，只有在气的升降出入运动正常的情况下，气化才能正常进行；另一方面，气化过程中寓有气的升降出入运动，气的各种运动形式正是从气化过程中得以体现。若气的升降出入运动失常，必然会影响气化，导致物质之间不能正常转换；若气化失常，也必然会影响气的升降出入运动，导致气机失调，因此，气机与气化之间存在着密切的关系。气的运动及其所维持的气化过程永恒存在，分之为二，合之为一，不可间断，存在于生命过程的始终。气的升降出入运动维系了体内新陈代谢的协调稳定和生命过程的有序发展，气的运动及其气化过程的停止，则意味着生命活动的终结。

五、气的分类与分布

人体之气，从整体而言，是由肾中精气、脾胃化生的水谷精气和肺吸入的自然界清气，在肺、脾胃、肾等脏腑的综合作用下生成的，并充沛于全身而无处不到。由于气的组成成分、分布部位和功能的特点不同，而分为元气、宗气、营气、卫气四种。

（一）元气

1. 基本含义

元气，又名"原气"、"真气"，是人体最基本、最重要的一种气，是生命活动的原动力。元气根源于肾，包括元阴、元阳之气两个部分。因其来源于先天，故又称为"先天之气"。

2. 生成与分布

元气主要由肾所藏的先天精气所化生，通过三焦而流行全身。

（1）生成 元气的生成来源是肾中所藏的先天精气。《难经·三十六难》："命门者……原气之所系也"。肾中先天之精是禀受于父母的生殖之精，胚胎时期即已存在，人出生之后，必须得到脾胃化生的水谷之精的滋养补充，才能化生充足的元气。因此，元气充盛与否，不仅与来源于父母的先天之精有关，而且与脾胃运化功能、饮食营养及化生的后天之精是否充盛有关。也就是说，元气来源于先天，滋养于后天。若因先天之精不足而导致元气虚弱者，可以通过后天的培育补充而使元气充实。正如《景岳全书·论脾胃》："故人之自生至老，凡先天之有不足者，但得后天培养之力，则补天之功，亦可居其强半，此脾胃之气所关于人生者不小"。

（2）分布 元气发于肾，通过三焦循行全身，内而五脏六腑，外达肌肤腠理，无处不到。故《难经·六十六难》："三焦者，原气之别使也"。

3. 主要功能

元气的生理功能主要有推动人体的生长发育和生殖功能，激发和调节各个脏腑、经络等组织器官的生理活动两个方面。

（1）推动人体的生长发育和生殖功能 机体生、长、壮、老、已的自然规律，与元气的盛衰密切相关。人从幼年开始，肾精渐充，元气渐盛，形成齿更发长等生理现象。至青壮年，肾精进一步充盛，乃至达到极点，元气充沛，机体随之发育至壮盛期，则真牙生，体壮实，筋骨强健，并有生育能力。至老年，肾精衰退，元气不足，形体逐渐衰老，全身筋骨运动不灵活，齿摇发脱，呈现出老态龙钟之象，生殖功能消失。由此可见，元气决定着机体的生长发育和生殖，为人体生长发育之根。如果肾精亏少，元气不足，则会影响人体的生长发育，导致生长发育和生殖功能的障碍，表现出发育迟缓，筋骨痿软，或未老先衰，齿摇发落等病理变化。

（2）推动和调节各个脏腑、经络等组织器官的生理活动　命门为元气之根，水火之宅，元气中含命门之水火，故五脏之阴气非此不能滋，五脏之阳气非此不能发。命门之火到五脏，则发五脏之阳气，促进脏腑的温煦、推动功能；命门之水到五脏，则滋五脏之阴气，加强脏腑的滋润、宁静功能。元气中既寓命门之水，又寓命门之火，水火阴阳平衡，则气化冲和，寒温适度，脏腑功能处于阴平阳秘的健康状态。若元气之阴阳失衡，则可导致各种病理变化。

（二）宗气

1. 基本含义

宗气，又名"大气"，是积于胸中之气，由肺吸入的自然界清气与脾胃化生的水谷精气结合而成。因其为后天之气运动输布的本始，故名"宗气"。宗气在胸中积聚之处，称为"上气海"，又名"膻中"。

2. 生成与分布

宗气的生成与肺脾二脏有关，积聚胸中，以贯心脉。

（1）生成　宗气主要由水谷精微和自然界的清气所组成。饮食物经过脾胃的受纳、腐熟，化生为水谷精气，水谷精气赖脾之升清而转输于肺，与肺从自然界吸入的清气相互结合而生成宗气。肺和脾胃在宗气的形成过程中起着重要的作用。因此，肺的呼吸功能和脾胃之运化功能正常与否，直接影响着宗气的盈虚盛衰。

（2）分布　宗气积聚于胸中，贯注于心肺。其向上出于肺，循喉咙而走息道；向下注于丹田（下气海），并注入足阳明之气街（相当于腹股沟部位）而下行于足；其贯入心者，经心脏入脉，在脉中推动血气的运行。故《灵枢·刺节真邪》："宗气留于海，其下者，注于气街；其上者，走于息道"。

3. 主要功能

宗气有助肺行呼吸及助心行血的功能，并关系到人的视、听、言、动等功能。

（1）走息道而司呼吸　宗气上走息道，推动肺的呼吸，即"助肺司呼吸"。所以，凡言语、声音、呼吸的强弱，均与宗气的盛衰有关。宗气充盛则呼吸徐缓而均匀，语言清晰，声音洪亮。反之，则呼吸短促微弱，语言不清，发声低微。临床上对语声低微，呼吸微弱之候，称为"肺气不足"，或"宗气不足"。

（2）贯心脉而行气血　宗气贯注入心脉之中，帮助心脏推动血液循行，即"助心行血"。所以气血的运行与宗气盛衰有关。由于宗气有推动心脏的搏动、调节心率和心律等功能，故《素问·平人气象论》："胃之大络，名曰虚里，贯膈络肺，出于左乳下，其动应衣，脉宗气也"。虚里穴发于左乳下，相当于心尖搏动的部位，可以依据虚里的搏动状况和脉象来测知宗气的旺盛与衰少。宗气不足，不能助心行血，就会引起血行瘀滞。所以《灵枢·刺节真邪》："宗气不下，脉中之血，凝而留止"。

（3）与人体的视、听、言、动等功能相关　《读医随笔·气血精神论》："宗气者，动气也。凡呼吸、言语、声音，以及肢体运动，筋力强弱者，宗气之功用也"。

综上所述，宗气对呼吸运动和血液循环具有推动作用。故《灵枢·邪客》："宗气积于胸中，出于喉咙，以贯心脉而行呼吸焉"。

另外，宗气作为后天生成之气，对先天元气具有重要的资助作用。藉三焦为通道，元气自下而上运行，散布于胸中，以助后天之宗气；宗气自上而下分布，蓄积于脐下丹田，以资先天元气。先天与后天之气相合，则成一身之气。由于禀受于父母的先天之精的量是有限的，其化生的元气也是一定的，因而一身之气的盛衰主要取决于宗气的生成，而宗气的生成，又取决于脾、肺两脏的功能是否正常及饮食营养是否充足。因此，一身之气的不足，即所谓气虚，在先天主要责之于肾，在后天主要责之于脾肺。

（三）营气

1. 基本含义

营气，是行于脉中而具有营养作用的气。营气精纯柔和，富于营养，在脉中营运不休，故称为"营气"。由于营气行于脉中，化生为血，营气与血可分而不可离，故常称"营血"。营气与卫气相对而言，营在脉中，卫在脉外，在外者属于阳，在内者属于阴，故又称"营阴"。

2. 生成与分布

营气乃水谷精气所化生，运行于脉内。

（1）生成　营气乃脾胃运化之水谷精气。水谷之精化为水谷之气，其中由精华部分所化生的为营气，并进入脉中运行全身。《素问·痹论》："荣者，水谷之精气也，和调于五脏，洒陈于六腑，乃能入于脉也，故循脉上下，贯五脏络六腑也"。

（2）分布　营气行于脉中，通过十二经脉和任督二脉而循行于全身，贯五脏而络六腑。

3. 主要功能

营气的主要生理功能包括化生血液和营养全身两个方面。

（1）化生血液　营气注入脉中，成为血液的组成成分之一。故《灵枢·邪客》："营气者，泌其津液，注之于脉，化以为血"。

（2）营养全身　营气循经脉流注全身，为脏腑、经络等生理活动提供营养物质。营运全身上下内外，流乎于中而滋养五脏六腑，布散于外而灌溉皮毛筋骨。故《灵枢·营卫生会》："此所受气者，泌糟粕，蒸津液，化其精微，上注于肺脉，乃化而为血，以奉生身，莫贵于此，故独得行于经隧，命曰营气"。

总之，营气是由脾胃中水谷之气所化生，分布于血脉之中，成为血液的组成部分，而营运周身，发挥其营养作用。营气化生血液和营养全身的生理作用是互相关联的，若营气亏少，则会引起血液亏虚，以及全身脏腑组织得不到足够营养而造成生理功能减退的病理变化。

（四）卫气

1. 基本含义

卫，有"卫护"、"保卫"之义。卫气，是行于脉外而具有保卫作用的气。卫气慓疾滑利，活动力强，流动迅速，与行于脉内的营气相对而言，属于阳，故又称"卫阳"。故《素问·痹论》："卫者，水谷之悍气也"。

2. 生成与分布

卫气由水谷精微化生，运行于脉外。

（1）生成　卫气同营气一样，也是由水谷精微所化生。水谷之精化为水谷之气，其中慓疾滑利部分化生为卫气。所以《灵枢·营卫生会》："人受气于谷，谷入于胃，以传于肺，五脏六腑，皆以受气。其清者为营，浊者为卫，营行脉中，卫行脉外，营周不休，五十而复大会，阴阳相贯，如环无端"。

（2）分布　卫气运行于脉外，与营气相随，昼行于阳，夜行于阴，外可达皮肤、筋骨、分肉，内可至胸腹、脏腑、肓膜，无处不至，散布全身。故《素问·痹论》："卫者，水谷之悍气也……不能入于脉也，故循皮肤之中，分肉之间，熏于肓膜，散于胸腹"。

3. 主要功能

卫气主要具有温养、调节和防御三个方面的生理作用。

（1）温养作用　在正常状态下，人体体温相对恒定，是维持机体正常生命活动的重要条件之一。人体体温的维持，有赖于卫气的温煦。故《读医随笔·

气血精神论》：“卫气者，热气也。凡肌肉之所以能温，水谷之所以能化者，卫气之功用也”。

（2）调节作用　卫气司汗孔之开合，调节汗液的排泄，能维持体温的相对恒定，且调和气血，从而维持机体内外环境的阴阳平衡。故《景岳全书·汗证》：“汗发于阴而出于阳，此其根本则由阴中之营气，而其启闭则由阳中之卫气”。

（3）防御作用　肌肤腠理是机体抗御外邪的首要屏障。卫气温养肌肤腠理，司汗孔之开合，使皮肤柔润，肌肉壮实，腠理致密，构成一道抵抗外邪入侵的防线，使外邪不能侵入机体。所以《医旨绪余·宗气营气卫气》：“卫气者，为言护卫周身……不使外邪侵犯也”。《内经》称卫气昼行于阳，夜行于阴，实际上是指人醒时卫气主要分布在体表，入睡后卫气主要分布于五脏。由于人入睡后体表之卫气稀少，抵御外邪之力差，不耐风寒，故不可当风而卧；且应覆之以被，以防外邪入侵。当卫气不足时，人体肌表便失于固护，防御功能低下，易被外邪侵袭，且病后难愈，体温偏低，汗孔开合失去控制，则易汗出（自汗）。

此外，卫气循行与人的睡眠也有密切关系。当卫气行于体内时，人便入睡；当卫气自睛明出于体表时，人便醒寤。若卫气循行异常，则可表现寤寐异常。卫气行于阳分时间长则少寐，行于阴分时间长则多寐。

卫气的温养、调节、防御功能之间是相互联系和协调一致的。在抵御外邪入侵方面，除卫气的防御作用外，司腠理的开合也很重要。若腠理疏松，汗液自出，则外邪易入；腠理致密，则邪难入侵，所以，多汗与易于外感，常常同时出现。在调节体温方面：卫气的温养作用必须与卫气司腠理之开合相互协调，只有温养的升温与出汗的降温之间不断地协调，人体的体温才能得以保持正常。若温养太过而汗出不及，则身热无汗；如若汗出太过，温养不及，则肤冷多汗。故《灵枢·本脏》：“卫气者，所以温分肉，充皮肤，肥腠理，司开阖者也”。

营气与卫气，既有联系，又有区别。二者都以水谷精气为其主要的生成来源，均由脾胃所化生。但是“营行脉中”，“卫行脉外”；营主内守而属阴，卫主卫外而属阳；营气具有精纯柔和的特性，而卫气具有慓疾滑利之性；营气能化生血液，营养全身；卫气可温养脏腑，卫护肌表，司汗孔开合。营卫二者的运行必须协调，不失其常，才能维持正常的腠理开合、体温恒定、“昼精而夜寐”以及防御外邪的能力。如果营卫之间的协调失常，则称之为“营卫不和”，而表现出恶寒发热，无汗或汗多，“昼不精夜不瞑”，以及抗病能力低下而易于感冒等一系列病理变化（表3-1）。

表 3－1   **营气与卫气的比较**

名称	相同点	不同点			
		性质	分布	功能	属性
营气	源于水谷，化于脾胃	精纯柔和	行于脉中	化生血液，营养周身	阴
卫气		慓疾滑利	行于脉外	温养脏腑，卫护肌表，司汗孔开合	阳

　　人体的气，除上述物质之气外，还有"脏腑之气"、"经络之气"等等。脏腑之气和经络之气是全身之气的一个部分，一身之气分布到某一脏腑或某一经络，即成为某一脏腑或某一经络之气。由于所在脏腑和经络的不同，故脏腑之气和经络之气的构成成分和功能发挥也就各具其相对特异性。气是构成各脏腑、经络的基本物质，又是推动和维持各脏腑、经络进行生理活动的物质基础。

　　脏腑之气和经络之气与人体其他气一样，来源于先天之精、水谷之精和自然界的清气。先天之精和后天之精藏于脏腑之中而成为脏腑之精，脏腑之气由脏腑之精所化生。在中医生理学中，脏腑经络之气的意义不在于其本身的成分构成、物质实体如何，而在于各脏腑经络之气在生命活动中的具体生理功能及其运动方式。所以，在中医病理学中，各脏腑经络之气的虚与实，不是指其形态器质的损伤如何，而是指其生理功能的异常。脏腑经络之气运行和谐，升降出入正常，人体就健康。否则，气机紊乱，升降出入异常，就表现为病态。

　　在中医学中，气的名称还有很多。如机体的抗病能力，称之为"正气"；致病的物质，称之为"邪气"；风寒暑湿燥火六种正常气候，称之为"六气"；中药的寒热温凉四种性质和作用，称之为"四气"等等。由此可见，"气"在中医学里是一字多义，或作"性质"，或作"功能"，或作"气候"等，这些气和本章所论述的构成人体最基本物质的"气"是有区别的。

第三节　血

一、血的基本概念

　　血即血液，是循行于脉中而富有营养作用的红色液态物质，是构成人体和维持人体生命活动的基本物质之一。《素问·调经论》："人之所有者，血与气耳"。《医宗必读》："气血者，人之所赖以生者也"。

　　脉是血液运行的管道，血液在脉中循行于全身，所以又将脉称为"血府"。

脉起着约束血液运行的作用，血液循脉运行周身，内至脏腑，外达肢节，周而复始。如因某种原因，血液在脉中运行迟缓涩滞，停积不行则形成瘀血。若因外伤等原因，血液不在脉中运行而逸出脉外，则形成出血，称为"离经之血"。离经之血若不能及时排出或消散，则又变为瘀血。离经之血及瘀血均失去了血液的正常生理功能。

血循脉而流于全身，发挥营养和滋润作用，为脏腑、经络、形体、官窍的生理活动提供营养物质，是人体生命活动的根本保证。人体任何部位缺少血液的供养，都会影响其正常生理活动，造成生理功能紊乱以及组织结构的损伤，严重的缺血还能危及生命。

二、血的生成

（一）血液生成的物质基础

血，主要是由营气和津液所组成。营气和津液，都来源于脾胃对饮食物的运化而生成的水谷精微。水谷精微是生成血液的最基本物质。《灵枢·决气》："中焦受气取汁，变化而赤，是谓血"。《妇人良方》："血者水谷之气也……故虽心主血，肝藏血，亦皆统摄于脾，补脾和胃，血自生矣"。

由于脾胃化生的水谷精微是血液生成的最基本物质，所以有脾胃为"气血生化之源"的说法。饮食营养的优劣，脾胃运化功能的强弱，直接影响着血液的化生。因此，长期饮食营养摄入不足，或脾胃运化功能长期失调，均可导致血液生成不足而形成血虚的病理变化。

肾精也是化生血液的基本物质。《诸病源候论》："肾藏精，精者，血之所成也"。肾藏精，精生髓，精髓化生血液。中医学不仅认识到骨髓是造血器官，肾对血液的生成有调节作用，而且认为肾精是通过肝脏的作用而生成血液的。由于精血之间存在着相互滋生和转化的关系，因此，肾精充足，则可化为肝血以充实血液。正如《张氏医通·诸血门》："精不泄，归精于肝而化清血"。故临床上有"补肾精以生血"之说。

综上所述，血液是以水谷之精化生的营气、津液以及肾精为其化生之源。

（二）血液生成的基本过程

血液的生成是在脾胃、心、肺、肝、肾等多个脏腑的共同作用下得以完成的。其中，以脾胃的运化功能尤为重要。

1. 脾胃为气血生化之源

脾胃为后天之本，气血生化之源。脾胃运化的水谷精微是化生血液的基本物质。若中焦脾胃虚弱，不能化生水谷精微，化源不足，往往导致血虚。故临床上治疗血虚，首先要调理脾胃，以助其运化功能。

2. 心主血脉而生血

心在生化血液的过程中，主要起着两个方面的作用：①心主血脉，行血以输送营养物质，使全身各脏腑获得充足的营养，维持其正常的功能活动，从而促进血液的生成。②水谷精微通过脾的转输升清作用，上输于心肺，与肺吸入的清气相结合，复注于心脉赤化而变成血液。正如《侣山堂类辨·辨血》："血乃中焦之汁……奉心化赤而为血"。说明心脏的生理功能参与了血液的生成，故《素问·阴阳应象大论》："心生血"。

3. 肺主气以化血

肺主一身之气，气又能生血，气旺则生血功能强，以致血液旺盛；气虚则生血功能弱，常致血液衰少。另外，脾胃消化吸收的水谷精微，化生为营养物质，通过经脉而汇聚于肺，赖肺的呼吸，在肺内进行气体交换之后方化而为血。《灵枢·营卫生会》："此所受气者，泌糟粕，蒸津液，化其精微，上注于肺脉，乃化而为血"。由此可见，肺脏在化生血液中起着重要作用。由于肺脉化生血液流向全身，故中医认为手太阴肺经的起点始于中焦，为寸口诊脉法的原理奠定了基础。

4. 肝藏血以化血

肝在五行属木，应春日生发之气，以助脾与心的生血功能。正如《素问·六节藏象论》："肝……其充在筋，以生血气"。肝脏是一个贮血器官，主疏泄而藏血，然而，因精血同源，肝血充足，则肾有所藏，精有所资，精充则血足。

5. 肾藏精而生血

肾在血的生成中主要有两个方面的作用：①肾中精气化生元气，促进脾胃化生水谷精微，进而奉心化赤为血：②肾藏精，精血同源，精血互化。即血可养精，精可化血。若肾精不足，或肾不藏精，则往往导致血液生成亏少。因此，临床治疗血虚病证，还可采用补肾益精的方法，以增强肾精及肾气的作用，促进脾胃的功能，以及精血之间的互生互化。

三、血的循行

血液运行于脉道之中，循环不已，流布全身，才能保证其营养全身生理功能的发挥。血液的正常运行受多种因素的影响，同时也是多个脏腑功能共同作用的结果。

（一）血液循行的基本方式

血液循行的基本方式，有两种不同的论述。①血液与营气一样，在经脉中"营周不休"，"阴阳相贯，如环无端"。脉为血之府，脉管是一个相对密闭、如环无端、自我衔接的管道系统。血液在脉管中运行不息，流布于全身，环周不休，以营养人体的周身内外上下。②血液循行的具体方向。正如《素问·经脉别论》："食气入胃，散精于肝……食气入胃，浊气归心，淫精于脉，脉气流经，经气归于肺，肺朝百脉，输精于皮毛。毛脉合精，行气于府。府精神明，留于四脏，气归于权衡"。论中明确指出了心、肺和脉三者构成了血液的循环系统；水谷精气是进入血液循环的；血液具有离心性和向心性两种不同的具体循行方向。

（二）血液循行的基本条件

血液正常循行必须具备三个条件：①血液充盈。②脉管系统完整而通畅。③全身各脏腑生理功能正常，其中与心、肺、肝、脾四脏的关系尤为密切。

1. 心主血脉

心为血液循行的动力，脉是血液循行的通道，血在心气的推动下循行于脉管中。心脏、脉管和血液构成了一个相对独立的系统。全身的血液依赖心气的推动，通过经脉而输送到全身，发挥其濡养作用。心气充沛与否，心脏的搏动是否正常，在血液循环中起着十分关键的作用。

2. 肺朝百脉

心气的推动是血液运行的基本动力，而血非气不运，血的运行依赖气的推动，随着气的升降而运行至全身。肺主一身之气而司呼吸，调节着全身的气机，辅助心脏，推动和调节血液的运行。尤其是宗气贯心脉而行血气的功能，更突出了肺气在血行中的推动和促进作用。

3. 脾主统血

五脏六腑之血全赖脾气统摄，脾气健旺，气血旺盛，则气之固摄作用也就健全，而血液也就不会逸出脉外，从而防止各种出血。

4. 肝藏血、主疏泄

肝贮藏血液和调节血量，能使脉管中的循环血量维持在一个恒定水平上，并能防止出血。肝主疏泄，调畅气机，维持着血液的正常运行。

可见，血液正常的循行需要两种力量：即推动力和固摄力。推动力是血液循行的动力，具体地体现在心肺及肝的疏泄功能方面。固摄力是保障血液不外溢的因素，具体体现在脾统血和肝藏血的功能方面。所以，推动力和固摄力的协调平衡，维持着血液的正常循行。若推动力量不足，则可导致血液流速缓慢，出现滞涩、血瘀等病理改变；若固摄力量不足，则可导致血液外溢，出现出血病证。

综上所述，血液循行是在心、肺、肝、脾等脏腑的相互配合下进行的，因此，其中任何一个脏腑的生理功能失调，都会引起血液循行的失常。例如心气不足，血运无力，可以形成血瘀；肺气不足，宣降失司，可以导致血瘀；脾气虚弱，统摄无权，可以产生多种出血病证；肝失疏泄，肝气上逆，可以导致出血，而肝气郁结，又可以导致瘀血等。故《温病条辨·治血论》："故善治血者，不求之有形之血，而求之无形之气"。

四、血的生理功能

血具有营养、滋润全身脏腑组织的生理功能，同时，又是机体神志活动的物质基础。

（一）濡养滋润全身脏腑组织

血盛则形盛，血衰则形萎，血败则形坏。血液由水谷精微所化生，含有人体所需的丰富的营养物质。血沿脉管循行于全身，内至五脏六腑，外达皮肉筋骨，为全身各脏腑组织器官的功能活动提供营养。故《难经·二十二难》："血主濡之"。全身内脏、五官九窍、四肢百骸等各部分，无一不是在血的濡养作用下发挥其生理功能的。例如鼻能嗅，眼能视，耳能听，喉能发音，手能摄物等都是在血的作用下完成的。正如《素问·五脏生成》："肝受血而能视，足受血而能步，掌受血而能握，指受血而能摄"。

血的濡养作用还可以从面色、肌肉、皮肤、毛发、感觉和运动等方面反映出来。若血液充足，脏腑组织得养，则表现为面色红润，肌肉丰满壮实，肌肤和毛发光滑润泽，感觉灵敏，运动自如等。若血液亏虚，脏腑组织失养，则可导致机体脏腑功能低下，表现出面色不华或萎黄，肌肉瘦削，肌肤干燥，毛发不荣，肢体或肢端麻木，运动不灵活等临床表现。

（二）神志活动的主要物质基础

血是机体精神活动的主要物质基础。人体必须依赖血液的濡养，才能产生正常的精神情志活动。正如《素问·八正神明论》："血气者，人之神，不可不谨养"。《灵枢·平人绝谷》："血脉和利，精神乃居"。在人体血气充盛，血脉调和的前提下，其精力充沛，神志清晰，感觉灵敏，思维敏捷。反之，在诸多因素影响下，以致血液亏耗，或血行异常，而表现出不同程度的精神疲惫，健忘，失眠，多梦，烦躁，惊悸，甚至神志恍惚，谵妄，昏迷等异常的精神情志活动。

第四节 津 液

一、津液的基本概念

津液，指人体内一切正常水液的总称，是构成人体和维持人体生命活动的基本物质之一。它包括各脏腑组织的内在体液及其正常的分泌物。如胃液、肠液、泪、涕、涎、唾等。

津液所包括的内容非常广泛，机体内除了藏于脏腑中的精和运行于脉管内的血之外，其他所有正常的液体都属于津液。汗液、尿液等是正常的分泌液、排泄液，在《内经》中被视为津液范畴。所谓"汗出溱溱，是谓津"；"膀胱者，州都之官，津液藏焉"便是此意。然因汗液与尿液等一旦生成之后，不再为机体所利用，故现代一般不将其列为津液的范围。

津液是津和液的总称，二者本属一体，同源于饮食水谷，均赖脾胃运化而生成，但两者在性状、分布和功能上又有所不同。一般而言，质地清稀，流动性较大，布散于皮肤、肌肉、孔窍，并能渗入血脉之内，起滋润作用的，称为"津"；质地稠厚，流动性较小，灌注于骨节、脏腑、脑、髓等，起濡养作用的，称为"液"。正如《类经·藏象类》："津液本为同类，然亦有阴阳之分。盖津者，液之清者也；液者，津之浊者也。津为汗而走腠理，故为阳；液注骨而补脑髓，故属阴"（表3-2）。

然而，津与液之间，可以相互补充，相互转化，故在一般情况下统称为"津液"。但在临床辨别"伤津"与"脱液"的病理变化时，在对津液不足的具体辨证论治过程中，又必须加以区分。

表3-2	津与液的区别	
	津	液
性状	清稀、流动性较大	稠厚，流动性较小
分布	皮肤、肌肉、孔窍	脏腑、骨节、脑、髓
功能	滋润作用	濡养作用
属性	阳	阴

二、津液的生成、输布和排泄

津液的生成、输布和排泄，是一个涉及多个脏腑一系列生理活动的复杂过程。《素问·经脉别论》："饮入于胃，游溢精气，上输于脾，脾气散精，上归于肺,通调水道,下输膀胱,水精四布,五经并行"。

(一)津液的生成

津液来源于饮食水谷,是通过脾胃、小肠和大肠吸收饮食水谷中的水分和营养而生成的。

1. 脾胃纳运

胃主受纳腐熟,赖游溢精气而吸收水谷中部分精微;脾主运化,赖脾气之升清,将胃肠吸收的谷气与津液,上输于肺,并输布全身。

2. 小肠主液

小肠泌别清浊,吸收饮食物中大部分的营养物质和水分,上输于脾,而布全身;并将水液代谢产物经肾送入膀胱,把糟粕下输于大肠。小肠通过"主液"的功能参与人体内津液的生成。

3. 大肠主津

大肠接受由小肠下注的饮食物残渣和剩余水分后,将其中部分水液重新吸收,使残渣形成粪便而排出体外。大肠通过"主津"的功能参与人体内津液的生成。

胃、小肠、大肠所吸收的水谷精微(津液),上输于脾,通过"脾气散精"作用而布散全身。若脾气的运化及胃肠的吸收功能失调,都会影响津液的生成,导致津液不足的病变。

(二)津液的输布

津液的输布主要是依靠脾、肺、肾、肝和三焦等脏腑生理功能的综合作用而完成的。

1. 脾气散精

脾气散精以转输津液的作用主要体现在两个方面:①脾主运化水谷精微,将津液上输于肺,通过肺的宣发和肃降,使津液输布全身而灌溉脏腑、形体和孔窍。②脾主运化水谷精微,直接将津液"灌溉四旁"而布达全身。故《素问·太阴阳明论》:"脾主为胃行其津液"。若脾失健运,津液输布代谢障碍,水液停聚,常致脘腹胀满痞塞,或痰饮、水肿等病理变化。故《素问·至真要大论》:"诸湿肿满,皆属于脾"。

2. 肺主行水

肺主行水,主宣发肃降,通调水道,为水之上源。肺主宣发,将脾胃转输的津液输布至人体的上部和体表;肺主肃降,将脾胃转输的津液输布至人体的下部。若肺气宣发肃降失常,则水液输布障碍,发为痰饮,甚则水泛为肿。

3. 肾主津液

《素问·逆调论》："肾者水脏，主津液"。肾对津液输布起着主宰作用，主要表现在两个方面：①肾中阳气的蒸腾气化，是胃"游溢精气"，脾气散精，肺通调水道，以及小肠泌别清浊等作用的动力，推动着津液的输布。②通过肺通调水道而下输至肾的津液，在肾的蒸腾气化作用下，清者蒸腾，经三焦上输于肺而布散于全身；浊者化为尿液注入膀胱。尿液的生成量和排泄量的多少对整个水液代谢的平衡至关重要。

4. 肝主疏泄

肝主疏泄，使气机调畅，三焦气治，气行则津行，从而促进津液的输布环流。若肝失疏泄，气机郁结，往往影响津液的输布，产生痰饮、水肿，以及痰气互结的梅核气、臌胀等。

5. 三焦决渎

三焦为"决渎之官"，是津液在体内流注、输布的通道。若三焦水道不利，也会导致水液停聚，发为多种病证。

此外，心主血脉的功能，亦与水液输布有关。心属火，为阳中之太阳，主一身之血脉。津液和血液依赖心阳之动力，方能正常运行，环周不休。

综上所述，津液的输布虽与五脏皆有密切关系，但主要是由脾、肺、肾和三焦来完成的。

（三）津液的排泄

体内多余的水分和津液代谢产物的排泄主要通过排出尿液和汗液来完成。除此之外，呼气和粪便也将带走一些水分。因此，津液的排泄主要与肾、肺、脾、胃、大肠的生理功能有关。由于尿液是津液排泄的最主要途径，因此，肾脏的生理功能在津液排泄中的地位最为重要。

1. 汗、呼气

肺气宣发，将津液输布到体表皮毛，被阳气蒸腾而形成汗液，由汗孔排出体外；肺主呼吸，肺在呼气时也会带走部分水分。

2. 尿液

尿液为津液代谢的最终产物，其形成与肺、脾、肾等脏腑密切相关，尤以肾最为重要。肾的气化作用与膀胱的气化作用相配合，共同化生尿液，并将尿液排出体外。肾在维持人体津液代谢平衡中起着关键作用，所以说"水为至阴，其本在肾"。

3. 粪便

大肠排出的水谷糟粕所形成的粪便中亦可带走少许津液。腹泻时，大便中含水量增多，带走大量津液，易引起伤津的病理表现。

综上所述，津液的生成、输布和排泄过程，是通过诸多脏腑相互协调、密切配合而完成的，其中以肺、脾、肾三脏的综合调节最为重要。《景岳全书·肿胀》："盖水为至阴，故其本在肾；水化于气，故其标在肺；水惟畏土，故其制在脾"。如果肺、脾、肾及其他相关脏腑功能失调，则会影响津液的生成、输布和排泄，破坏津液代谢的协调平衡，导致津液的生成不足，或耗损过多，或输布与排泄障碍，水液停滞等多种病理改变。三脏之中，尤以肾的功能最为关键。故《素问·逆调论》："肾者水脏，主津液"。

三、津液的生理功能

津液对人体生命活动的维持具有十分重要的作用。概括起来，津液的功能主要包括滋润濡养脏腑组织、化生血液、调节机体阴阳平衡和排泄废物等方面。

（一）滋润濡养脏腑组织

津液是液态物质，有着较强的滋润作用；津液中含有丰富的营养物质，具有一定的濡养作用。津液布散于体表，能滋润皮毛肌肉；渗入体内，能濡养脏腑；输注于孔窍，能滋润鼻、目、口、耳等官窍；渗注骨、脊、脑，能充养骨髓、脊髓、脑髓；流注于关节，能滋润骨节以利屈伸等等。若津液不足，失去滋润与濡养的作用，则会使皮毛、肌肉、孔窍、关节、脏腑以及骨髓、脊髓、脑髓的生理活动受到影响，脏腑组织的生理结构也会遭到破坏。

（二）化生血液

津液经孙络渗入血脉之中，成为化生血液的基本成分之一，并起着濡养和滑利血脉的作用。故《灵枢·痈疽》："中焦出气如露，上注溪谷，而渗孙脉，津液和调，变化而赤为血"。

津液还有调节血液浓度的作用。当血液浓度增高时，津液就渗入脉中稀释血液，并补充血量。当机体津液亏少时，血中之津液可以从脉中渗出脉外以补充津液。由于脉内脉外的津液相互渗透，机体因而可以根据生理病理变化来调节血液的浓度，保持正常的血量，起到滑利血脉的作用。由于津液和血液都是由水谷精微所化生，二者之间又相互渗透转化，故有"津血同源"之说。

（三）调节机体阴阳平衡

在正常情况下，人体阴阳之间处于相对的平衡状态。津液作为阴液的一部分，对调节人体的阴阳平衡起着重要作用。人体阴阳的正常与否，与津液的盛衰密切相关。机体根据体内的生理状况和外界环境的变化，通过津液的自我调节，使机体保持正常状态，以适应外界环境的变化。如寒冷季节，皮肤汗孔闭合，津液不能借汗液排出体外，便下入膀胱，使小便增多；夏暑季节，汗多则津液减少下行，使小便减少。由此调节机体的体温恒定和阴阳平衡，从而维持人体正常的生命活动。正如《灵枢·五癃津液别》："水谷入于口，输于肠胃，其液别为五，天寒衣薄则为溺为气，天热衣厚则为汗"。

（四）排泄废物

津液在其自身的代谢过程中，能把机体的代谢产物通过汗、尿等方式，不断地排出体外，使机体各脏腑的气化活动正常。若机体排泄废物的作用受损，或发生障碍，就会使代谢产物潴留于体内，而产生各种病理变化。临床上因严重吐泻脱水，或高热不退伤津，若不能及时补充阴液，即可因尿量急剧减少，甚或无尿，而致毒性物质无法随尿排出而自身中毒，甚则可危及生命。若因病而致肾的气化功能逐步衰竭，津液代谢产物无法排出，则既可出现水湿痰饮等病理产物，亦可出现头胀头痛，恶心呕吐，甚至神志昏迷等症状。

此外，津液还有运载全身之气的作用。人身之气以津液为载体，依附于津液而存在，运动变化于津液之中。

第五节　精气血津液之间的关系

精、气、血、津液，是构成人体和维持人体生命活动的基本物质，均依赖于脾胃化生的水谷精微不断地补充。它们在脏腑组织的功能活动中相互渗透、相互促进、相互转化，然而，它们在生理功能上，又存在着相互依存、相互制约、相互为用的密切关系。

一、精与气的关系

（一）精能化气

精为气化生的本原。精在气的激发推动作用下，可化生为气。《类经》："精化为气，元气由精而化生也"。各脏之精化生各脏之气，而藏于肾中的先天之精则化为元气。元气为诸气之本，根源于肾，升腾而布达周身，以促进人体的生长、发育和生殖，并推动和调节全身脏腑的功能活动。精盈则气盛，精少则气衰。故精虚及失精患者，每每可见少气不足以息，动辄气喘，肢倦神疲，懒于言语等气虚的表现。

（二）气能生精

气的运行不息能促进精的化生，即精依气生，气化为精。肾中所藏之精，以先天之精为基础，且赖后天水谷之精的不断充养才得以充盛。先天之精依赖于肾的气化，后天之精依赖于脾的运化，所以，只有全身脏腑之气充足，功能正常，才能使精生化不止，源泉不断。

（三）气能摄精

气能封藏和控制精，以防止精无故耗损外泄。气聚则精盈，气弱则精失。若元气亏损，肾失封藏，每每可见失精之害。故临床有重用补气之参、芪，以治梦遗失精的方法。

二、精与血的关系

精与血化源相同，都是由水谷精微化生和充养，且二者之间互相滋生，互相转化，即精能生血，血能化精，故谓"精血同源"。

（一）精能生血

精是化生血液的基本物质之一。先天之精藏于肾，后天之精来源于脾胃，二者融入血中皆能化生血液。然而，血液的化生是以先天之精为主要物质基础，而后天之精只是化生血液的物质来源。肾主藏精，精能生髓，髓可生血，故说"精能生血"。可见精气充足，则血液充盈。反之，水谷精气不足或肾精亏损，则血液生成乏源，可致各种血虚病变，即所谓"精少则血亏"。临床上治疗血虚之证，常用补益肾精，精血同治的方法。

（二）血能化精

血液贮藏于肝，精藏于肾，血与精同源，皆为水谷精微所化，而血能滋养和补充肾精。正如《诸病源候论》："精者，血之所成也"。血能生精，血旺则精充，血亏则精衰。故每见血亏之候，常有肾精亏损之征。

三、精与津液的关系

（一）精为液本

肾藏精，肾精充足，肾精化为肾阳，才能发挥温煦、推动脾胃等脏腑的生理功能，并将饮食水谷化生为津液；而肾阳的蒸腾气化功能正常，才能保证三焦通行津液，使水液无停滞之患。同时，精与津液同属于阴，而肾精所化之肾阴，乃是一身阴液的根本。故《素问·逆调论》："肾者水脏，主津液……"若肾精亏虚，三焦气化不利而津液不布，或阴液化生无源而亏虚，则可出现口咽干燥，渴欲饮水，或水液潴留发为水肿等症。由于精和津液关系甚为密切，故温病后期，当津液严重耗伤时，治疗既要滋养津液，又要填补肾精。

（二）液能灌精

津液是肾精的重要组成部分。脾胃运化水谷所化生的津液，通过三焦气化输布全身，以濡养脏腑组织器官，而其中浓稠部分，并入肾中以充养肾精，成为肾精的组成部分。《灵枢·口问》："液者，所以灌精濡空窍者也，液竭则精不灌"。故精亏之证，常用补脾益肾之法，使脾健则谷化，谷化则津液生，津液生则精之化源始充。

四、气与血的关系

气与血都源于脾胃化生的水谷精微和肾中精气。气属阳，具有推动、温煦、固摄等作用，血属阴，具有营养、滋润等作用，二者在生成、输布等方面，互根互用，关系密切。故《难经·二十二难》："气主煦之，血主濡之"。《灵枢·营卫生会》："血之与气，异名而同类焉"。

气是血液生成和运行的动力，血是气的化生基础和载体，二者相互为用，须臾不离，这种关系通常概括为"气为血之帅，血为气之母"。气为血帅，是指气对血的统率作用，包括气能生血、行血和摄血三个方面；血为气母，则是指血对气的濡养和运载作用。

（一）气能生血

气是化生血液的基本物质。气能生血，主要指营气直接参与了血的生成，营气与津液入脉化血，可使血量充足；同时，气又是血液化生的动力，血液的化生以营气、津液和肾精作为物质基础，在这些物质本身的生成以及转化为血液的过程中，每一个环节都离不开气的推动、激发和气化作用。因此，气盛则化生血液的功能强盛，促使血液充足；气虚则化生血液的功能减弱，易致血虚病变。即"气旺则血充，气虚则血少"。故临床上治疗血虚病变时，常常以补气药配合补血药使用，可以取得较好疗效，即是源于气能生血的理论。

（二）气能行血

气是血液运行的动力，血液的运行依赖于心气的推动、肺气的敷布及肝气的疏泄调畅等。故《血证论·阴阳水火气血论》："运血者，即是气"。因此，气盛则气机调畅，推动血行有力，使血液运行得以保证。反之，气虚则无力推动血行，气滞则不能推动血行，从而产生血瘀病变，故说："气行则血行"，"气虚则血滞"，"气滞则血瘀"。此外，气的运行发生逆乱，升降出入失常，也会影响血液的正常运行，出现血液妄行的病变。如气逆者血随气升，气陷者血随气下等等。所以临床上治疗血液运行失常的病变，常以调气为上，调血次之，主要选用补气、行气、降气、升提的药物，即是气能行血理论的实际应用。

（三）气能摄血

气对血液具有固摄和控制作用，使其始终运行于脉管之中，而不溢于脉外，即气能摄血。气固摄血液的主要体现就是脾气统血。脾气充足而统血，则血行脉中而不外溢，从而保证了血液的正常运行及其濡养功能的发挥。若脾气虚弱，统摄无权，往往会导致各种出血病证，临床上称为"气不摄血"或"脾不统血"。因而，治疗出血病变，必须用健脾补气摄血的方法。临床上急救大失血危重病人时，常用大剂补气药物以摄血，便是气能摄血理论的具体应用。

（四）血能载气

气的活动力最强，易于逸脱，必须依附于血而静谧，并以血为载体运行全身。倘若血不载气，则气漂浮不定，无所归附，即所谓"血为气之母"，"血为气之宅"。因此，血液虚少的病人，也会出现气虚病变；而大失血的病人，则气可随血脱失，出现气涣散不收，漂浮无根的气脱病证，称为"气随血脱"。

（五）血能养气

气存在于血中，血不断地为气的生成和功能活动提供营养。水谷精微是脏腑经络之气生成和维持脏腑经络生理功能的主要物质基础，而水谷精微又赖血以运之，借以不断地为脏腑经络的功能活动供给营养，使气的生成与运行得以正常进行。所以说"血盛则气旺，血衰则气少"。临床上血虚的病人往往兼有气虚的表现，其道理即在于此。

综上所述，气与血，一阴一阳，互相维系，一身气血，不能相离。气血阴阳之间协调平衡，生命活动才得以正常进行。若血气不和，则百病丛生。因此，调节气血之间的关系，使其恢复协调平衡的状态，是治疗疾病的常用原则之一。

五、气与津液的关系

气与津液相对而言，气属阳，津液属阴。气与津液的关系十分类似于气与血的关系，津液的生成、输布和排泄，有赖于气的推动、固摄作用和气的升降出入运动，而气在体内的存在及运动变化，也离不开津液的滋润和运载。因此，在病机上病气即病水，病水即病气。在治疗上，治气即是治水，治水即是治气。

（一）气能生津

气是津液生成的物质基础和动力。津液的生成，来源于饮食水谷化生的水谷精气，同时依赖于气的推动作用。饮食水谷经过脾胃运化、小肠分清别浊、大肠主津等一系列脏腑生理活动后，其中精微的液体部分被吸收，化生津液以输布全身。在津液生成的一系列气化过程中，诸多脏腑之气，尤其是脾胃之气起到至关重要的作用，所以说"气能生津"。脾胃之气健运，则化生津液之力强健，使人体津液充盛。若脾胃之气虚弱，则化生津液之力减弱，易致津液不足的病变。即气盛则津足，气衰则津少。故治疗津液不足时，往往采取补气生津之法。

（二）气能行津

津液有形而主静，津液的输布和排泄，全赖气的推动和气化作用。津液的输布依赖于脾气的运化和散精而布散全身，并"上归于肺"，肺气宣发，将津液向上向外布散，代谢化为汗液；肺气肃降，将津液下输到肾与膀胱，经肾的蒸腾气化，代谢化为尿液。由于肺、脾、肾及三焦之气升降出入，不断地运行和气化，推动着津液在体内的运行输布、代谢变化，对全身各脏腑组织起着滋润、濡养作用，多余的水分则化为汗液、尿液等排出体外，以保持人体水液代谢的平衡。如果气虚，推动作用减弱，气化无力进行，或气机郁滞不畅，气化受阻，均可引起津液的输布、排泄障碍，进而形成水、湿、痰、饮等病理产物，即"气不行水"或"气不化水"。所以说"气行则水行"，"气滞则水滞"。而水、湿、痰、饮等又为有形之邪，常常会阻滞气机，引起气机不利，称为"水停气滞"。气不行水与水停气滞常互为因果，形成恶性循环，使病情难以速愈。在临床上，常将利水湿、化痰饮与补气、行气之法同时并用，即所谓"治痰先治气"，"治湿兼理脾"，正是气能行津理论的具体应用。

（三）气能摄津

气的固摄作用可以防止体内津液无故流失，而气通过对津液排泄的控制，维持着体内津液量的相对恒定。例如卫气司汗孔开合，调节腠理开合，控制汗液排泄；肾气司膀胱开合，约束尿液；脾气对涎液、肠液的约束，不使津液过多外流等等，都是气固摄津液的体现。若气虚无力固摄津液，则会出现诸如多汗，自汗，多尿，遗尿，小便失禁以及流涎不止等病理现象。临床上往往采取补气摄津的方法以控制津液的过多外泄。

（四）津能载气

津液是气运行的载体之一。在血脉之外，气的运行必须依附于津液而存在，否则也会使气漂浮失散而无所归，故说"津能载气"。津液的丢失，必将导致气的损耗，如暑热病证，不仅伤津耗液，而且气亦随汗液外泄，出现少气懒言，体倦乏力等气虚表现。而当大汗、大吐、大泻等津液大量丢失时，气亦随之大量外脱，称之为"气随液脱"。故《金匮要略心典·痰饮》："吐下之余，定无完气"。因此，临床使用汗、吐、下三法之时，必须做到有所节制，中病即止，勿过而生变证。

六、血与津液的关系

（一）津血同源

津液和血，同源于水谷精微，皆由水谷精微所化生，依赖于脾胃的运化，具有滋润、濡养机体的作用。津液与血可以相互转化，津液渗入脉中，与营气相合，便成为血液的组成成分；脉内的血液，其液态成分释出脉外，便融于津液之中。津血之间的这种关系常概括为"津血同源"。

（二）津血互化

1. 津能化血

津液是血液化生的重要组成部分，中焦水谷化生的津液，通过脾气的散精而上归于肺，并在心肺作用下，渗注脉中，与营气相合，变化为血。故《灵枢·决气》："中焦受气取汁，变化而赤，是谓血"。另外，布散于肌肉、腠理等处的津液，也可以不断地渗入孙络，以化生和补充血液。《灵枢·痈疽》："中焦出气如露，上注溪谷，而渗孙脉，津液和调，变化而赤为血"。当饮食水谷摄入不足，或脾胃功能减退，或大汗、大吐、大泻，或严重烧烫伤时，脉外津液不足，不仅不能进入脉内以化生血液，然脉内的津液则反而渗出脉外，以图补充津液的亏耗，故常常导致血虚、血瘀等病变。故津液不足时，切忌采用放血或破血疗法，以防血液和津液的进一步耗伤。正如《灵枢·营卫生会》："夺汗者无血"。

2. 血能化津

血液行于脉中，脉中津液可以渗出脉外而化为津液，以濡润脏腑组织和官窍，同时弥补脉外津液的不足，以助津液的输布代谢。若血液瘀滞，津液无以渗于脉外，以至皮肤、肌肉失于濡养，则表现出肌肤干燥粗糙甚至甲错等。由于津液可化为汗液排泄于外，故又有"血汗同源"之说。若血液亏耗，尤其是在失血时，脉中血少，不能化为津液，反而需要脉外津液进入脉中，以补充脉内血液的不足，故常导致津液不足，表现出口渴，尿少，皮肤干燥等病理变化。因此，治疗失血者，不能使用发汗之法，以防出现津液与血液进一步耗竭的恶性后果。故《灵枢·营卫生会》："夺血者无汗"。《伤寒论》则告诫："衄家不可发汗"，"亡血家不可发汗"。

第四章

经　络

【目的要求】

1. 掌握经络的基本概念、生理功能和经络系统的组成，经络的走向、交接和分布规律，经络的流注次序和表里关系。

2. 熟悉经络学说的应用，十二经脉的名称、循行路线，任脉、督脉、冲脉和带脉的循行路线和生理功能。

3. 了解奇经八脉的基本概念，阴（阳）跷脉、阴（阳）维脉的循行路线和生理功能。

　　经络是运行气血，联络脏腑肢节，沟通内外上下的通路。经络是经脉和络脉的总称，是人体结构中的重要组成部分，具有联系脏腑组织器官，沟通人体内外上下，运行气血阴阳，感应传导和调节机体平衡等生理作用。

　　经络系统由十二经脉、奇经八脉、十二经别、络脉、十二经筋和十二皮部等组成。十二经脉包括手足三阴三阳，具有一定的走向、交接、分布规律、表里相合关系和流注次序；奇经八脉是督脉、任脉、冲脉、带脉、阴（阳）跷脉、阴（阳）维脉的总称，具有密切十二经脉之间的联系，调节十二经气血的生理作用，与肝、肾等脏及女子胞、脑、髓等奇恒之腑关系密切。

　　经络学说是研究人体经络系统的组成，经络的循行分布、生理功能、病理变化及其与脏腑之间相互关系的学说，是中医学理论体系中的重要组成部分，已被广泛运用于中医各科临床，对阐释病理变化、指导疾病的诊断和治疗起着十分重要的作用。

　　学习经络学说应在熟悉十二经脉和奇经八脉循行路线的基础上，着重掌握经络的基本概念、生理功能、经络系统的组成、经络的走向、交接、分布规律、经络的流注次序和表里关系，并用以阐释疾病的病理变化和指导疾病的诊治。

　　经络学说是研究人体经络的循行分布、流注次序、生理功能、病理变化及其与脏腑之间相互关系的一种学说，是中医学理论体系的重要内容。

　　经络学说是古人在长期的医疗实践活动中产生和发展起来的。经络学说与藏象学说、精气血津液理论等内容共同构成了中医学理论体系的核心，以此阐释人体的生理功能、病理变化，并指导临床实践。它不仅是针灸、推拿等学科的理论基础，而且一直指导着中医临床各科的诊断和治疗，并起着十分重要的作用，被历代医家所重视。《灵枢·经脉》："经脉者……能决死生，处百病，调虚实，不可不通也"。

第一节　经络的概念及经络系统的组成

一、经络的概念

经络，是人体运行气血，联络脏腑器官，沟通上下内外的通路。

经络为经脉和络脉的总称。经脉是经络系统的主干，纵行分布，循行部位较深，与脏腑有着密切联系；络脉是经脉的分支，纵横交错的分布，犹如网络一样遍布全身，循行部位较浅，与脏腑无直接的联系。故《医学入门·经穴起止》："经者，径也，径直者为经；经之支脉旁出者为络"。经脉和络脉共同把人体的脏腑、器官、孔窍以及皮肉筋骨等组织联结成一个统一的有机整体。

二、经络系统的组成

经络系统，由经脉和络脉两部分组成（表4-1）。经脉，包括十二经脉、奇经八脉和十二经络，是经络系统的主干；络脉包括别络、浮络和孙络，是经脉的细小分支。

十二经脉，又称为"十二正经"，即手足三阴经和手足三阳经。十二经脉是气血运行的主要通道，有一定的起止循行部位、走向交接规律、分布规律、流注次序、脏腑络属关系和表里相合关系。

十二经别，是从十二正经别行深入体腔的重要支脉，属于经脉范畴。其分布特点是：离（从肘、膝关节附近的正经别出）、入（深入体腔与相关内脏联系）、出（上行浅出头项部）、合（在头项处，阳经的经别合于本经经脉，阴经的经别合于与其相表里的阳经经脉）。十二经别的作用，主要是加强十二经脉相为表里的两条经脉及脏腑之间的联系，加强阴经经脉与头面之间的联系，补充十二经脉在体内外循行的不足，扩大经穴的主治范围。

十二经筋，是十二经脉之气输布于筋肉关节的体系，是附属于十二经脉的筋肉系统。其循行分布特点是：均起于四肢末端，"结、聚、散、络"于筋肉、关节、骨骼，走向躯干，循行于体表，不入内脏。十二经筋的作用，主要是联络四肢百骸，维络周身，主司关节运动。

十二皮部，是十二经脉功能活动反映于体表的部位，是经络之气散布之所在。十二皮部的分布区域，是以十二经脉在体表的分布范围为依据而划分的。故《素问·皮部论》："凡十二经络脉者，皮之部也"。十二皮部的作用，主要是保卫机体，抗御外邪；传注病邪，反映病证。正如《素问·皮部论》："是故百病之始生也，必先于皮毛，邪中之则腠理开，开则入客于络脉，留而不去，传入于经，留而不去，传入于腑，禀于肠胃"。

奇经八脉，又称为"奇经"，即督脉、任脉、冲脉、带脉、阴跷脉、阳跷脉、阴维脉、阳维脉八条经脉。奇经八脉的作用，主要是统领、联络和调节十二经脉。

表 4 - 1　　　　　　　　　　经络系统简表

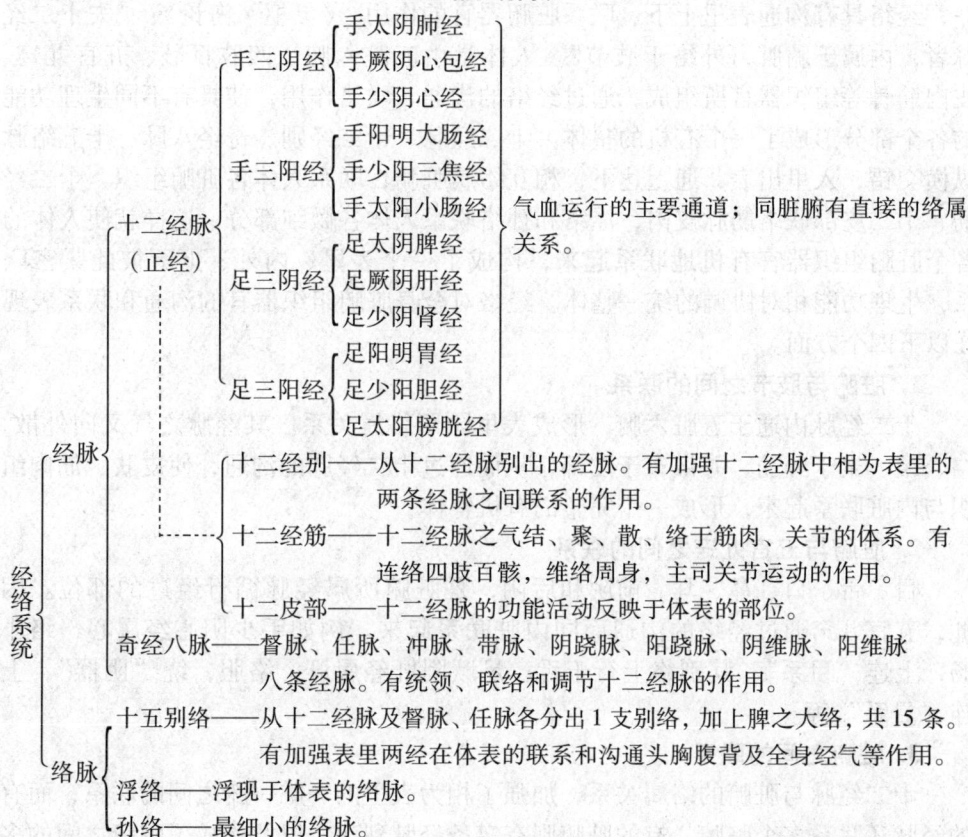

经络系统
- 经脉
  - 十二经脉（正经）
    - 手三阴经：手太阴肺经、手厥阴心包经、手少阴心经
    - 手三阳经：手阳明大肠经、手少阳三焦经、手太阳小肠经
    - 足三阴经：足太阴脾经、足厥阴肝经、足少阴肾经
    - 足三阳经：足阳明胃经、足少阳胆经、足太阳膀胱经
    - （气血运行的主要通道；同脏腑有直接的络属关系。）
    - 十二经别——从十二经脉别出的经脉。有加强十二经脉中相为表里的两条经脉之间联系的作用。
    - 十二经筋——十二经脉之气结、聚、散、络于筋肉、关节的体系。有连络四肢百骸，维络周身，主司关节运动的作用。
    - 十二皮部——十二经脉的功能活动反映于体表的部位。
  - 奇经八脉——督脉、任脉、冲脉、带脉、阴跷脉、阳跷脉、阴维脉、阳维脉八条经脉。有统领、联络和调节十二经脉的作用。
- 络脉
  - 十五别络——从十二经脉及督脉、任脉各分出 1 支别络，加上脾之大络，共 15 条。有加强表里两经在体表的联系和沟通头胸腹背及全身经气等作用。
  - 浮络——浮现于体表的络脉。
  - 孙络——最细小的络脉。

别络，有别走邻经之意，是较大的和主要的络脉。别络共有 15 条，即十二经脉和督脉、任脉各自别出 1 络，再加上"脾之大络"，合称"十五别络"，又称为"十五络"。别络的作用，主要是加强十二经脉中相为表里两条经脉之间在体表的联系，沟通头、胸、腹、背和全身经气，弥补十二经脉之不足，统领一身阴阳诸络。别络和经别均是十二经脉的分支，但二者有着明显的区别：经别主内，没有所属穴位，也没有所主病证；别络主外，各有 1 络穴，并有所主病证。

浮络，是循行于人体浅表部位而常浮现的络脉。浮络分布广泛，没有定位，具有沟通经脉，输达肌表的作用。

孙络，是最细小的络脉。孙络分布全身，难以计数，具有"溢奇邪"，"通荣卫"的作用。

三、经络的生理功能

（一）联络脏腑，沟通内外上下

经络具有沟通表里上下、联系脏腑器官的作用。《灵枢·海论》："夫十二经脉者，内属于腑脏，外络于肢节"。人体是由五脏六腑、四肢百骸、五官九窍、皮肉筋骨等组织器官所组成，通过经络的沟通、联络作用，使具有不同生理功能的各个部分形成了一个有机的整体。十二经脉、十二经别、奇经八脉、十五络脉纵横交错，入里出表，通上达下，相互络属脏腑，联系人体各脏腑组织。十二经筋、十二皮部联络筋脉皮肉，浮络和孙络联系人体各微细部分，这样就使人体的各个脏腑组织器官有机地联系起来，构成了一个表里、内外、上下彼此紧密联系，生理功能相对协调的统一整体。经络对全身脏腑组织器官的沟通和联系表现在以下四个方面。

1. 脏腑与肢节之间的联系

十二经脉内通于五脏六腑，形成表里阴阳络属关系。其经脉之气又向外散、络、结、聚于经筋，并散布于皮部，从而通过十二经脉的沟通，使皮肤、筋肉组织与内脏联系起来，形成一个完整的有机整体。

2. 脏腑与五官九窍之间的联系

目、舌、口、鼻、耳、前阴和后阴，是脏腑所属经脉循行经过的部位。因此，五官九窍通过经络的沟通而同内脏联系起来。例如手少阴心经属心，络小肠，上连"目系"，其别络上行于舌；足厥阴肝经属肝，络胆，绕"阴器"，上连"目系"等。

3. 脏腑之间的联系

十二经脉与脏腑的络属关系，加强了相为表里的一脏一腑之间的联系，而有的经脉还联系多个脏腑，有的脏腑则有多条经脉到达，以此构成了脏腑之间的多种联系。例如足少阴肾经属肾，络膀胱，贯肝，入肺，络心；手太阴肺经、手阳明大肠经、足厥阴肝经、足少阴肾经、手少阴心经等均循行到达肺脏。

4. 经脉之间的联系

十二经脉的阴阳表里有一定的交接和流注次序。十二经脉与奇经八脉之间纵横交错，彼此相互联系，构成了经脉与经脉之间的多种联系。例如十二经脉的手足三阳经均会聚于督脉的大椎穴，阳维脉与督脉交会于风府穴，故称督脉为"阳脉之海"；十二经脉的足三阴经以及奇经八脉中的阴维脉、冲脉均交会于任脉，足三阴经又上接手三阴经，故称任脉为"阴脉之海"；冲脉，前与任脉相并于胸中，后通于督脉，十二经脉又交会于督脉、任脉，加上冲脉上出于咽喉，渗灌诸阳经，下并于少阴经，渗灌三阴经，受纳了十二经脉中的气血，故称冲脉为"十二经脉之海"；督、任、冲三脉同起于胞中，称为"一源三歧"。

（二）运行气血，濡养全身

经络是人体气血运行的通道，可将营养物质输布到全身各个组织器官，使脏腑组织得以濡养和滋润，筋骨关节得以通利。《灵枢·本脏》："经脉者，所以行血气而营阴阳，濡筋骨，利关节者也"。气血是人体生命活动的物质基础，人体各个组织器官，皆需要气血的濡润和温养，才能完成正常的生理功能。而气血通达全身，发挥其营养脏腑组织器官的作用，必须依赖于经络的传注。

（三）保卫机体，抗御外邪

经络能行气血而营阴阳，营气行于脉中，卫气行于脉外，经络畅通，则营卫调和，在内可洒陈于六腑，和调于五脏，在外可充皮毛、肥腠理。正如《灵枢·本脏》："血和则经脉流行，营复阴阳，筋骨劲强，关节清利矣。卫气和则分肉解利，皮肤调柔，腠理致密矣"。由于经络能运行血气，使营卫气血密布全身，而脏腑器官在营卫气血的灌注濡养下，则机体强健，自能发挥其保卫机体，抗御外邪的屏障作用，从而防止外邪的侵袭。

（四）感应传导，调整虚实

感应传导，是指经络系统具有感应、传导针刺、按摩或其他刺激等各种信息的作用。针刺时的"得气"现象，就是经络传导感应作用的结果。经络将脏腑组织器官联系为一个有机的整体，并使人体内部功能活动保持相对的协调与平衡。然而，当邪气作祟时，可引起人体的气血不和以及阴阳偏盛偏衰，表现出脏腑功能或虚或实的证候，此时即可运用针灸、按摩等治疗方法，通过"泻其有余，补其不足"，以激发经络的感应、传导和调节作用，从而促使人体功能活动恢复平衡协调。故《灵枢·经脉》："经脉者，所以决死生，处百病，调虚实"。

四、经络学说的应用

（一）说明病理变化

在生理状态下，经络有运行气血，感应传导的作用。当发生病变时，经络则是传注病邪和反映病变的途径。

1. 传注病邪

经络对于病邪的传注，主要表现在两个方面：

（1）**表病传里** 在正气虚弱的情况下，外邪乘虚侵袭人体，其传注规律是从皮毛依次传注于孙络、络脉、经脉和五脏六腑。例如外邪侵犯肌表，初见恶寒，发热，头身痛，脉浮等表证，继而可出现咳喘，胸痛等肺部病证。

（2）**里病互传** 脏腑间通过经络来沟通和联系，因而经络还可以成为脏腑之间病变相互影响、传变的渠道。例如肝气郁结，表现为两胁或少腹胀痛，进而可出现胃脘痛，腹泻等肝气犯胃或肝脾不和之病变。

2. 反映病证

内在脏腑与外在形体、官窍之间，通过经络而密切联系，故内脏病变可通过经络的传注反映于体表的组织器官，出现各种不同的病证。如脾胃虚弱，可见面色少华，神疲乏力，腹胀便溏，四肢不温，舌淡胖边有齿痕，脉细弱等症。另外，内脏病变还可在相应的经络、腧穴部位出现压痛、结节、隆起、凹陷、充血或发生皮肤电阻、温度等异常变化。

（二）指导疾病的诊治

1. 指导疾病的诊断

经络有一定的循行部位，并与脏腑有络属关系，可以反映所属脏腑的病证，因而临床诊断疾病时，可将疾病出现的症状和体征、经络循行的部位及其所联系的脏腑结合起来，作为诊断疾病的依据，并以此诊断疾病。例如胸痛伴心悸者，多为心的病变；胸痛伴咳嗽者，多是肺的病变；两胁疼痛，多是肝胆的病变；头痛在前额者，多与阳明经有关；头痛在两侧者，多与少阳经有关；头痛在头后部连项者，多与太阳经有关；头痛在巅顶者，多与厥阴经有关。

2. 指导临床治疗

（1）**循经取穴** "经脉所过，主治所及"。经络按其络属脏腑和循行部位，其经穴都有相应的主治病证范围。所有经穴对经脉循行肢体部位的疾病和所属脏腑的病证都有治疗作用。针灸和按摩等疗法，通过刺激体表腧穴，激发经气，从而调节人体脏腑气血功能，达到防治疾病的目的。腧穴的选取，是以经络学说为指导，一般多在病变的局部或邻近部位或其相关经络循行的远隔部位上取穴。正如《四总穴歌》："肚腹三里留，腰背委中求，头项寻列缺，面口合谷收"。便是循经取穴的具体应用。

（2）**分经用药** 分经用药是指某些药物能治疗某经所属的病证。分经用药是运用经络学说对药物的性能进行分析和归类的具体体现。古代医家经过多年的探索和实践，发现某些药物对某一脏腑或某经有特殊的选择作用，逐渐形成了"药物归经"理论，例如柴胡归肝胆经，可治疗少阳病证；并在药物归经基础上，倡导分经用药，由此创立了"引经报使"理论，例如治疗太阳经头痛可用羌活，治阳明经头痛可用白芷，治少阳经头痛可用柴胡。羌活、白芷、柴胡，还能作为他药的向导，引导他药归入上述各经而发挥治疗作用。

第二节　十二经脉

一、命名

十二经脉，是指十二脏腑所属的经脉，是经络系统的主干，故又称"正经"。

十二经脉的名称由手足、阴阳、脏腑三部分构成。凡属于五脏及循行于肢体内侧的经脉为阴经，属六腑及循行于肢体外侧的为阳经；行于上肢者为手经，行于下肢者为足经；由此十二经脉可分为手三阴经、手三阳经、足三阴经、足三阳经；三阴可分为太阴、少阴、厥阴，三阳可分为阳明、少阳、太阳；太阴、厥阴、少阳分别循行于四肢内侧前缘、中线、后缘；阳明、少阳、太阳分别循行于四肢外侧前缘、中线、后缘。按此规律，十二经脉的名称分别是手太阴肺经、手阳明大肠经、足阳明胃经、足太阴脾经、手少阴心经、手太阳小肠经、足太阳膀胱经、足少阴肾经、手厥阴心包经、手少阳三焦经、足少阳胆经、足厥阴肝经（表4-2）。

表4-2　　　　　　　　　　　十二经脉名称分类

	阴经 （属脏）	阳经 （属腑）	循行部位 （阴经行于内侧，阳经行于外侧）	
手	太阴肺经 厥阴心包经 少阴心经	阳明大肠经 少阳三焦经 太阳小肠经	上肢	前缘 中线 后缘
足	太阴脾经＊ 厥阴肝经＊ 少阴肾经	阳明胃经 少阳胆经 太阳膀胱经	下肢	前缘 中线 后缘

＊在小腿下半部和足背部，肝经在前缘，脾经在中线；至内踝上八寸交叉后，脾经在前缘，肝经在中线。

二、走向与交接规律

手足三阴、三阳经脉的走行方向和相互交接具有一定的规律。

十二经脉的循行走向规律是：手三阴经从胸走手，手三阳经从手走头，足三阳经从头走足，足三阴经从足走腹至胸。

十二经脉的交接规律是：①相为表里的阴经与阳经在四肢末端交接。例如手太阴肺经与手阳明大肠经在食指端交接。②同名的阳经与阳经在头面部交接。例如手太阳小肠经与足太阳膀胱经交接于目内眦。③阴经与阴经（相互衔接的阴经）在胸中交接。例如足少阴肾经与手厥阴心包经交接于胸中。

综上所述，手之三阴经，从胸走向手，交于手三阳经；手之三阳经，从手走向头，交于足三阳经；足之三阳经，从头走向足，交于足三阴经；足之三阴经，从足走向腹（胸），交于手三阴经，从而构成了一个循环路径。正如《灵枢·营卫生会》所说："阴阳相贯，如环无端"（图4－1）。

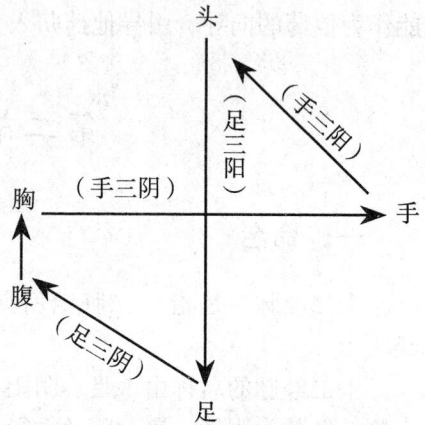

图4－1 十二经脉走向交接规律示意图

三、分布规律

十二经脉左右对称地分布于头面、躯干和四肢，纵贯周身。其在体表的分布具有一定的规律。

1. 四肢部

手足三阴经分布在内侧，手足三阳经分布在外侧。每侧又分为前缘、中线、后缘三条线。太阴经、阳明经在前缘；厥阴经、少阳经在中线；少阴经、太阳经在后缘（表4－2）。

2. 头面部

手足阳明经行于面部、额部；手足太阳经行于面颊、头顶及头后部；手足少阳经行于头侧部。

3. 躯干部

手三阳经均行于肩胛部；足三阳经中，足阳明经行于前（胸腹面），足太阳经行于后（背面），足少阳经行于侧面；手三阴经均从腋下走出；足三阴经均行于腹面。循行于胸腹面的经脉，自正中线由内向外的顺序为足少阴经、足阳明经、足太阴经、足厥阴经。

四、流注次序

十二经脉中的气血运行是循环流注的，中焦化生之气血，上归于肺，自手太阴肺经开始逐经相传，依次传至足厥阴肝经，再由肝经复传至手太阴肺经，首尾相贯，周流不止，如环无端（表4-3）。

表4-3　　　　　　　　　十二经脉流注次序表

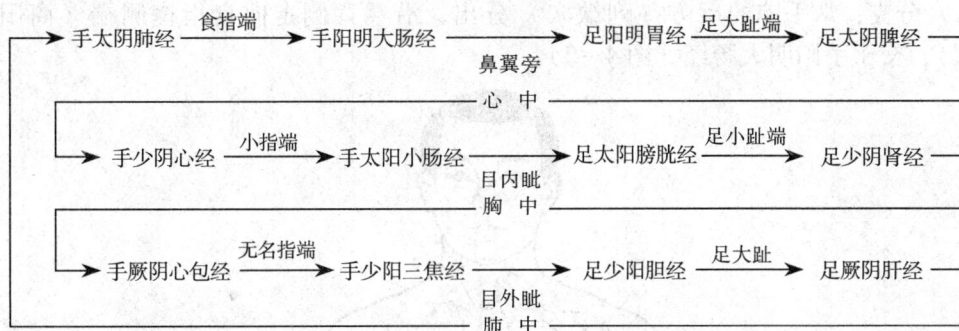

手太阴肺经	食指端 →	手阳明大肠经	→	足阳明胃经	足大趾端 →	足太阴脾经
		鼻翼旁				
		心中				
手少阴心经	小指端 →	手太阳小肠经	→	足太阳膀胱经	足小趾端 →	足少阴肾经
		目内眦				
		胸中				
手厥阴心包经	无名指端 →	手少阳三焦经	→	足少阳胆经	足大趾 →	足厥阴肝经
		目外眦				
		肺中				

五、表里关系

十二经脉的表里关系，又称"属"、"络"关系，十二经脉在体内直接与本脏腑相连，称之为"属"；十二经脉又各与其相为表里的脏腑相联系，称之为"络"。阳经属腑络脏，阴经属脏络腑。相为表里的两经分别循行于四肢内外侧的相对位置，并在四肢末端交接；又分别络属于相为表里的脏腑，从而在脏腑、阴阳经脉之间形成了六对表里属络关系。即手太阴肺经属肺络大肠，与手阳明大肠经相表里；手阳明大肠经属大肠络肺，与手太阴肺经相表里。其余经脉的属络表里关系皆仿此。正如《素问·血气形志》："足太阳与少阴为表里，少阳与厥阴为表里，阳明与太阴为表里，是为足阴阳也……手太阳与少阴为表里，少阳与心主为表里，阳明与太阴为表里，是为手之阴阳也"（表4-4）。十二经脉的表里关系，不仅由于相为表里的两经的衔接而加强了联系，而且相为表里的一脏一腑在生理功能上相互配合，在病理上相互影响，在治疗上相互为用。例如肺主肃降，则有利于大肠的传导；肺气不足，失于清肃，则可影响大肠的传导，出现大便秘结等，治以润养肺气，调畅气机，则大便秘结等证自愈。

表4-4　　　　　　　　　十二经脉表里关系表

表	手阳明大肠经	手少阳三焦经	手太阳小肠经	足阳明胃经	足少阳胆经	足太阳膀胱经
里	手太阴肺经	手厥阴心包经	手少阴心经	足太阴脾经	足厥阴肝经	足少阴肾经

六、循行路线

（一）手太阴肺经

手太阴肺经，起于中焦，下络大肠，还循胃口，上行通过膈肌，属肺，横行至胸部外上方（中府穴），循行于上臂内侧前缘并下行，经过肘窝入寸口上鱼际，止于拇指桡侧端（少商穴）。

分支：从手腕的后方（列缺穴）分出，沿掌背侧走向食指桡侧端（商阳穴），交于手阳明大肠经（图4－2）。

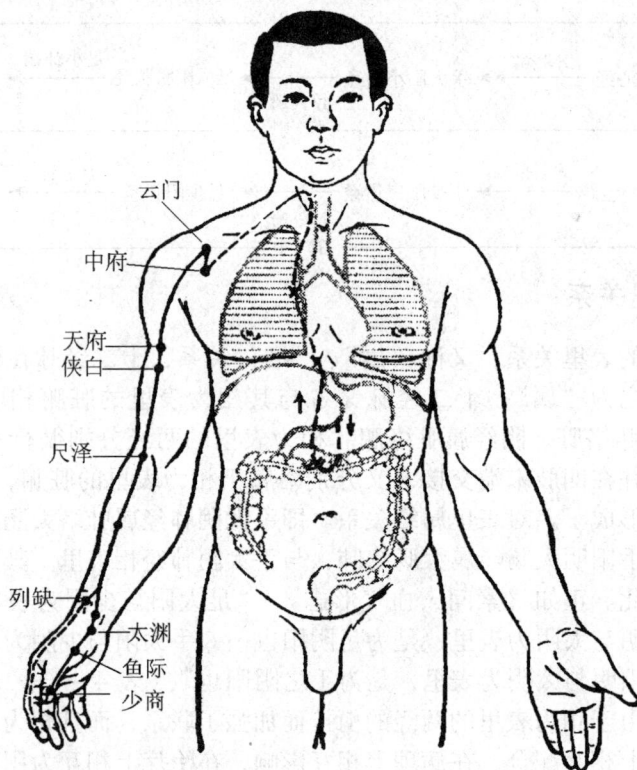

图4－2　手太阴肺经

（二）手阳明大肠经

手阳明大肠经，起于食指桡侧端（商阳穴），沿着食指桡侧，经过第1、2掌骨之间，循行于上肢外侧前缘，向后会于督脉（第七颈椎棘突下大椎穴），再向前下行进入锁骨上窝（缺盆），深入胸腔络肺，通过横膈向下行，属大肠。

分支：从锁骨上窝上行，经过颈部至面颊，入下齿中，回绕口唇，还出夹口两旁，左脉向右，右脉向左，交叉于人中，并至对侧鼻翼旁（迎香穴），交于足阳明胃经（图4－3）。

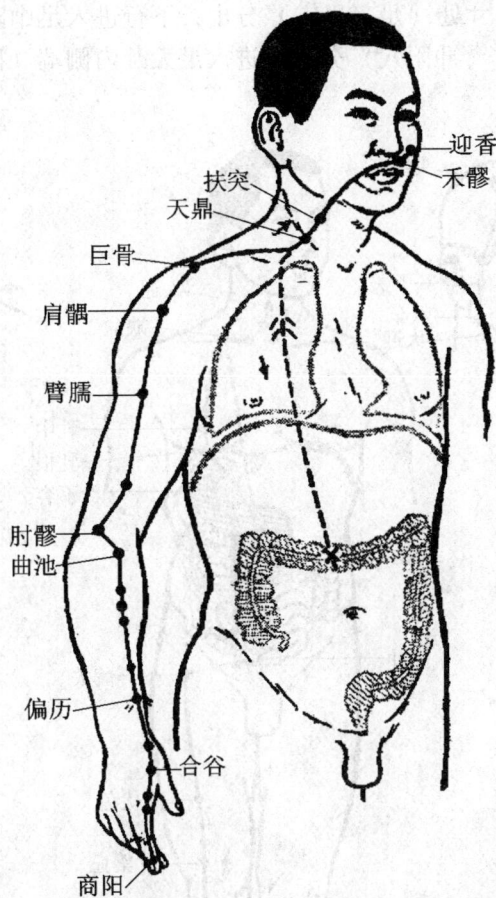

迎香
禾髎
扶突
天鼎
巨骨
肩髃
臂臑
肘髎
曲池
偏历
合谷
商阳

图4－3　手阳明大肠经

（三）足阳明胃经

足阳明胃经，起于鼻翼旁（迎香穴），夹鼻上行至鼻根部，入目内眦，与旁侧足太阳经交会，沿着鼻的外侧，再向下进入上齿中，夹口两旁，环绕口唇，在颏唇沟（任脉承浆穴）处左右相交会，退回，向后沿着下颌骨至下颌角（颊车穴）上行到耳前，沿发际上行至额前角（头维穴）。

分支：从下颌骨下缘（大迎穴）分出，下行经人迎穴后行至大椎，再折向前行，进入缺盆中，下行通过横膈，属胃，络脾。

直行支脉：从缺盆出体表,经乳头沿乳中线下行至腹股沟处的气街处(气冲穴)。

分支：从胃下口幽门处分出，下行至气街（气冲穴），出体表，与直行经脉会合于髀关，沿大腿外侧前缘过膝髌，下行至足背，进入足第二趾外侧端（厉兑穴）。

分支：从膝下 3 寸处（足三里穴）分出，下行进入足中趾外侧端。

分支：从足背上（冲阳穴）分出，进入足大趾内侧端（隐白穴），交于足太阴脾经（图 4 - 4）。

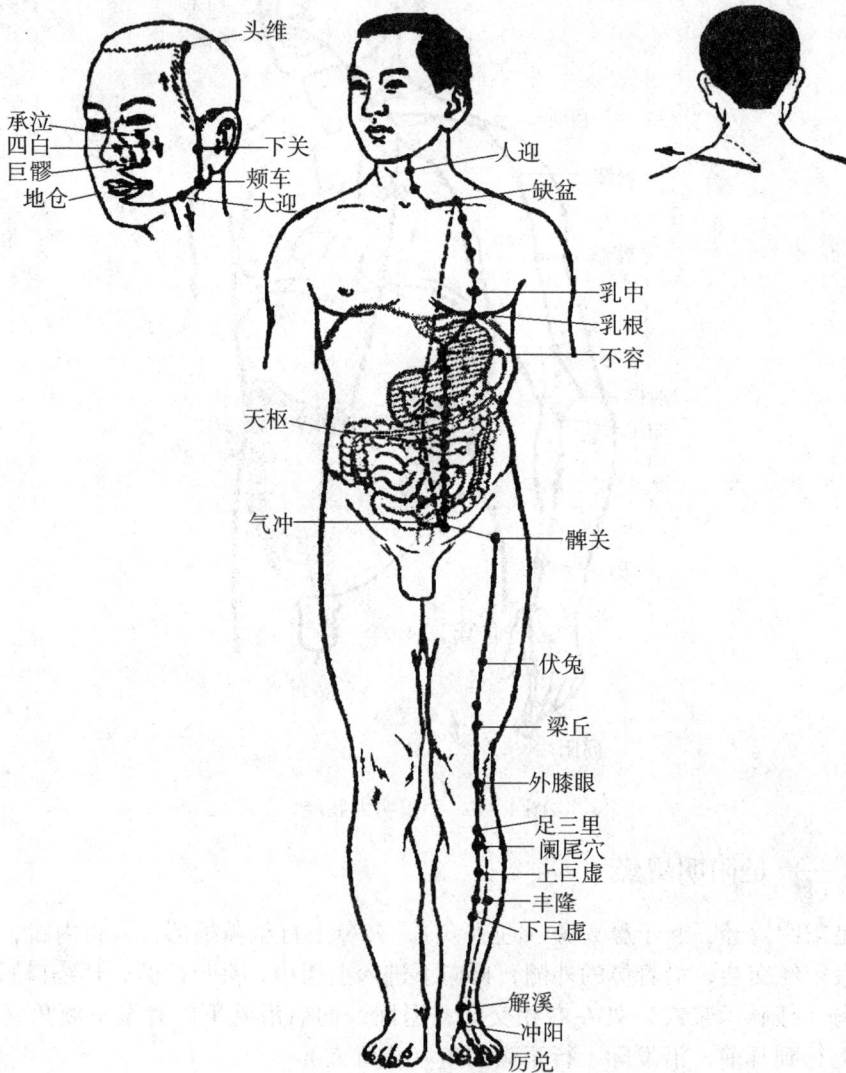

图 4 - 4 足阳明胃经

（四）足太阴脾经

足太阴脾经，起于足大趾内侧端（隐白穴），沿足内侧赤白肉际上行，过内踝前缘，沿小腿内侧胫骨后缘上行至内踝上 8 寸处，交出足厥阴肝经之前，上行经膝沿大腿内侧前缘，进入腹腔中，属脾，络胃，再向上穿过横膈，沿食道两旁，连舌本，散舌下。

分支：从胃别出，上行通过横膈，注入心中，交于手少阴心经（图 4 - 5）。

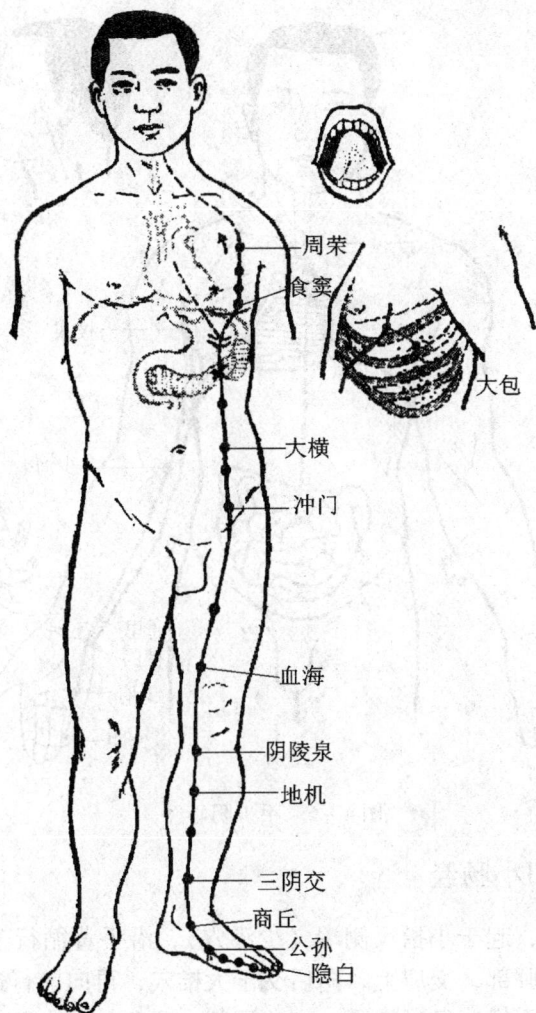

周荣
食窦
大包
大横
冲门
血海
阴陵泉
地机
三阴交
商丘
公孙
隐白

图 4 - 5　足太阴脾经

（五）手少阴心经

手少阴心经，起于心中，出属心系，向下穿过横膈，络小肠。

分支：从心系分出，夹食道上行，连于目系。

直行支脉：从心系分来，上行经过肺，向下浅出腋窝下（极泉穴），沿上肢内侧后缘过肘中至掌后豌豆骨部，入掌内，止于小指桡侧端（少冲穴），交于手太阳小肠经（图4-6）。

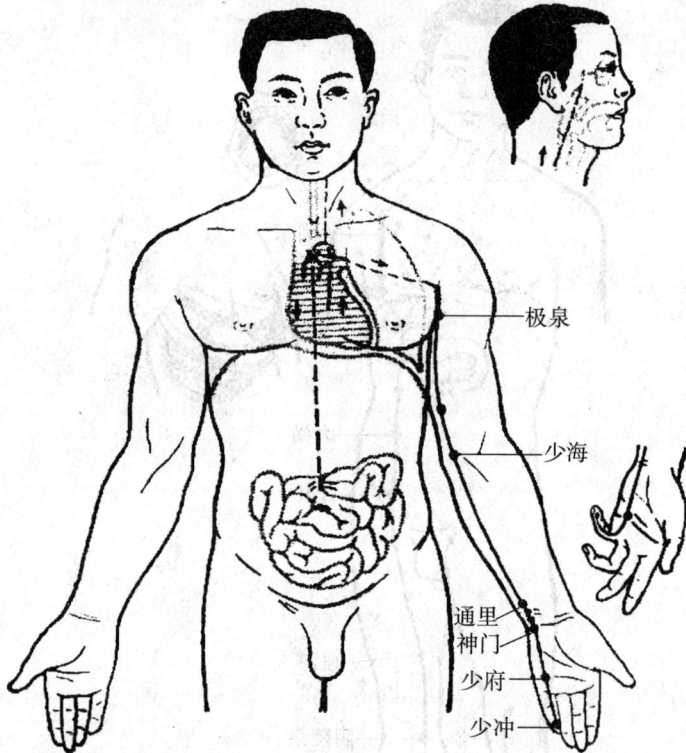

极泉

少海

通里
神门
少府

少冲

图4-6　手少阴心经

（六）手太阳小肠经

手太阳小肠经，起于小指尺侧端（少泽穴），沿手背循行于上肢外侧后缘至肩关节后面，绕肩胛部，交肩上，向后交于大椎穴，再向前行进入缺盆，深入体腔，络心，沿食道下行，经过横膈，到达胃部，下行，属小肠。

分支：从缺盆出来，沿颈部上行至面颊，到目外眦后，折回进入耳中（听宫穴）。

分支：从面颊处分出，向上行于眼下，至目内眦（睛明穴），交于足太阳膀胱经（图4–7）。

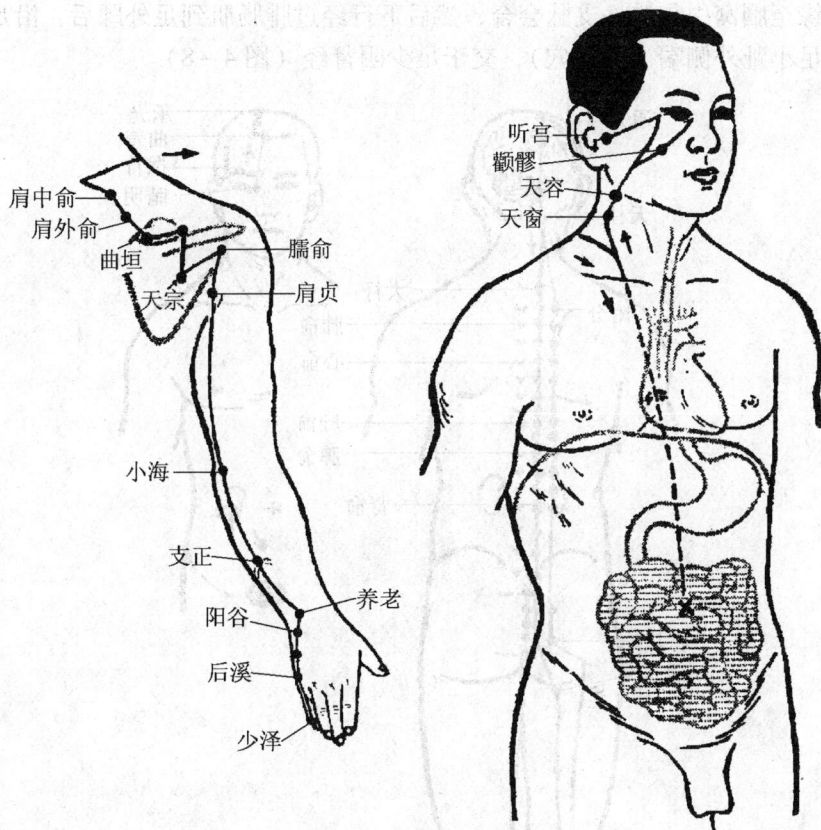

图4–7　手太阳小肠经

（七）足太阳膀胱经

足太阳膀胱经，起于目内眦（睛明穴），向上到达额部，交会于头顶部（百会穴）。

分支：从头顶部分出，到耳上角部。

直行支脉：从头顶部分别向后行至枕骨处，进入颅腔，联络于脑，回出分别下行到项部（天柱穴），下行交会于大椎穴，再分左右沿肩胛骨内侧，夹脊柱两旁（1.5寸），到达腰部（肾俞穴），从脊柱两旁的肌肉（膂），进入体腔，络肾，属膀胱。

分支：从腰部分出，夹脊柱两旁下行，通过臀部，从大腿后侧内缘下行至腘窝中（委中穴）。

分支：从项部分出下行，由肩胛骨内侧，从脊柱正中旁开 3 寸下行，经大腿后侧外缘至腘窝中与前一支脉会合，然后下行经过腓肠肌到足外踝后，沿足背外侧缘至足小趾外侧端（至阴穴），交于足少阴肾经（图 4 - 8）。

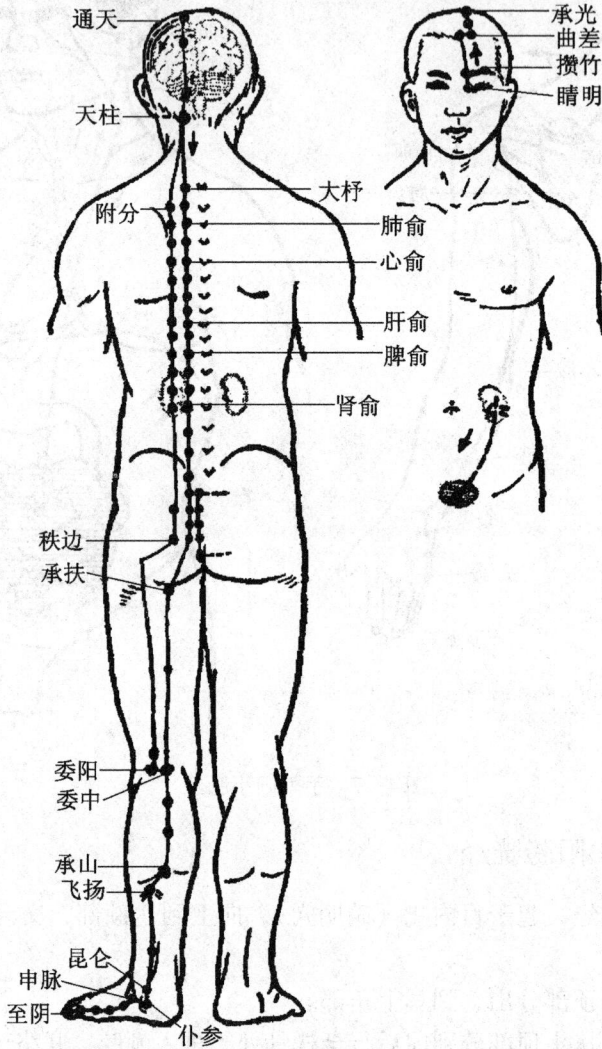

图 4 - 8　足太阳膀胱经

（八）足少阴肾经

足少阴肾经，起于足小趾下，斜行于足心（涌泉穴），出于舟骨粗隆下，沿内踝后进入足跟，向上沿小腿内侧后缘，至腘窝内侧，上大腿内侧后缘入脊内（长强穴），经过脊柱，属肾，络膀胱，再从小腹浅出于前（中极穴），沿腹中线旁开0.5寸，胸中线旁开2寸，到达锁骨下缘（俞府穴）。

直行支脉：从肾上行，通过肝和横膈，进入肺中，沿着喉咙，到舌根两旁。

分支：从肺中分出，联络心，注入胸中，交于手厥阴心包经（图4-9）。

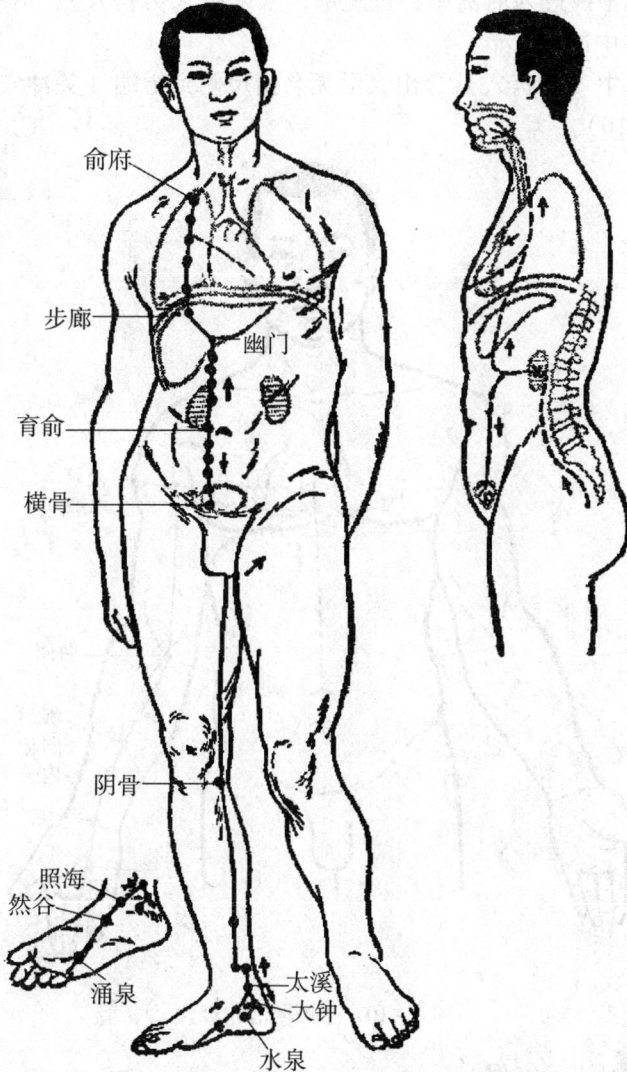

图4-9　足少阴肾经

（九）手厥阴心包经

手厥阴心包经，起于胸中，出属心包络，向下穿过横膈，从胸至腹依次络于上、中、下三焦。

分支：从胸中分出，沿胸浅出胁部，当腋下 3 寸处（天池穴），向上至腋窝下，沿上肢内侧中线进入肘窝中，过腕部，入掌中（劳宫穴），沿中指桡侧，止于中指桡侧端（中冲穴）。

分支：从掌中（劳宫穴）分出，沿无名指尺侧到指端（关冲穴），交手少阳三焦经（图 4 - 10）。

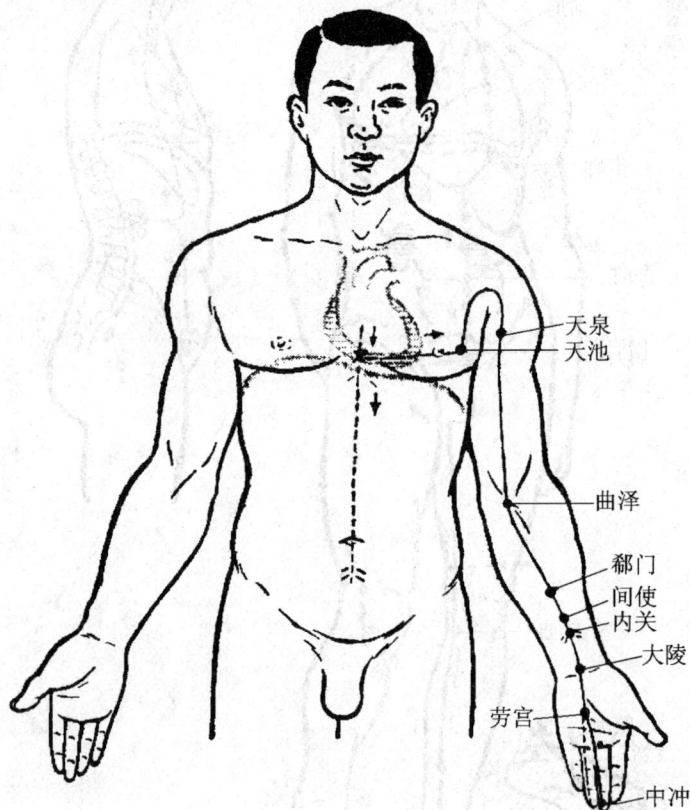

天泉
天池
曲泽
郄门
间使
内关
大陵
劳宫
中冲

图 4 - 10　手厥阴心包经

（十）手少阳三焦经

手少阳三焦经，起于无名指尺侧端（关冲穴），向上行于手背第四、五掌骨之间，沿腕背面，由上肢外侧正中线过肘尖至肩部，向前进入缺盆，分布于胸中，散络心包，经过横膈，依次属上、中、下三焦。

分支：从胸中分出，上行出缺盆，至肩部，交会于大椎，上行到项部，沿耳后（翳风穴）直上，出于耳上至额角，再屈而向下行，经面颊部到达目眶下。

分支：从耳后进入耳中，出走耳前，经过上关穴前，在面颊部与前一支脉相交，到达目外眦（瞳子髎穴），交于足少阳胆经（图4－11）。

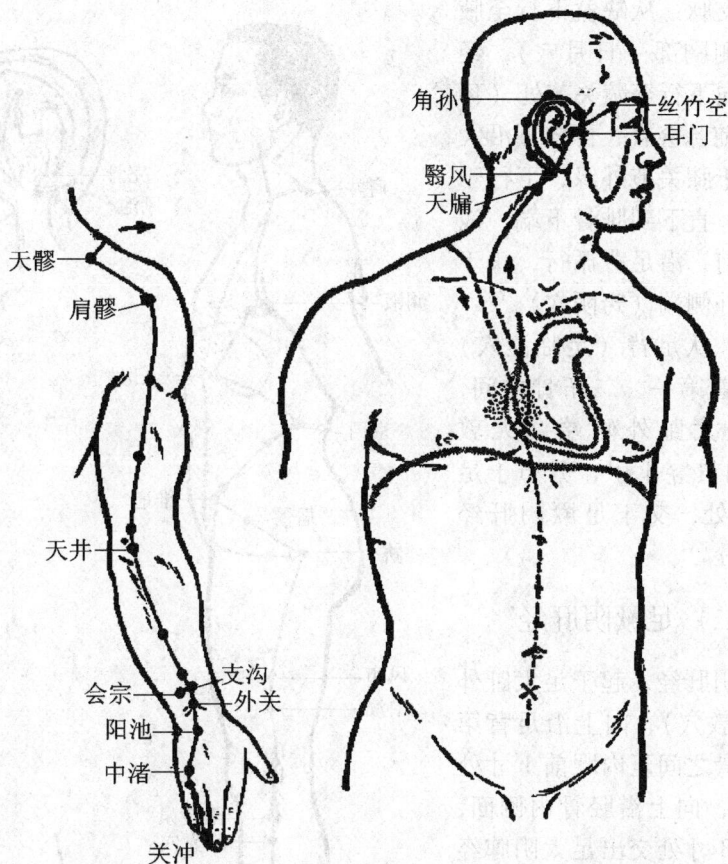

图4－11　手少阳三焦经

（十一）足少阳胆经

足少阳胆经，起于目外眦（瞳子髎穴），向上到达额角部（颔厌穴），再向下行至耳后（完骨穴），再折而向上行，经过额部至眉上（阳白穴），又向后折行至完骨后（风池穴），沿颈部下行至肩上，交会于大椎穴，向前行，进入缺盆。

分支：从耳后完骨穴处分出，进入耳中，再出走于耳前，到达目外眦后方。

分支：从目外眦分出，下行至下颌部大迎穴处，与手少阳经分布于面颊部的支脉会合，行至目眶下，再向下经过下颌角部颊车穴，下行到颈部，与前脉会合于缺盆，再下行进入胸中，通过横膈，络肝，属胆，沿胁内浅出气街，经过阴部毛际，横行至髋关节处（环跳穴）。

直行支脉：从缺盆下行至腋窝前，沿侧胸部（日月穴），经过季胁，向下行至髋关节处（环跳穴）与前脉会合，再向下沿大腿外侧出于膝关节外缘，下行于腓骨前面，直下到腓骨下端，浅出于外踝前，沿足背循行，止于足第四趾外侧端（窍阴穴）。

分支：从足背（足临泣穴）分出，沿着第一、二跖骨之间，前行至足大趾外侧端（大敦穴），折回贯穿爪甲，分布于足大趾丛毛处，交于足厥阴肝经（图4－12）。

（十二）足厥阴肝经

足厥阴肝经，起于足大趾外侧端（大敦穴），向上沿足背第一、二跖骨之间至内踝前1寸处（中封穴），向上沿胫骨内侧面，在内踝上8寸处交出足太阴脾经之后，上行经过膝内侧，沿大腿内侧中线进入阴毛中，环绕阴器至小腹，夹胃两旁，属肝，络胆，向上经过横膈，分布于胁肋部，沿喉咙后面，向上进入鼻咽部，向上行连接目系，出于额，再上行与督脉会于头顶部。

分支：从目系分出，下行颊里，环绕口唇。

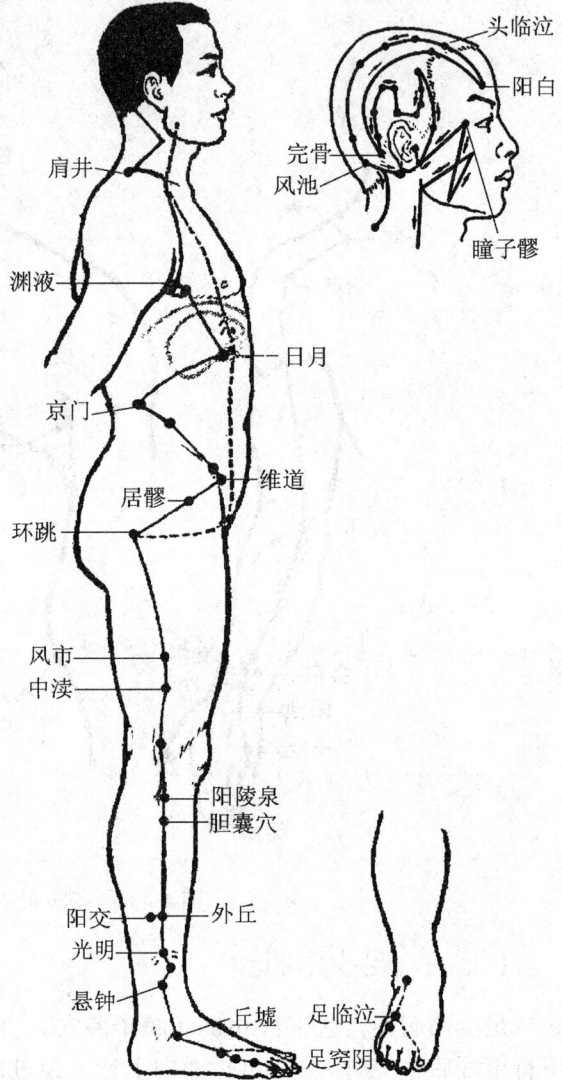

图4－12　足少阳胆经

分支：从肝分出，通过横膈，向上注入肺中，交于手太阴肺经（图4－13）。

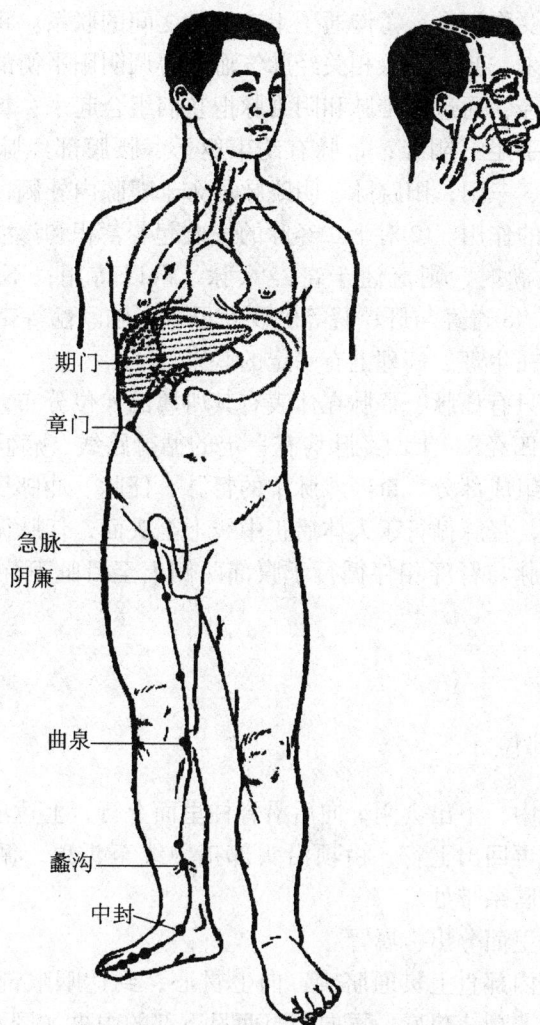

图4－13 足厥阴肝经

第三节 奇经八脉

奇经八脉，是指别道奇行的督脉、任脉、冲脉、带脉、阴跷脉、阳跷脉、阴维脉、阳维脉。其特点是：①与脏腑无直接的络属关系。②没有表里阴阳的配属关系。由于它们的分布不像十二经脉那样规则，故称"奇经八脉"，又称

"奇经"。

奇经八脉的主要作用是：①沟通了十二经脉之间的联系。将属性相同、功能相似的经脉联系起来，起到统摄相关经脉气血，协调阴阳平衡的作用。例如十二经脉中的阳经和阴经，通过阳维脉和阴维脉把它们组合起来；督脉能联系手足三阳经；任脉能联系手足三阴经；带脉有约束躯干、腰腹部经脉，调节经气的作用；冲脉渗灌三阴、三阳；阳跷脉、阴跷脉分布于腿膝内外侧，有协调阴经和阳经，调节下肢运动的作用。②对十二经脉的气血起着蓄积和渗灌的调节作用。例如十二经脉气血溢满时，则流注于奇经八脉，蓄以待用；不足时，可由奇经"溢出"给予补充。③奇经与肝、肾等脏及女子胞、脑、髓等奇恒之腑的联系较为密切，相互之间在生理、病理上有一定的联系。

奇经八脉中，只有任脉、督脉在体表有其所属的穴位分布，故将此二脉与十二经脉合称为"十四经"。十四经脉均有一定的循行路线、病候和所属腧穴，是经络系统中的主要组成部分。奇经八脉中的督脉、任脉、冲脉三条经脉均起于胞中，同出于会阴部，督脉循行于人体后正中线上至头面，任脉循行于人体前正中线上行到额面，冲脉与肾经相伴循行于腹部两侧上至目眶下，故称为"一源三歧"。

一、督脉

（一）循行部位

督脉，起于胞中，下出会阴，向后沿脊柱里面上行，上达项后风府穴处进入颅内，联络于脑，再回出上行，由项沿头部正中线至头顶，循行于前额部、鼻部、上唇，止于上唇系带处。

分支：从脊柱里面分出，属肾。

分支：从小腹内部直上贯通脐窝，向上贯心，到达咽喉部与任脉和冲脉会合，向上到下颌部，环绕口唇，再向上至两目下部的中央（图4-14）。

（二）生理功能

1. 总督诸阳经

"督"，有总督、统帅之意。督脉循行于腰背部正中线，多次与手足三阳经及阳维脉交会，具有总督和调节一身阳经气血的作用，故又称为"阳脉之海"。

2. 反映脑、髓、肾的功能

督脉行于脊里，上行入络于脑，与脑和脊髓密切联系，故古有"脑为元神之府"的说法；督脉又从脊里分出络肾，故与肾也有密切关系。

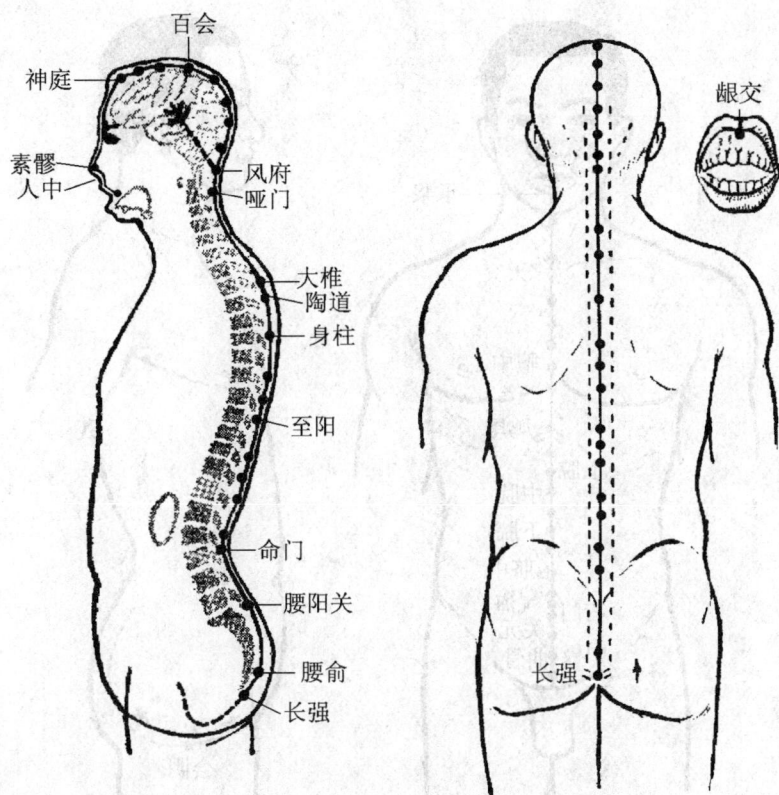

图 4 – 14　督脉

二、任脉

（一）循行部位

任脉，起于胞中，下出会阴部，向前上行经阴毛部，沿腹部和胸部正中线上行，至咽喉部，再上行到达下颌部，环绕口唇，经过面颊部，进入目眶下，联系目系。

分支：从胞中贯脊，再向上循行于背部（图 4 – 15）。

（二）生理功能

1. 总任诸阴经

"任"，有担任、妊养之意。任脉循行于腹部正中线，多次与手足三阴经及阴维脉交会，具有总任一身阴经气血的作用，故又称"阴脉之海"。

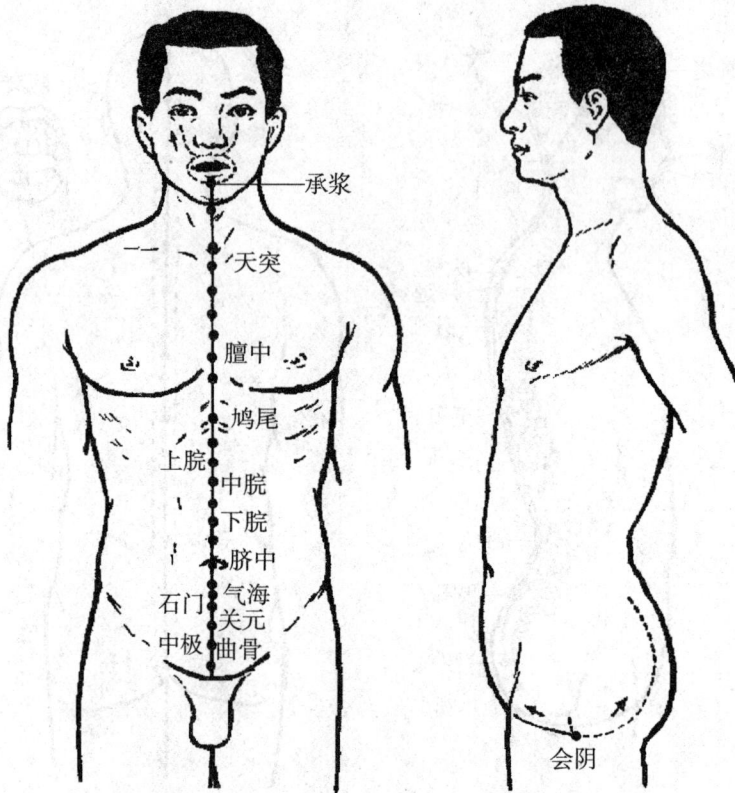

图 4 – 15　任脉

2. 主胞胎，妊养胎儿

任脉，古称"生气之原"，起于胞中，与女子月经来潮及妊养、生殖等有关。

三、冲脉

（一）循行部位

冲脉，起于胞中，下出会阴部，在气街处与足少阴经相并，夹脐上行，散布于胸中，再向上行，经喉，环绕口唇，到目眶下。

分支：与足少阴之大络同起于肾下，向下从足阳明经的气冲部浅出体表，沿大腿内侧进入腘窝中，再沿胫骨内侧，向下行至足底。

分支：从内踝后分出，向前斜行经足背，进入足大趾。

分支：从胞中分出，向后与督脉相通，向上循行于脊柱内（图 4 – 16）。

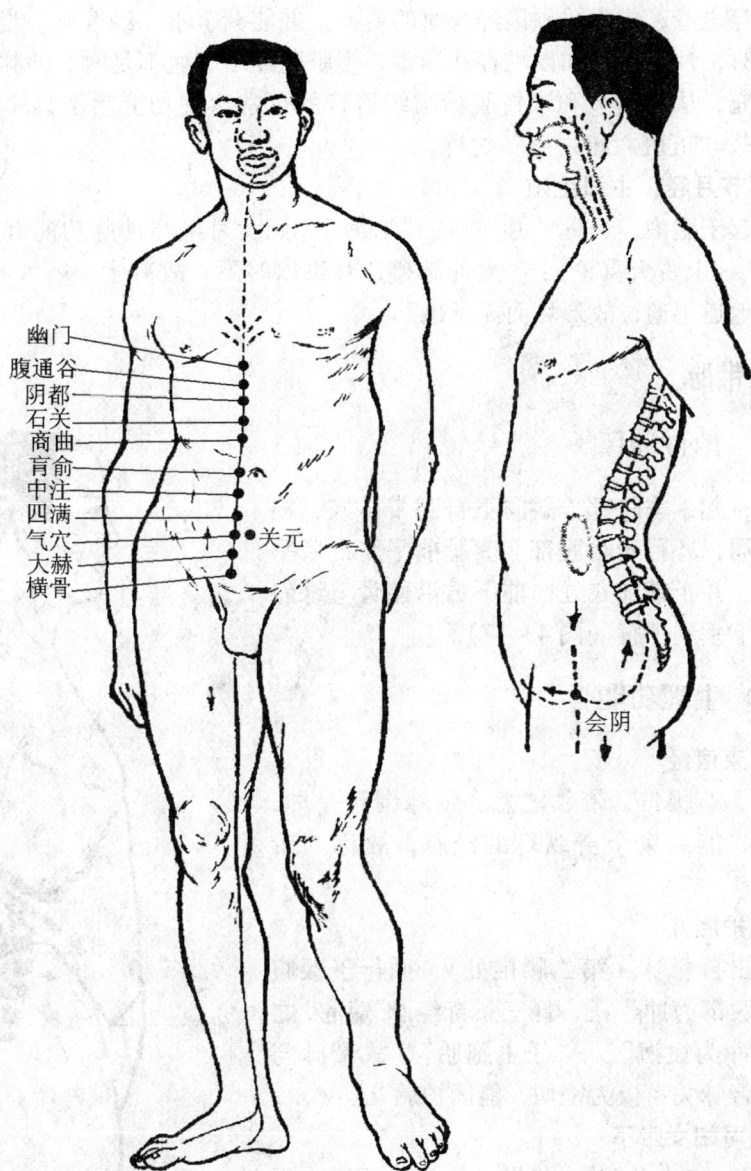

图 4 – 16　冲脉

（二）生理功能

1. 调节十二经气血

"冲"，有要冲、要道之意。冲脉上行至头，下行至足，后行于背，前布于胸腹，贯穿全身，成为总领诸经气血的要冲，并能调节十二经气血。当脏腑经络气血有余时，冲脉能够加以贮存和涵蓄；当脏腑经络气血不足时，冲脉可以给予灌注和补充，从而调节和维持脏腑组织器官的正常生理功能活动，故有"十二经脉之海"、"五脏六腑之海"之称。

2. 调节月经，主司生殖

冲脉起于胞中，又称"血室"、"血海"。妇女月经与冲脉功能有着密切关系。《素问·上古天真论》："太冲脉盛，月事以时下，故有子……太冲脉衰少，天癸竭，地道不通，故形坏而无子也"。

四、带脉

（一）循行部位

带脉，起于季胁部，斜向下行到带脉穴，横行绕身一周，环行于腰腹部。其脉前平脐，后平第二腰椎，并于带脉穴处向前下方沿髂骨上缘斜行腹部，下垂到少腹（图4-17）。

（二）生理功能

1. 约束诸经

"带"，有腰带、带领之意。带脉围腰一周，状如束带，能约束全身纵行的经脉，故称"带脉"。

2. 固护胎儿

带脉出自督脉（第二腰椎处），循行于腰腹之间，腰腹部为冲、任、督三条奇经脉气所发之处，且"冲为血海"、"任主胞胎"，故带脉与冲、任、督脉关系极为密切，能固护胎儿。

3. 主司妇女带下

《难经·二十九难》："带之为病，腹满，腰溶溶若坐水中"。带脉不和，常可发生妇女月经不调、赤白带下等症。

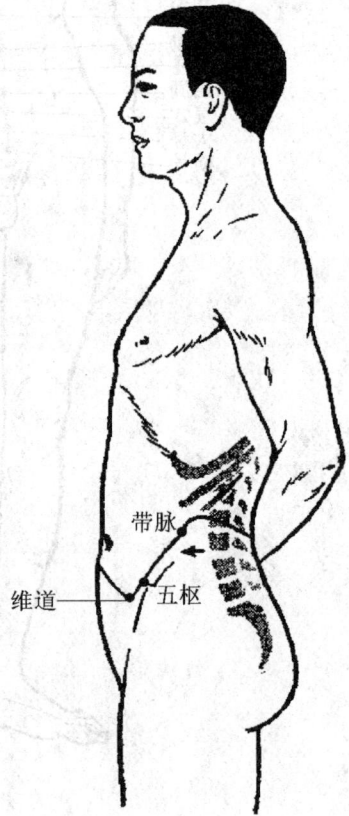

带脉

维道——　五枢

图4-17　带脉

五、阴跷脉、阳跷脉

（一）循行部位

阴跷脉，起于足舟骨后方，沿内踝上行小腿、大腿内侧，经过阴部，向上沿胸内侧，进入锁骨上窝，再向上行于人迎前，过颧部，到达鼻旁目内眦，与足太阳膀胱经和阳跷脉会合（图 4 –18）。

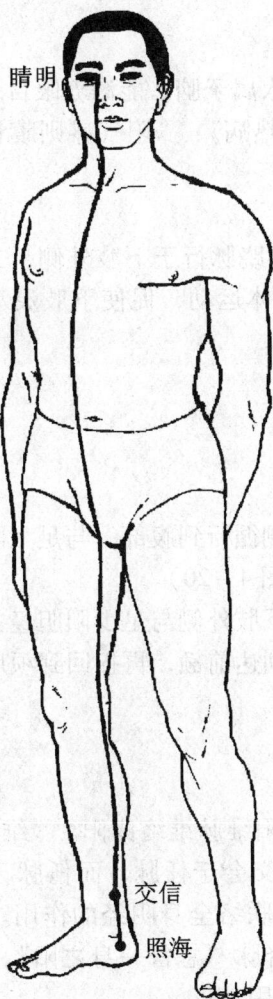

图 4 –18　阴跷脉

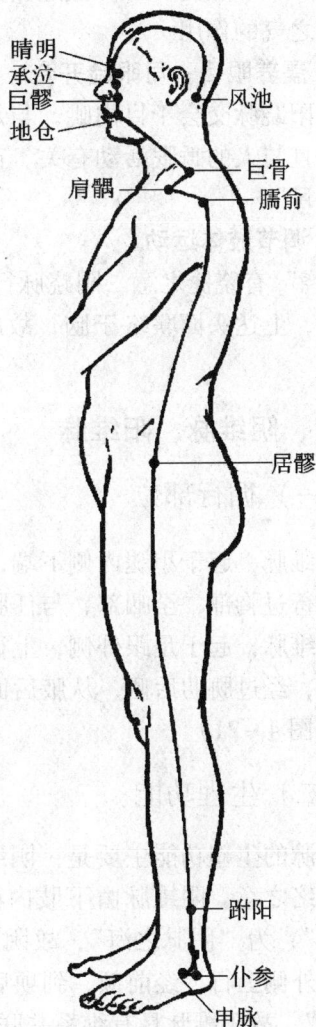

图 4 –19　阳跷脉

　　阳跷脉，起于足跟部外侧，沿着外踝上行腓骨后缘，直上大腿部外侧，再向上经腹部、侧胸部、肩部，过颈部上行夹口角，向上进入目内眦，与足太阳膀胱经和阴跷脉会合，再沿足太阳膀胱经上行过额部，与足少阳胆经合于风池穴（图4－19）。

（二）生理功能

1. 阴跷脉主阴气、阳跷脉主阳气

　　跷脉从下肢内、外侧上达头面，阴跷脉主阴气，阳跷脉主阳气，具有交通全身阴阳之气的作用。

2. 濡养眼目，司眼睑开合

　　阴阳跷脉交会于目内眦，与足太阳经会合，入属于脑，能濡养眼目，司眼睑开合，且与人的睡眠活动有关。正如《灵枢·寒热病》：“阳气盛则瞋目，阴气盛则瞑目”。

3. 调节肢体运动

　　“跷”有跷捷之意。阴跷脉行于下肢内侧，阳跷脉行于下肢外侧，二者均起于足部，上达头面联络于脑，故跷脉具有调节肢体运动，促使下肢灵活跷捷的作用。

六、阴维脉、阳维脉

（一）循行部位

　　阴维脉，起于小腿内侧下端，向上沿大腿内侧循行到腹部，与足太阴脾经相合，上行过胸部，至咽部，与任脉会合于颈部（图4－20）。

　　阳维脉，起于足跟外侧，上行过外踝处，沿下肢外侧与足少阳胆经并行至髋关节部，经过胁肋后侧，从腋后面上肩，沿颈部到达前额，再折回到项后，合于督脉（图4－21）。

（二）生理功能

　　维脉的生理功能主要是：阴维脉维络诸阴，阳维脉维络诸阳。“维”，有维系、维络之意。阴维脉由下肢内侧上行，在颈部交会于任脉，而任脉“总任一身之阴”，为“阴脉之海”，故阴维脉具有维系并联络全身阴经的作用。阳维脉由下肢外侧上行，经前额，到项后合于督脉，而督脉“总督一身之阳”，为“阳脉之海”，故阳维脉具有维系并联络全身阳经的作用。

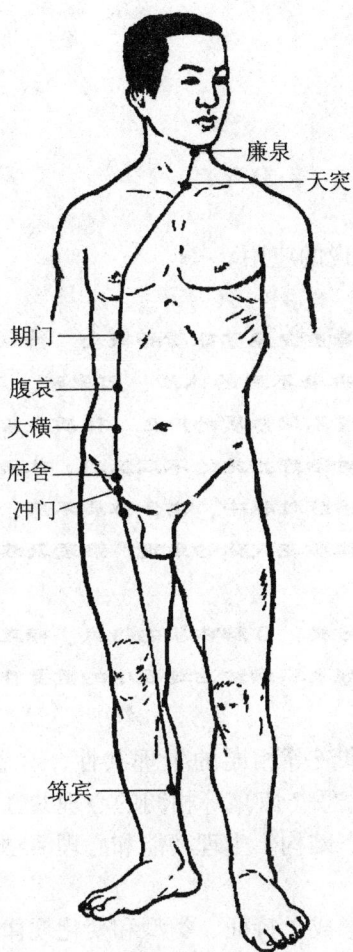

图 4 - 20　阴维脉

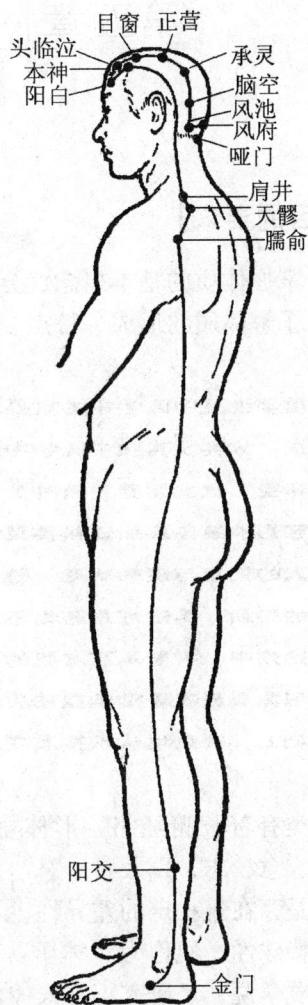

图 4 - 21　阳维脉

第五章

体　质

【目的要求】

1. 掌握体质的基本概念、分类。
2. 了解体质的形成、特点、标志，体质学说的应用。

体质学说是中医学中的重要组成部分。它着重介绍了体质的概念、特点、标志、形成、分类及其在中医学中的应用。人体有着不同的体质，而禀赋、年龄、性别、环境、饮食营养、精神情志等因素影响着不同体质的产生。体质在疾病过程中又可影响某些疾病证候类型的产生和个体对治疗措施的不同反应。体质往往决定着人的健康与疾病状态，特别是在疾病的治疗过程中，由于体质不同，即使是相同的疾病，其治疗用药也不完全相同，故体质在人体的生理、病理及疾病的诊断和治疗中，有着不可忽视的重要作用。

学习体质应在着重掌握体质的基本概念、分类，了解体质的特点、标志、形成的基础上，清楚地认识体质在人的生理、病理及疾病诊治过程中的重要作用。

人类有着脏腑经络、形体官窍、精气血津液等相同的生理共性，有着神、魂、魄、意、志，以及喜、怒、悲（忧）、思、恐（惊）等相同的心理共性。而人体总是存在着一定的差异性，不同个体在形态结构、生理功能和心理活动上所存在的特殊性，便称为"体质"。

体质学说，是研究正常人体体质的概念、形成、特征、类型和变化规律，及其对疾病发生、发展、演变过程的影响，并用以指导疾病的诊断和防治的一门学科。它是一门既古老又年轻的新兴学科，融生物学、医学、社会学和心理学于一体，是中医学理论体系的一个重要组成部分。

重视人的体质及其差异性是中医学的一大特色。中医体质理论渊源于《内经》，早在《内经》中就有对个体及不同群体体质的特征、形成、分类，以及体质与疾病的病机、诊断、治疗、预防关系的详细论述。如《灵枢·论痛》："筋骨之强弱，肌肉之坚脆，皮肤之厚薄，腠理之疏密……肠胃之厚薄坚脆亦不等"。后世医家进一步丰富和发展了《内经》的体质学说内容，并十分重视其在养生、预防及辨证论治等医疗实践中的应用，近年来逐渐受到医学界的关注和重视，并展现了广阔的实用前景。因此，重视对体质的研究，有助于分析疾病发生、发展和变化的规律，对提高疾病的预防、诊断和治疗水平具有广泛而深远的临床意义。

第一节　体质概述

一、体质的概念

"体"，指人体的形体结构及生理功能；"质"，即特性。"体质"，是指人类个体在生命过程中，由遗传性和获得性因素所决定的表现在形态结构、生理功能和心理活动方面的相对稳定的固有特性。体质，又称为"素质"、"禀质"、"气质"、"气体"、"禀赋"等，最早见于《景岳全书·杂证谟·饮食门》："体质贵贱尤有不同，凡藜藿壮夫，及新暴之病，自宜消伐"。它是人群及人群中的个体在禀赋于先天的基础上，受后天环境的影响，在其生长、发育和衰老过程中所形成的与自然环境、社会环境相适应的，表现在功能和结构上相对稳定的人体个体特征。

体质通过形态结构、生理功能和心理活动的差异性表现出来，是身体要素与心理要素的高度统一。不同体质的形态结构主要表现在组织器官的大小、骨骼的长短、肌肉的丰萎、体型的肥瘦和皮肤的颜色等方面；生理功能主要是指脏腑经络的功能活动、阴阳气血的运行和机体的防病抗邪康复能力等；心理活动是指人在生长发育过程中所形成的思维、认识、情感等方面的个体特性。体质以气血为基础，由脏腑盛衰所决定，它反映了机体内阴阳运动形式的特殊性。在生理上表现为机体的功能、代谢以及对外界刺激反应等方面的个体差异；在病理上表现为机体在发病过程中对某些致病因素的易感性和对某些疾病的易患性，以及病变过程中疾病发展的倾向性等。

正常人体是有差异性的。《灵枢·寿夭刚柔》："人之生也，有刚有柔，有弱有强，有短有长，有阴有阳"。这种差异性就表现为一定的体质。可见，每个人都有自己的体质特点，人的体质特点或隐或显地体现于健康或疾病过程中。因此，体质实际上就是人群在生理共性的基础上，不同个体所具有的生理特殊性。

二、体质的特点

1. 普遍性

体质的普遍性，是指体质普遍地存在于人类每一个体之中，无一例外，而体质的差异是普遍存在的。

2. 全面性

体质的全面性，是指体质全面地体现在形态结构、生理功能和心理活动等一切方面。

3. 复杂性

体质的复杂性，是指体质在不同个体之间表现为千姿百态，复杂多样，而无规律可循。

4. 连续性

体质的连续性，是指不同个体体质的存在和演变显现出时间上的不间断性。体质的特征伴随着生命自始至终的全过程，个体生命的任何一个时间段都会受体质的影响而有相应的表现。

5. 稳定性

体质的稳定性，是指体质在某一个相当长的生命阶段具有相对稳定的特性，不会骤然变化。个体体质的相对稳定性和个体的特异性是由先天禀赋所决定的。

6. 动态性

体质的动态性，是指体质是一种动态的稳定，可随着时间的推移和年龄的变化而发生演变。后天环境因素、营养状况、饮食习惯、精神状态、年龄变化、疾病损害等是决定体质动态变化的因素。

7. 可预测性

体质的可预测性，是指不同体质类型的人，在初显端倪之后，多具有循着各自体质固有的发展演变规律而缓慢演化的趋势。体质的这种可预测性，为治未病提供了可能。

三、体质的标志

1. 体质的评价指标

体质的标志，是通过构成体质的基本要素来体现的。因此，评价一个人的体质，应从形态结构、生理功能、心理活动等方面进行综合评价（表5-1）。

表 5 - 1	体质评价指标
评价指标	评价内容
身体的形态结构状况	体表形态、体格、体形，内部结构和功能的完整性、协调性
身体的功能水平	机体的新陈代谢，脏腑的功能活动
身体的素质和运动能力水平	速度、力量、耐力、灵敏性、协调性，走、跳、跑、投、攀等功能活动
心理的发育水平	智力、情感、行为、感觉、个性、性格、意志等
适应能力	适应自然环境、社会环境、精神心理环境的能力，抵抗、调控、修复病因和疾病损害的能力

2. 健康体质的标志

健康体质，是指人体在充分发挥遗传潜力的基础上，通过后天的积极培育，使机体的形态结构、生理功能、心理活动以及适应能力等各方面得到全面发展，而形成的相对良好的状态。其主要标志如下。

（1）身体发育良好，体格健壮，体形匀称，体重适当。

（2）声音洪亮有力，双目有神，双耳聪敏，牙齿清洁坚固，面色红润，须发润泽，肌肉皮肤富有弹性。

（3）睡眠良好，食欲旺盛，二便正常，脉象和缓均匀。

（4）动作灵活，有较强的运动与劳动等身体活动能力。

（5）精力充沛，情绪乐观，性格随和，感觉灵敏，意志坚强，记忆力强。

（6）处事态度积极、镇定而有主见，富有理性和创造性。

（7）应变能力和适应能力强，能适应各种环境，具有较强的抗干扰、抗不良刺激和抗病的能力。

第二节　体质的形成

体质，是个体在遗传的基础上，在内外环境的影响下，在生长发育的过程中所形成的个性特征。其禀受于先天，长养于后天，因而体质的形成、发展和变化受到机体内外环境多种因素的共同影响。

一、体质与脏腑经络及精气血津液的关系

人体是由脏腑经络等组织器官和精气血津液等物质所构成的，人体的一切生理活动无不是脏腑经络、精气血津液功能活动的结果。体质通过人体形态结构、生理功能和心理活动的差异性表现出来，它代表着人体个体在形态结构、生理功

能和心理活动等方面的固有特性。因而，体质所表现出来的在形态、生理、心理上的固有特性，不可能离开脏腑经络、精气血津液而单独存在。

人体脏腑、经络、形体、官窍，是通过经络的联系、功能的配合与隶属关系，构成以五脏为中心的五大功能系统，以精气血津液为物质基础，完成整体统一的功能活动，并通过五脏的功能活动，调节着人体内外环境的协调平衡。故脏腑经络、精气血津液是体质形成的生理学基础。就其实质而言，体质是通过脏腑、经络、形体和官窍所表现出来的脏腑精气血阴阳之偏颇和功能活动的差异，是人体生理活动综合状况的反映。

（一）体质与脏腑的关系

脏腑的生理功能和形态上的特殊性决定着人体体质的差异。脏腑是构成和维持人体正常生命活动的中心，人体的各项生理活动均离不开脏腑，故个体体质的差异必然也会以脏腑为中心，反映出构成身体诸要素的某些或全部的素质特征。由此可见，脏腑的形态和功能特点是构成并决定体质差异的最根本的因素。脏腑的功能活动水平，决定着体质的强弱优劣。一般而言，脏腑功能活动旺盛，精气血津液充足，则体质强壮，正气充足，抗邪能力强，身体健康而少病；脏腑功能活动减弱，精气血津液不足，则体质虚弱或有偏颇，正气不足，抗邪能力弱，易感邪而患病。

（二）体质与经络的关系

经络内属于脏腑，外络于肢节，是人体气血运行的道路。体质的强弱，决定于脏腑的功能，而经络能运行气血阴阳以营养脏腑组织器官，且加强脏腑组织器官的联络和沟通，协调脏腑组织器官的功能活动，故经络的联络、沟通是人体体质形成的结构基础。一般来说，经络之气不足，则体质较差，抗邪能力弱，易感邪而患病；经络之气充足，则体质较好，抗邪能力强，不易感邪而传变。

（三）体质与精气血津液的关系

精气血津液是脏腑经络功能活动的物质基础，故体质所反映的个体差异也取决于精气血津液的盛衰。脏腑精气的盛衰，经络气血的多寡，决定着体质的强弱，并影响着体质的类型，故精气血津液是决定人体生理特点和体质特征的重要物质。如《灵枢·阴阳二十五人》："其肥而泽者，血气有余；肥而不泽者，气有余，血不足；瘦而无泽者，气血不足。"

总之，脏腑、经络的结构变化和功能盛衰，以及精气血津液的盈亏是决定人体体质的重要因素。体质是由脏腑经络、精气血津液的盛衰偏颇而形成的个体特征，反映了机体内在脏腑经络、精气血津液的功能状况。

二、影响体质的因素

人体的体质特征取决于脏腑经络生理功能的强弱，取决于精气血津液的盛衰，反映了人类个体在生长发育过程中，由遗传性和获得性因素所决定的，表现在形态结构、生理功能和心理活动等方面的相对稳定的固有特性。然而，人具有生物和社会双重属性，人的生命活动受到机体内外环境等多种因素的影响，因此，凡能影响人的生命活动的因素，皆可影响体质。概括起来大致有以下几个方面。

（一）禀赋

禀赋，是指子代出生以前在母体内所禀受的一切。它包括父母生殖之精的质量、父母血缘关系所赋予的遗传性、父母生育的年龄以及在母体内发育过程中的营养状况和妊娠期疾病所给予的一切影响。

禀赋是体质形成的基础，是体质强弱的前提条件，它确定了体质的"基调"，即所谓"形体之基"。父母之精的盈亏盛衰和体质特征，决定了子代禀赋的厚薄强弱，影响着子代的体质，使子代体质表现出差异和具有父母体质特征的倾向性，诸如身体强弱、肥瘦、刚柔、高矮、肤色、性格、气质、智力、能力，乃至先天性生理缺陷和遗传性疾病等。一般而言，父母体质强壮，则子代体质也较强壮；父母体质虚弱，则子代体质也较虚弱。故《论衡·气寿》："禀气渥则其体强，体强则命长；气薄则体弱，体弱则命短，命短则多病短寿"。

妊娠期母体的饮食营养、生活起居、情志、劳逸等，将会影响胎儿的发育，进而影响其体质。若妊娠期间母体营养充足，生活起居有常，心情愉悦，则胎儿发育良好，出生后体质壮实，抗病能力强，不易生病；若妊娠期间母体营养缺乏，生活起居失常，心情抑郁，则胎儿发育不良，出生后体质虚弱，抗病能力弱，容易生病。妊娠期疾病也会影响胎儿的发育，进而影响其体质。所以，母体在妊娠期间应重视养胎，注意调摄生活，适寒温，慎起居，忌房事，饮食适宜，劳逸得当，心情愉悦，动作舒缓，从而促进气血流畅，保持阴阳平衡，维持脏腑功能正常，避免疾病发生，以免给胎儿带来不利影响。

（二）年龄

随着年龄的增长，人体的结构、功能和代谢常发生着不同的生理变化，从而决定了不同年龄阶段的体质差异。在人的生、长、壮、老、已这一生命过程中，脏腑精气由弱到强，又由盛至衰，一直影响着人的生理活动和心理变化，从而决定着人体体质的演变。

小儿生机旺盛，精气阴阳蓬勃生长，称为"纯阳之体"，然其精气阴阳尚未充分成熟，又称为"稚阴稚阳"。正如《小儿药证直诀》："五脏六腑，成而未全……全而未壮，脏腑柔弱"。小儿的体质特点前人概括为脏腑娇嫩，形体未充，筋骨未坚，肌肤柔嫩，神气怯弱，易虚易实，易寒易热。成年人精气血津液充盛，脏腑功能强健，体质比较稳定。老年人因脏腑功能衰退，体质常表现出精气神渐衰，阴阳失调，代谢减缓，气血郁滞等特点。正如《灵枢·营卫生会》："老壮不同气……壮者之气血盛，其肌肉滑，气道通，营卫之行，不失其常……老者之气血衰，其肌肉枯，气道涩"。

（三）性别

男女在遗传性征、形态结构、生理功能、心理特征等方面的差别，决定了男女体质有着明显差异的特点。男为阳，多禀受阳刚之气，其体格高大健壮有力，性格多外向，心胸开阔，好动而粗犷，常能胜任繁重的体力和脑力劳动；女为阴，多禀受阴柔之气，其体形小巧苗条柔和，性格多内向、多愁善感，喜静而细腻，常能胜任比较细致的工作。然男子以肾为先天，以气（精）为本；而女子以肝为先天，以血为本，且具有经、带、胎、产、乳等生理特点，故男子与女子在体质特征、发病倾向和易患疾病方面存在着明显的差异。就感受外邪而言，男性比女性更为易感，更易患病，且病情较严重，死亡率也较高；反之，就"郁证"、"脏躁"等情志失常所致之病证来说，女性往往比男性发病率高。故《妇科五尺》曰："男子之病，多由伤精；女子之病，多由伤血"。

（四）环境

现代环境地质学研究指出：在地质历史的演变过程中，逐渐形成了地壳表面化学元素分布的不均一性。这种不均一性在一定程度上控制和影响着世界各地区人类、动物和植物的发育，造成了生物生态的明显地区性差异。因此，不同地区或地域，其地壳的物理性状、土壤的化学成分、水土性质、物产以及气候条件等地理特征是不相同的，这些特征影响着不同地区或地域人群的饮食结构、居住条件、生活方式、社会民俗等，从而制约着不同地区或地域生存的不同人群的形态结构、生理功能和心理行为等特征的形成和发展。人类具有能动的适应方式，因自然环境条件不同，不同地区或地域的人类各自形成了与其生存环境条件相协调的自我调节机制和适应方式，从而产生并形成了不同自然环境条件下的体质特征。故《医学源流论·五方异治论》曰："人禀天地之气以生，故其气体随地不同。西北之人气深而厚……东南之人气浮而薄"。一般而言，我国北方人形体多壮实，腠理致密；东南之人形体多瘦弱，腠理疏松；滨海临湖之人，多痰湿。

人生活在纷纭复杂的社会环境中，社会环境中的政治、经济、文化、宗教、法律、婚姻、人际关系等因素，直接影响着人的体质。一般而言，社会环境安定，人们生活富裕，则体质普遍较强；而社会环境动乱，人们饥馑劳倦，则体质普遍较弱。社会进步在给人类带来身心健康的同时，也带来了诸如环境污染、资源危机、能源危机、生态危机等等而影响人的体质，使人过度紧张、精神焦虑。个人社会地位的变更，也可影响人体体质，社会地位过高，容易产生自满情绪；而社会地位过低，容易产生自卑心理和颓丧情绪。

（五）饮食营养

饮食是人体生长发育的物质基础，长期的饮食习惯、饮食物的品种、质量对人体体质影响极大。合理的饮食，充足而全面的营养，可增强人的体质；饮食失调，营养不当，或长期营养不良，则必然给体质带来不良影响，以致体质虚弱，抗病能力弱，容易生病。长期的饮食偏嗜，对人的体质也有危害。如《素问·五脏生成》："多食咸，则脉凝泣则变色；多食苦，则皮槁而毛拔；多食辛，则筋急而爪枯；多食酸，则肉胝䐢而唇揭；多食甘，则骨痛而发落，此五味之所伤也"。

（六）精神情志

精神情志，贵在和调。精神情志活动的产生和维持依赖于脏腑的功能活动，并以精气血津液为物质基础。然而，精神情志的变化，则可以通过影响脏腑精气的变化，进而影响人体的体质。若情志和调，则气血调畅，脏腑功能协调，体质强壮；若长期强烈的精神情志刺激，持久不懈的情志活动，超过了生理调节能力，可致脏腑精气不足或紊乱，从而给体质造成不良影响。《素问·疏五过论》："暴乐暴苦，始乐后苦，皆伤精气，精气竭绝，形体毁沮。"

总之，体质禀赋于先天，受制于后天。除上述因素外，体育锻炼、劳逸损伤、婚育、疾病与药物等也影响着体质的形成。因而，体质在上述因素的共同影响下，形成了不同个体的体质特征。

第三节　体质的分类

中医关于体质的分类方法很多，但着眼于整体生理功能的高低强弱，运用阴阳的分类方法对体质进行分类是体质分类的基本方法。正如《医门棒喝·人体阴阳体用论》："治病之要，首当察人体质之阴阳强弱"。人体体质大致分为阴阳平和质、偏阳质和偏阴质三种类型。阴阳平和质，是指功能较为协调的体质。偏阳质，是指具有偏于亢奋、偏热、多动等特性的体质。偏阴质，是指具有偏于不足、偏寒、多静等特性的体质。阴阳平和质、偏阳质和偏阴质的体质特征各不相同（表5 –2）。

表5 –2　　　　　　　　　　　　　体质分类表

	阴阳平和质	偏阳质	偏阴质
体形与体态	身体强壮，胖瘦适度，或胖而不臃肿，瘦而有精神	形体偏瘦，较结实	形体偏胖，较虚弱
面色与肤色	明润含蓄	面色多略偏红或微苍黑，或呈油性皮肤	面色偏白而欠华
性格	性格随和，开朗	性格外向，喜动，易急躁，自制力较差	性格内向，喜静少动，胆小易惊
饮食	食量适中	食欲旺盛，食量较大	食量较少
寒热适应性	耐寒耐热，自身调节和对外适应力强	平时畏热，喜冷，或体温偏高，易出汗	平时畏寒，喜热，或体温偏低
精力与体力	精力充沛，工作潜力大	精力旺盛，动作敏捷，反应快，性欲旺盛	精力偏弱，动作迟缓，反应较慢，易疲劳
疾病易感倾向	不易感受外邪，少生病。患病多自愈或易治愈	易感受风、暑、热邪，受邪后多从热化，表现为热证、实证，易化燥伤阴。内伤为病多见阴虚、阳亢、火旺之证	易感受寒、湿之邪，受邪后多从寒化，表现为寒证、虚证。冬天易生冻疮。内伤杂病多见阴盛、阳虚之证。
体质变化趋向	体质不易改变，易获长寿	多演化为阳亢、阴虚、痰火等病理性体质	多演化为阳虚，痰湿、痰饮等病理性体质

第四节　体质学说的应用

　　体质学说重在研究人体的生理特殊性，强调脏腑经络的偏颇和精气血阴阳的盛衰对形成体质差异的决定性作用，揭示个体的差异规律。体质学说的强大生命力就在于能指导临床实践。中医诊断疾病不可忽视个体差异，辨证首先要辨明病人的体质，治疗则强调"因人制宜"，养生以强健体质为宗旨，可见体质与病因、发病、病机、辨证、治疗及养生预防等方面均有着密切的关系。所以，在临床的各个环节中都要随时把握病人的体质状况。

一、说明病因的易感性

体质决定着个体对某种致病因素的易感性。换句话说，不同体质对某些病因存在着特殊的易感性，即所谓"同气相求"。例如阳虚质易感寒邪而患寒病；阴虚质易感热邪而患热病。《锗溪医论选》："人之生也，体质各有所偏，偏于阴虚，脏腑燥热，易感温病，易受燥气；偏于阳虚，脏腑寒湿，易感寒邪，易患湿证"。

二、解释发病的倾向性

体质决定着发病的倾向性。因个体对某些致病因素的易感性不同，故不同体质的个体，其发病情况也就各不相同。一般而言，体质健壮，正气旺盛，则邪气难以致病；体质虚弱，正气内虚，则邪气乘虚侵入而导致疾病发生。小儿脏腑娇嫩，体质未壮，易患咳喘、腹泻、食积等病；年老之人，五脏精气多虚，体质转弱，易患痰饮、咳喘、眩晕、心悸、消渴等病；胖人多痰湿，善病中风暴厥之证；瘦人多火，易病肺痨咳嗽诸疾；年老肾亏，多病痰饮咳喘等。正如《灵枢·五变》："五脏皆柔弱者，善病消瘅……粗理而肉不坚者，善病痹"。

三、阐释疾病的病理变化

（一）体质因素决定病机的从化

人的体质是有差异的。由于体质的特殊性，不同体质类型有其潜在的、相对稳定的倾向性，这种倾向性称为"质势"。在人体遭受致病因素作用时，其体内可产生相应的病理变化，而且不同的致病因素具有不同的病变特点，这种病理演变趋势称为"病势"。病势与质势结合就会使病变性质发生不同的变化，而这种病势依附于质势，因体质而发生的病理转化过程称为"质化"、"从化"。

六淫邪气有阴阳之分，六淫邪气伤人，常随人体阴阳强弱变化而为病。例如同为风寒之邪，偏阳质人得之，易从阳化热；偏阴质人得之，易从阴化寒。同为湿邪，阳热之体得之，易从阳化热而为湿热之候；阴寒之体得之，易从阴化寒而为寒湿之证。然而，对于平和质人来说，感受寒邪则为寒病，感受湿邪则为湿病。故《医门棒喝·六气阴阳论》："邪之阴阳，随人身之阴阳而变也"。

人体禀性有阴阳，脏腑有强弱，所以机体对致病因素则有化寒、化热、化湿、化燥等区别。因而，从化具有一定的规律：素体阴虚阳亢者，功能活动相对亢奋，感邪后多从热化；素体阳虚阴盛者，功能活动相对不足，感邪后多从寒化；素体津亏血耗者，感邪后多从燥化；素体气虚湿盛者，感邪后多从湿化。

（二）体质因素决定疾病的传变

传变，指疾病的变化和发展趋势。传变既指病变部位在脏腑经络等之间的传递转移；又指疾病性质的转化和改变。疾病的传变取决于体质因素，而体质主要是通过影响正气强弱和决定病邪"从化"两方面的作用决定着疾病的传变。①体质影响正气的强弱，从而决定发病和影响传变。例如体质强壮者，正气充足，抗邪能力强，不易感邪发病，即便发病，则多为实证，其病势虽急，但不易传变，病程也较短；体质虚弱者，正气不足，抗邪能力弱，易于感邪，且易深入，病情多变，易发生重证或危证。②体质决定病邪"从化"而影响传变。例如素体阳盛阴虚者，感邪多从阳化热，疾病多向实热或虚热方面演变；素体阴盛阳虚者，感邪多从阴化寒，疾病多向实寒或虚寒方面转化。

四、指导临床辨证施治与护理

（一）指导辨证

体质是辨证的基础，决定着疾病的证候类型。一方面，感受同一致病因素，或患同一疾病，因患者体质的差异常表现出阴阳表里寒热虚实等不同的证候类型，即所谓"同病异证"。例如同为风寒邪气袭人，素体强壮，正气可抗邪于肌表者，则表现出恶寒发热，头身疼痛，苔薄白，脉浮等风寒表证；而素体阳虚，正不胜邪者，可致寒邪直中脾胃，表现出畏寒肢冷，纳呆食减，腹痛泄泻，脉缓无力等脾阳不足证。另一方面，感受不同的致病因素，或患不同疾病，因患者体质在某些方面具有共同点时，常可表现为相同或类似的证候类型，即所谓"异病同证"。例如阳热体质者，不但感受暑热邪气可导致热证，即便感受风寒邪气，也可发生从化，郁而化热，表现为热性证候。可见，体质特征是形成"同病异证""异病同证"的决定性因素。因此，临床辨证要特别重视体质因素，要将体质状况视为辨证的前提和重要依据。

（二）指导治疗

体质特征决定着疾病的证候类型和个体对治疗反应的差异性，是治疗疾病的重要依据，所以，在疾病的防治过程中，注重体质的诊察则是辨证论治的重要环节。临床所见同一疾病，采用同一治法，则有的人有效而病愈，有的人无效而病重，究其原因主要就在于病同而体质不同，体质不同而疗效也就不一。所以，治疗疾病时必须结合体质进行辨证论治。例如阳盛或阴虚之体，要慎用温热伤阴之剂；阳虚或阴盛之体，要慎用寒凉伤阳之药。用药剂量也要视体质而定，体胖壮实者剂量宜大，身瘦体弱者剂量宜小。故中医"因人制宜"的治疗原则，其核心即根据体质的区别而施以不同的治疗。

（三）指导护理

体质特征决定着护理措施的差异性。故疾病的护理以及疾病初愈或趋向恢复时，促使其康复的善后调理，皆须根据病人的体质特点进行辨证施护。例如饮食护理时，就应视患者的体质特点而异。阴虚阳盛者，应忌食狗肉、羊肉、辣椒、川椒、桂圆等温热食物；痰湿体质者，应慎食龟板、鳖甲、阿胶等滋腻之物。

五、指导养生

善于养生者，就要修身养性，形神共养，以增强体质，预防疾病，促进身心健康。调摄时就要根据各自的体质特征，选择相应的措施。中医的养生方法内容十分丰富，贯穿于衣食住行等各个方面，主要有适时调养、调摄精神、起居有常、劳逸适度、饮食调养、体育锻炼等。在养生时，不同体质的人，应当采用不同的养生方法。例如在饮食调养方面，体质偏阳者，进食宜凉而忌热；体质偏阴者，进食宜温而忌寒；形体肥胖者，进食宜清淡而忌肥甘；阴虚火旺者，进食宜凉润而忌辛热等。在精神调摄方面，肝气郁结者，宜注意情感疏导，消除其不良情绪。在体育锻炼方面，应根据自身的年龄、体质和爱好，选择适宜的锻炼方法和强度。

第六章

病　因

【目的要求】

1. 掌握病因的概念、病因学说的特点，六淫的基本概念、性质和致病特点，七情内伤、饮食失宜的基本概念和致病特点，痰饮、瘀血、结石的基本概念、形成和致病特点。

2. 熟悉疠气、过劳、过逸的基本概念和致病特点。

3. 了解医过、药邪、外伤等因素的致病特点。

病因主要介绍中医学病因的概念、认识方法、分类方法，以及各种病因的性质和致病特点。病因，是指导致疾病发生的原因，又称"致病因素"。病因学说，是研究各种致病因素的概念、形成、性质、致病特点及其所致病证临床表现的理论。病因学说是中医学理论体系的重要组成部分，是中医诊断学和预防治疗学的重要基础。中医学对病因的认识，除直接观察了解发病过程中可能作为致病因素的客观条件外，主要以临床表现为依据，通过分析病证的症状、体征来推求病因，为治疗用药提供依据。这种探求病因的方法称为"辨症求因"，又称"审症求因"，它是中医探究病因的主要方法，是中医病因学的主要特点。中医根据病因的来源、形成、发病途径及致病特点的不同，将病因分为外感病因（六淫、疠气）、内伤病因（七情内伤、饮食失宜、劳逸失度）、病理产物类致病因素（痰饮、瘀血、结石）和其他病因（医过、药邪、外伤等）四大类。

学习病因应掌握辨症求因的认识方法和研究方法，并应用这种方法，学习、分析和掌握各种病因的概念、性质、致病特点。

病因，是指破坏人体阴阳平衡而导致疾病发生的原因，又称为"致病因素"。致病因素多种多样，诸如六淫外感、疠气传染、七情内伤、饮食失宜、劳逸失度、医过、药邪、外伤等，均可成为病因而导致疾病的发生。痰饮、瘀血、结石是脏腑功能失调所形成的病理产物，其阻滞体内，又可导致新的病理变化而成为病因。

病因学说，是研究各种致病因素的概念、形成、性质、致病特点及其所致病证临床表现的理论，是中医学理论体系的重要组成部分。

在中医学理论发展过程中，历代医家从不同的角度，对病因提出了不同的分类方法。秦国名医医和提出的"六气病源"说，被称为病因理论的创始。《左传·昭公元年》："六气，曰阴、阳、风、雨、晦、明也……阴淫寒疾，阳淫热疾，风淫末疾，雨淫腹疾，晦淫惑疾，明淫心疾"。《内经》中将病因明确分为阴阳两大类。认为来自于自然界的异常气候变化为阳邪；而饮食不节，居处失宜，起居无常，房事失度，情志过极为阴邪。《素问·调经论》："夫邪之生也，或生于阴，或生于阳。其生于阳者，得之风雨寒暑；其生于阴者，得之饮食居处，阴阳喜怒"。东汉时期张仲景将病因与发病途径结合起来研究。《金匮要略·脏腑经络先后病脉证》："千般疢难，不越三条：一者，经络受邪入脏腑，为内所因也；二者，四肢九窍，血脉相传，壅塞不通，为外皮肤所中也；三者，房室、金刃、虫兽所伤。以此详之，病由都尽"。宋代陈无择将病因分为外因、内因和不内外因三类，明确提出了"三因学说"。他认为六淫邪气侵犯为外所因，七情所伤为内所因，饮食劳倦、跌仆金刃及虫兽所伤等为不内外因。"三因学说"将致病因素与发病途径结合起来进行分类的方法，比较系统、明确，对后世影响很大。现代对病因的分类，基本上都是遵循陈无择的"三因学说"，将病因分为外感病因、内伤病因、病理产物类致病因素和其他病因四大类。

中医探求病因，除直接观察了解发病过程中可能作为致病因素的客观条件外，主要是以临床表现为依据，通过分析病证的症状、体征来推求病因，为治疗用药提供依据。这种探求病因的方法就是"辨症求因"，又称"审症求因"，它是中医探求病因的主要方法，也是中医病因学的主要特点。

第一节　外感病因

外感病因，是指从外而感受的致病因素。主要有六淫、疠气。

一、六淫

（一）六淫的基本概念

淫，乃太过和浸淫之意。六淫，是风、寒、暑、湿、燥、火（热）六种外感病邪的总称。

在一般情况下，风、寒、暑、湿、燥、火是自然界六种不同的气候变化，称为"六气"。六气是万物生长化收藏和人类赖以生存的必要条件，人类在长期的进化过程中，已能够通过自身的调节机制对自然界的气候变化产生一定的适应能力，所以，六气一般不会致病。但当自然界气候出现异常变化，并超过人体的适应能力，或当人体正气不足，抵抗力下降，不能适应气候变化时，六气才能成为致病因素，侵犯人体而产生疾病。这种伤人致病的六气，便称为"六淫"。由于六淫是致病邪气，所以又称为"六邪"。

（二）六淫致病的共同特点

1. 外感性

六淫致病，其致病途径多从肌表、口鼻而入，或两者同时受邪。如风寒湿邪易犯人肌表，温热燥邪易自口鼻而入；另外，感受六淫而病，在疾病的初始阶段，多有发热，恶寒，苔薄，脉浮等表现，中医学称为"表证"。由于六淫病邪均自外界侵犯人体，故称之为"外感致病因素"，所致疾病称为"外感病"。

2. 季节性

六淫致病常有明显的季节性。如春季多风病，夏季多暑病，长夏多湿病，秋季多燥病，冬季多寒病。六淫致病与时令气候变化密切相关，故所致疾病称为"时令病"。

3. 地域性

六淫致病与生活、工作的区域环境和条件密切相关。如我国西部高原地区多燥病、东北地区多寒病、江南地区多湿热病；久居潮湿环境多湿病；长期高温环境作业者多燥热或火邪为病等。

4. 相兼性

六淫邪气既可单独伤人致病，又可两种或两种以上同时侵犯人体而为病。如风寒、风热合邪均会导致感冒；风寒湿三邪杂合而侵犯人体，流滞于关节可引起痹证等。

5. 转化性

六淫在发病过程中，不仅可以互相影响，而且在一定条件下可以相互转化。如寒邪入里可以化热；暑湿日久可以化燥等。

（三）六淫的性质和致病特点

1. 风邪

（1）风邪的基本概念　凡致病具有善动不居、轻扬开泄等特性的外邪，称为"风邪"。

风为春季的主气。风邪为病，四季皆有，但以春季为多见。风邪来去疾速，善动不居，变幻无常。其性轻扬开泄，动摇不定，无孔不入。如气候反常，超过了人体的适应和调节能力，或人体卫气虚弱，抗病能力低下时，更衣脱帽、沐浴或汗出当风等都易感受风邪而致病。风邪伤人，多从皮毛而入，其所致病证称为"外风病证"。风邪是外感病极为重要的致病因素，故称为"百病之长"。

（2）风邪的性质和致病特点

①风为阳邪，轻扬开泄，易袭阳位　风邪善动不居，具有轻扬、升发、向上、向外的特性，故属于阳邪。其性开泄，指风邪致病易使腠理开泄而汗出。风邪侵袭，常伤及人体的上部（头、面）、阳经和肌表，出现头痛，汗出，恶风等症。故《素问·太阴阳明论》："伤于风者，上先受之"。

②风性善行而数变　"善行"，指风性善动不居，游移不定。故其致病具有病位游移、行无定处的特征。如风邪偏盛的痹证，则见游走性关节疼痛，痛无定处，称为"行痹"或"风痹"。"数变"，指风邪致病变幻无常，起病急，变化快。如风疹（荨麻疹）多表现为突发皮肤瘙痒，疹块发无定处，此起彼伏，时隐时现等特征。以风邪为先导的外感病，一般也具有发病急，传变快的特点。故《素问·风论》："风者，善行而数变"。

③风性主动　"主动"，指风邪致病在临床表现上具有动摇不定的特征。如风邪入侵，常见颜面肌肉抽掣，或眩晕、震颤、抽搐、颈项强直、角弓反张、两目上视等。临床上因感受风邪而面部肌肉颤动，或口眼㖞斜者为"风中经络"；因金刃外伤，复受风毒之邪而出现四肢抽搐，角弓反张等症，也属于风性主动的临床表现。

④风为百病之长　"长"，始、首之意。风邪是六淫病邪的主要致病因素，寒、湿、燥、热诸邪常依附于风而侵犯人体，从而形成外感风寒、风湿、风热、风燥等证。风邪致病最为广泛多见，常为外邪致病的先导，故古人将风邪作为外感致病因素的总称。所以，《素问·骨空论》说："风者，百病之长也"。

2. 寒邪

（1）寒邪的基本概念　凡致病具有寒冷、凝结、收引特性的外邪，称为"寒邪"。

寒乃冬季之主气。寒邪致病常见于冬季，当天寒地冻之时，伤于寒邪者较多，故冬季多寒病。但寒邪为病也可见于其他季节，如夏季贪凉饮冷，也常成为感受寒邪的重要原因。寒邪侵人所致病证，称为"外寒病证"。

寒邪致病，因其所伤部位不同，而有伤寒、中寒之别。寒客肌表，郁遏卫阳，称为"伤寒"；寒邪直中于里，伤及脏腑阳气，称为"中寒"。

（2）寒邪的性质和致病特点

①寒为阴邪，易伤阳气　寒为阴气盛的表现，故属于阴邪。寒邪伤人，阴寒偏盛，制约阳气而易导致阳气损伤。故《素问·阴阳应象大论》："阴胜则阳

病"，"阴胜则寒"。如外寒侵袭肌表，卫阳被遏，则见恶寒，发热，无汗，鼻塞，流清涕等症；寒邪直中脾胃，脾阳受损，可见脘腹冷痛，呕吐，腹泻等症；心肾阳虚，寒邪直中少阴，可见恶寒倦卧，手足厥冷，下利清谷，小便清长，精神萎靡，脉微细等症。

②寒性凝滞而主痛　"凝滞"，即凝结阻滞。寒性凝滞，即指寒邪侵人，易使气血津液凝结、经脉阻滞不通。人身气血津液之所以畅行不息，全赖一身阳和之气的温煦推动。阴寒邪气侵犯，阳气受损，失其温煦，易使经脉气血运行不畅，甚至凝结阻滞不通。不通则痛，故寒邪致病多见疼痛。如寒客肌表经络，可见头身肢体关节疼痛。如以寒邪为主的痹证，则多见关节冷痛，称为"寒痹"或"痛痹"。寒邪直中胃肠，可见脘腹冷痛；寒客肝脉，可见少腹或阴部冷痛等。正如《素问·痹论》所说"痛者，寒气多也，有寒故痛也"。

③寒性收引　"收引"，有收缩牵引之意。寒性收引，指寒邪侵袭人体，可致气机收敛，腠理闭塞，筋脉收缩而挛急。如寒邪侵袭肌表，毛窍腠理闭塞，卫阳被郁，不得宣泄，可见恶寒，发热，无汗等；寒客经络关节，筋脉收缩拘急，可见四肢屈伸不利，或冷厥不仁等。

3. 火（热）邪

（1）火热邪气的基本概念　凡致病具有炎热升腾等特性的外邪，称为"火（热）邪"。

火与温热异名而同类，皆为阳盛所生，同为一气，故火热、温热常可混称。然而，火与温热，同中有异，热为温之渐，火为热之极。温邪，泛指一切温热病邪，一般应用于温病学中。热邪纯属外邪，其性弥散，多直接感受诸如风热、暑热、温热之类病邪而致病；火邪常由内生，其性结聚，多因脏腑阴阳气血失调，阳气亢盛，从而产生诸如心火、肝火、胃火、气有余便是火、五志化火之类而致病。

（2）火热邪气的性质和致病特点

①火热为阳邪，其性炎上　火热之性燔灼焚焰、升腾上炎，故为阳邪。火热邪气伤人，易致阳热偏盛，表现出高热，恶热，烦躁，口渴，汗出，脉洪数等症。故《素问·阴阳应象大论》："阳胜则热"。火性炎上，指火热邪气伤人所致病证，多突出表现于上部和头面部，临床多见目赤肿痛，咽喉肿痛，口舌生疮糜烂，牙龈肿痛等症。

②火热易扰心神　火热邪气伤人，常扰乱神明，出现心烦，失眠，甚则狂躁不安，神昏，谵语等症。故《素问·至真要大论》："诸躁狂越，皆属于火"。

③火热易伤津耗气　火热邪气蒸腾于内，最易迫津外泄而致汗出伤津，或直接消灼煎熬津液，而致津液耗伤，临床多见口渴喜冷饮，咽干舌燥，小便短赤，

大便秘结等症。火热亢盛，迫津外泄，以致气随液耗，或直接损伤人体正气，临床多见体倦乏力，少气懒言等症。

④火热易生风动血 火热邪气侵犯人体，燔灼肝经，耗伤津液，筋脉失养失润，易引起肝风内动，表现出高热神昏，四肢抽搐，两目上视，颈项强直，角弓反张等动风病证。火热邪气，侵犯人体，灼伤脉络，迫血妄行，常引起诸如吐血、衄血、便血、尿血、皮肤发斑、崩漏等出血证。

⑤火热易致疮痈 火热邪气侵犯人体，易入于血分，聚于局部，腐蚀血肉，发为痈肿疮疡，表现出局部红肿热痛等症。故《灵枢·痈疽》："大热不止，热胜则肉腐，肉腐则为脓，故名曰痈"。

【附】中医诸火释义

中医学中有关"火"的名词较多，不同的名词有着不同的含义。

1. 少火与壮火

少火，是指对人体具有温煦生化作用的阳气。少火为生理之火，又称为"正火"。《素问·阴阳应象大论》："少火生气"。壮火，是指因阳热亢盛所产生，能耗散人体正气的病邪。壮火为病理之火，又称为"邪火"。《素问·阴阳应象大论》："壮火食气"。

2. 外火与内火

外火，是指感受自然界的火热之邪，或是由风寒暑湿燥五邪转化而成的火热邪气，即所谓"五气化火"。外火为实火范畴。内火，是指因脏腑功能紊乱，阴阳气血失调所致的"阴虚生内热"、"气有余便是火"，或因情志过极所致的"五志化火"。内火有虚火和实火之别，阴虚生内热为虚火范畴；气有余便是火，五志化火为实火范畴。

3. 实火与虚火

实火，是指阳热亢盛所致的实热证。虚火，是指阴虚不能制阳，"阴虚生内热"所致的虚热证。

4. 君火与相火

君火，为心之阳气。相火，为肝、胆、肾、三焦之阳气。肾阳又称"龙火"、"命火"、"命门之火"，肝阳又称"雷火"。君火与相火相互配合，以温养脏腑，推动人体的功能活动。君火仅指正气而言，若过旺则称"心火炽盛"；相火包括正邪两个方面，若过旺则称"相火妄动"。心火炽盛与相火妄动均属壮火范畴。

5. 阴火与阳火

关于阴火与阳火的含义，目前尚无定论，概括而言，主要有两种观点。

（1）从生理部位而言，心居上焦阳位而肾居下焦阴位，故大都认为心火为阳火，肾火（命火）为阴火。

（2）从病理性质而言，阳火病性属热而治疗宜清忌温，阴火病性属寒而治疗宜温忌清。阴火是一种假热。包括两种情况：①肾阳虚极，不能潜藏而反浮越，以致虚阳亢奋，而见肾虚格阳的阴火证。②脾气虚甚，以致血液亏虚，气无所附，虚阳亢奋，而见脾虚发热的阴火证。

4. 湿邪

（1）湿邪的基本概念　凡致病具有重浊、黏滞、趋下特性的外邪，称为"湿邪"。

湿为长夏的主气。夏秋之交，阳热尚盛，雨水较多，热蒸水腾，为一年中湿气最盛的季节。湿邪为病，长夏居多，但四季均可发生。感受湿邪所致的病证，称为"外湿病证"。

（2）湿邪的性质和致病特点

①湿为阴邪，易阻遏气机，损伤阳气　湿与水同类，故属阴邪。湿邪伤人，易留滞于脏腑经络，阻遏气机，使脏腑经络功能失调，且常制约阳气而易导致阳气损伤。脾主运化水液，性喜燥而恶湿，故外感湿邪，最易困脾而损伤脾阳。如湿阻胸膈，则胸膈满闷；湿停中焦，则脘痞腹胀，纳呆食少；湿停下焦，则二便不爽。故《温热论·外感温热篇》："湿胜则阳微"。《素问·六元正纪大论》："湿胜则濡泄，甚则水闭胕肿"。

②湿性重浊　"重"，即沉重、重着，是指湿邪致病，常出现头身困重，四肢酸楚沉重等以沉重感为特征的临床表现。如湿邪外袭肌表，困遏清阳，清阳不升，则头重如裹。故《素问·生气通天论》："因于湿，首如裹"。以湿邪为主的痹证，则多见肌肤不仁，关节疼痛重着等，称之为"湿痹"或"着痹"。"浊"，即秽浊不清，是指湿邪为患，易呈现分泌物和排泄物秽浊不清的现象。如湿浊犯上则面垢，眵多；湿滞大肠，则溏泻，下痢脓血；湿浊下注，则小便浑浊，妇女白带过多；湿邪浸淫肌肤，则可见湿疹浸淫，脓水秽浊等。

③湿性黏滞　"黏"，即黏腻。"滞"，即停滞。湿邪黏腻停滞的特性主要表现在两个方面：①症状的黏滞性。湿邪致病多表现为排泄物和分泌物黏滞不爽，排出滞涩不畅。如眵多，面垢如油，口黏，大便排泄不爽，小便滞涩不畅，舌苔厚腻等。②病程的缠绵性。湿邪致病，其病程较长，反复发作，或缠绵难愈。如湿温、湿疹、湿痹（着痹）等，皆因湿性黏滞，胶着难解而不易速愈，或反复发作。

④湿性趋下，易袭阴位　湿邪类水属阴，其性重浊而具趋下之势，故湿邪致病，多易伤及人体下部，表现出二便不爽，妇女带下，下肢水肿等。《素问·太

阴阳明论》："伤于湿者，下先受之"。

5. 暑邪

（1）暑邪的基本概念 凡致病具有炎热、升散、兼湿特性的外邪，称为"暑邪"。

暑乃夏季主气，为火热之气所化。暑邪致病，有明显的季节性，主要发生于夏至以后，立秋之前。故《素问·热论》："先夏至日者为病温，后夏至日者为病暑"。暑邪纯属外感，而无"内暑"之说。

暑邪致病，有伤暑和中暑之别。起病缓，病情轻者为"伤暑"；发病急，病情重者，为"中暑"。

（2）暑邪的性质和致病特点

①暑为阳邪，其性炎热 暑为盛夏火热所化，火热属阳，故暑亦为阳邪。因暑性炎热，故暑邪伤人，常致阳热亢盛，表现出高热，心烦，面赤，脉洪大等阳热症状。

②暑性升散，易伤津耗气 "升散"，是指暑邪侵犯人体，多直入气分，以致腠理开泄，迫津外泄，而见大汗。汗出过多，既伤津，又耗气，故临床除见口渴喜饮，尿赤短少等津伤之症外，往往还可见气短，神疲，乏力等耗气之症，甚则出现突然昏倒，不省人事等。故《素问·刺志论》："气虚身热，得之伤暑"。

③暑多挟湿 暑季气候炎热，且常多雨而潮湿，热蒸湿动，故暑邪致病，多挟湿邪为患。其临床表现除发热，烦渴等阳热症状外，常兼见身热不扬，四肢困倦，胸闷呕恶，大便溏泄不爽等湿滞症状。暑易挟湿，虽为暑湿并见，但通常仍以暑热为主，湿居其次。

6. 燥邪

（1）燥邪的基本概念 凡致病具有干燥、收敛等特性的外邪，称为"燥邪"。

燥为秋季的主气。秋季天气收敛，气候干燥，最易感受燥邪而为患。燥邪伤人，多自口鼻而入，首犯肺卫，发为外燥病证。初秋尚有夏末之余热，秋阳以暴，燥与温合，侵犯人体，发为"温燥"；深秋临近初冬之寒气，秋风肃杀，燥与凉相合，侵犯人体，则发为"凉燥"。

（2）燥邪的性质和致病特点

①燥性干涩，易伤津液 燥邪为干涩之病邪，侵犯人体，最易损伤津液，表现出皮肤干涩，口鼻干燥，咽干口渴，小便短少，大便干结，甚则皮肤皲裂，毛发不荣等干燥、涩滞症状。故《素问·阴阳应象大论》："燥胜则干"。

②燥易伤肺 肺为娇脏，喜清润而恶燥，主气司呼吸，开窍于鼻，外合皮毛，直接与自然界大气相通。燥邪侵袭，多从口鼻而入，最易伤肺，影响肺气之

宣降，或伤及肺络，出现干咳少痰，或痰黏难咯，或痰中带血，甚则喘息胸痛，鼻衄等症。

二、疠气

（一）疠气的基本概念

疠气，是指一类具有强烈致病性和传染性的外感病邪。《温疫论·原序》："夫瘟疫之为病，非风非寒非暑非湿，乃天地间别有一种异气所感"。疠气又称为"疫毒"、"疫气"、"异气"、"戾气"、"毒气"、"乖戾之气"等。

疠气的传染，既可通过空气，经口鼻侵入人体而致病；也可随饮食、蚊虫叮咬、虫兽咬伤、皮肤接触等途径侵入人体而发病。

感受疠气，会导致多种疫疠病。例如痄腮（流行性腮腺炎）、猩红热（烂喉丹痧）、疫毒病、白喉、天花、肠伤寒、霍乱、鼠疫以及疫黄（急性传染性肝炎）、流行性出血热、非典、艾滋病（AIDS）等。疫疠病，又称"疫病"、"瘟病"、"瘟疫"，它实际上包括了现代临床的许多传染病和烈性传染病。

（二）疠气的致病特点

1. 发病急骤，病情危笃

疠气为病，具有发病急骤，来势凶猛，病情险恶，变化多端，传变急速，死亡率极高等特点。疠气多属热毒之邪，其致病具有一派热盛之象，但毒性比火邪强烈，更易出现发热、扰神、动血、生风等危重症状。

2. 传染性强，易于流行

疠气具有强烈的传染性和流行性，可通过空气、食物等多种途径在人群中传播，广为流行。当处在疠气流行的地域时，无论男女老少，体质强弱，凡触之者，极易发病。

3. 一气一病，症状相似

不同种类的疠气，对机体作用部位具有一定选择性，从而在不同部位产生相应的病证。疠气种类不同，所致之病各异。感受同一疠气，其临床表现基本相似。每一种疠气所致之疫病，均有各自的临床特点和传变规律，即所谓"一气致一病"。例如痄腮，无论男女，一般都表现为耳下腮部肿胀。说明某种戾气可专门侵犯某脏腑、经络或某一部位而发病，所以说"众人之病相同"。

（三）影响疠气产生的因素

疠气产生的因素有多种，主要有气候因素、环境因素、预防措施和社会因素等。这些因素，既影响到疠气的滋生与传播，又影响到人体正气的强弱，进而影响疠气的产生和疫病的流行。

1. 气候因素

自然气候的反常变化，如久旱、酷热、洪涝、湿雾瘴气、地震等易孳生疠气而导致疾病的发生。如霍乱等病的大流行与此类因素有关。

2. 环境因素

环境卫生不良，如水源、空气污染等，均可孳生疠气。食物污染、饮食不当也可引起疫病发生，如疫毒痢、疫黄等，即是病气通过饮食入里而发病的。

3. 预防措施不当

由于疠气具有强烈的传染性，若预防隔离工作不力，往往会使疫病发生并造成较大范围的流行。

4. 社会因素

社会因素对疠气的发生与疫病的流行也有一定的影响。如战乱使社会动荡不安，环境恶劣，人们居无定所，易致疫病不断发生和流行。若国家安定，人们能安居乐业，且注意卫生防疫工作，采取一系列积极有效的防疫和治疗措施，疫病就能得到有效的控制。

第二节 内伤病因

内伤病因，是相对于"外感"或"外伤"的另一类病因。内伤病因与外感病因的主要区别有两点：①内伤病因并非存在于外界，而是与人体自身的行为方式密切相关；②内伤病因所致病证，都先发于内，常常导致脏腑功能失调或气血失常，与外感所致之"表证"不同。内伤病因涉及行为方式的多个方面，主要概括为七情内伤、饮食失宜、劳逸失度三个方面。

一、七情内伤

（一）七情的基本概念

七情，是指喜、怒、忧、思、悲、恐、惊七种正常的情志活动。它是人体的生理和心理活动对外界环境刺激所作出的不同反应，是"人之常性"，在正常活动范围内，一般不会导致或诱发疾病。然而，当突然而强烈、长期而持久的情志刺激，超越了人体的生理和心理适应能力时，则可损伤人体脏腑精气，使气机紊乱，脏腑功能失调，从而导致或诱发疾病。七情致病是直接损伤内脏而发病，病由内生，故称为"七情内伤"，它是造成内伤疾病的主要因素之一。

（二）七情与脏腑气血的关系

1. 七情与脏腑的关系

人的情志活动与内脏有着密切联系。情志活动的物质基础是脏腑精气，尤与五脏精气的关系最为密切，然而，外界的精神刺激只有作用于内脏，才能表现出不同的情志变化。正如《素问·阴阳应象大论》："人有五脏化五气，以生喜怒悲忧恐"。论中明确指出情志活动与五脏具有对应关系，即心在志为喜，肝在志为怒，脾在志为思，肺在志为忧，肾在志为恐。但脏腑精气的盛衰变化则会影响人体的情志，从而导致情志的异常变化。正如《灵枢·本神》："肝气虚则恐，实则怒；心气虚则悲，实则笑不休……"反之，七情太过也会损伤相应脏腑而导致或诱发疾病。

2. 七情与气血的关系

气血是脏腑生理活动的物质基础，而情志活动是脏腑功能活动的反映，因而，气血与人的情志活动亦关系密切，也是人的情志活动的物质基础。如果气血失调，则也会影响人的情志活动，从而导致异常的情志变化。故《素问·调经论》："血有余则怒，不足则恐"。

（三）七情内伤的致病特点

七情内伤属于精神致病因素，其致病不是取决于人体的正气强弱和抗病能力，而是取决于情志反应的强度和持续时间的长短，同时与个体的心理调节和耐受能力有关。情志疾病常在长期、突然、强烈的精神刺激后而发病。例如社会动荡、天灾人祸、生活环境和工作环境不如意、人际关系不良、经济状况变迁等等，皆可产生异常的情志变化而导致或诱发疾病。七情内伤致病包含两方面的内容：①导致或诱发疾病；②影响病情的发展与转归。

1. 直接伤及内脏

人的情志活动与脏腑气血密切相关，七情过极可直接损伤内脏，影响内脏功能活动而导致疾病。

（1）首先伤及心神　人体是一个有机整体，人的精神情志活动是各脏腑功能活动整体协调的反映，然而，因心主神明，为五脏六腑之大主，故人的精神情志活动尤以与心的关系最为密切。故情志过极伤人致病，首先伤及心神，而产生异常的心理反应和精神状态。《类经·疾病类·情志九气》："情志之伤，虽五脏各有所属，然求其所由，则无不从心而发"。《灵枢·口问》："故悲哀愁忧则心动，心动则五脏六腑皆摇"。

（2）**易损伤相应脏腑**　情志活动与五脏具有对应关系，即七情分属五脏，故不同的情志刺激可伤及不同的脏腑。例如心在志为喜为惊，过喜或过惊则伤心；肝在志为怒，过怒则伤肝；脾在志为思，过度思虑则伤脾；肺在志为悲为忧，过悲或过忧则伤肺；肾在志为恐，过恐则伤肾。然而，情志致病的这种选择性，虽有一定的实际意义，但临床并非绝对如此。

（3）**数情交织，多伤心肝脾**　心主血脉而藏神，主宰着人的精神情志活动；肝藏血而主疏泄，调节情志；脾主运化而生化气血，居中焦而为气机升降之枢纽，故情志为害，数情交织，最易损伤心肝脾三脏，导致气血失调。例如过于惊喜易伤心，以致心神不宁，可见心悸，失眠，健忘，多梦，甚则精神失常等症；郁怒不解则伤肝，以致肝气郁结，可见两胁胀痛，胸闷太息，咽中如有物梗阻，或妇女乳房胀痛，月经延期，甚则痛经，闭经，癥瘕等症；若因暴怒而致肝气上逆，血随气逆，可见呕血或晕厥等症；思虑忧愁易伤脾，以致脾失健运，可见食欲不振，脘腹胀满，大便溏泄等症。然而，情志为害，伤及心肝脾三脏，既可单独发病，又可因数情交织，而相互影响。例如思虑劳神，可损伤心脾，导致心脾两虚，而同时出现心血亏虚和脾失健运之证。郁怒伤肝，肝气逆乱，可横逆乘脾犯胃，而导致肝脾不调、肝胃不和等证。

（4）**易损伤潜病之脏腑**　潜病，是指病证已经发生而存在，但无明显临床表现的病证。潜病之脏腑，是指潜病所在的脏腑。情志为害，不仅最易损伤心肝脾三脏，而且还易损伤潜病之脏腑，从而诱使病情加重，常常最先出现原先所患病证的临床症状。例如胸痹患者最先表现出胸闷，胸痛等症状；真心痛患者最先表现出心前区弊闷疼痛，甚则痛引肩臂；飧泄患者最先表现出腹痛，腹泻等症状；头痛患者最先发为偏头痛等症状。

2. 影响脏腑气机

情志为害，直接伤及脏腑，主要是通过影响脏腑气机，导致脏腑气机升降失常，气血运行紊乱而表现出相应的病理变化。情志变化不同，对气机的影响亦不同。正如《素问·举痛论》："百病生于气也，怒则气上，喜则气缓，悲则气消，恐则气下……惊则气乱……思则气结"。

（1）**怒则气上**　怒则气上，是指过怒而导致肝气疏泄太过，气机上逆，甚则血随气逆，并走于上的病机变化。临床常见头胀头痛，面红目赤，甚则呕血或昏厥等症。故《素问·生气通天论》："大怒则形气绝，而血菀于上，使人薄厥"。若肝气横逆，犯胃乘脾，则可见腹痛，腹泻等症。故《素问·举痛论》："怒则气逆，甚则呕血及飧泄"。

（2）**喜则气缓**　正常情况下，喜能缓和精神紧张，而使心情平静、舒畅，血脉通利。喜则气缓，是指过度喜乐而导致心气涣散不收，甚则神不守舍的病机变化。临床常见精神不能集中，心悸，失眠，甚则神志失常，狂乱等症。

（3）悲则气消　悲则气消，是指过度悲忧而导致肺气耗损，肺失宣降的病机变化。临床常见意志消沉，精神不振，胸闷气短，倦怠懒言等症。

（4）恐则气下　恐则气下，是指过度恐惧而导使肾气不固，气陷于下的病机变化。临床常见二便失禁，甚则滑精等症。

（5）惊则气乱　惊则气乱，是指猝然受惊而导致心气紊乱，心神不定的病机变化。临床常见惊悸不安，慌乱失措，甚则神志错乱等症。《素问·举痛论》："惊则心无所倚，神无所归，虑无所定，故气乱矣"。

（6）思则气结　思则气结，是指过度思虑而导致心脾气结滞，运化失司的病机变化。临床常见精神萎靡，反应迟钝，心悸健忘，失眠多梦，纳呆食少，脘腹胀满，便溏等症。故古人有"思发于脾，而成于心"之说。

（7）忧则气郁　忧多与悲、愁、思等相兼为病。忧则气郁，是指过度悲忧，忧愁不解，忧思太过而导致脾肺受损，气机郁滞的病机变化。临床常见忧心忡忡，心胸憋闷，不思饮食，腹胀，大便不爽等症。

七情内伤可直接损伤脏腑，引起气机失调，而气机失调又可妨碍机体的气化过程，进而影响精气血津液的代谢，使精气血津液代谢失常，从而继发多种病证。例如气机郁滞日久，既可化热化火；又可引起精血津液的施泄、输布障碍，从而产生精瘀、血瘀、痰饮等病变；而痰饮与瘀血互结，则又可导致癥积等症。因此，七情内伤引起的病理变化是相当复杂的，多种疾病的发生或诱发，皆与之有关。

3. 多发为情志病证或心身疾病

情志病，是指发病与情志刺激有关，具有情志异常表现的病证。其病名首见于明代张介宾《类经》。情志病包括以下几种。

（1）因情志刺激而导致的病证，如郁证、癫、狂等。

（2）因情志刺激而诱发的病证，如胸痹、真心痛、眩晕（高血压病）等心身疾病。

（3）因其他原因所致，但具有情志异常表现的病证，如消渴、恶性肿瘤、慢性肝胆疾病等。

上述病证大多具有异常的情志表现，且病情也常随着情绪变化而发生相应的变化。因而，对于情志病的治疗，应以心理疏导和情志调摄为主要的治疗手段。

4. 影响病情变化

精神情感异常，不仅可以导致疾病的产生，而且对整个疾病进程也有着重要的影响，从而使病情发生明显变化。情志变化对病情具有正反两方面的影响：①有利于疾病的康复。积极乐观的情绪，或适度的情绪宣泄，有利于病情的好转乃至痊愈。②可使病情加重，或迅速恶化。不良或消极的情绪反应，或情志的异常波动，可使病情加重，或迅速恶化。例如素有肝阳上亢者，若遇恼怒，肝阳暴涨，阳亢风动，气血冲逆于上，蒙扰清窍，便会出现突然昏仆，不省人事，半身不遂，口眼㖞斜等中风之证，甚至引起死亡。胸痹、心痛患者，常因暴喜或暴怒而致怔忡，心痛暴作，大汗淋漓，四肢厥冷，面色青紫等心阳暴脱之危重证候。由此可见，避免不良情绪的刺激，保持正常良好的情感活动，具有协助治疗和促进康复的积极作用，故积极调动和利用患者的自身资源是临床治疗中不应忽视的重要环节。

此外，情志内伤还可导致"六郁"为病。六郁，即指气郁、火郁、血郁，食郁、湿郁、痰郁。因情志致病主要影响脏腑气机，导致气机郁滞不通，从而引起"气郁"；气郁日久可以化火，则形成"火郁"；气郁则血行不畅，而形成"血郁"；气郁则饮食不化，而形成"食郁"，气郁则津液不布，而形成"湿郁"、"痰郁"。所以，情志内伤是产生六郁的重要原因。

总之，七情致病情况比较复杂，临床上应根据不同的症状，结合病史进行具体分析。

二、饮食失宜

饮食是人类赖以生存的基本条件，是人体生命活动所需精微物质的重要来源。然而，饮食失宜，又可成为致病因素而影响人体的生理功能，导致脏腑功能失调或正气损伤而发生疾病。

饮食失宜，又称"饮食内伤"，包括饥饱失常、饮食不洁、饮食偏嗜三个方面。

（一）饥饱失常

良好的饮食行为，应以适量定时为宜，而饮食不定时，或过饥过饱，或饥饱无常，皆可导致疾病发生。

1. 过饥

过饥，指摄食不足。因客观条件限制而饥不得食，或因主观意识限制饮食，或因脾胃功能虚弱而进食不足，或因情志强烈波动而不思饮食，或不能按时饮食等，皆属过饥范畴。《灵枢·五味》："谷不入，半日则气衰，一日则气少矣"。长期摄食不足，营养缺乏，气血生化无源，以致气血亏虚，脏腑组织失养，功能活动减弱；或导致正气不足，抗病力弱，从而易招致外邪入侵，继发他病。

此外，长期摄食过少，胃失水谷充养，也可损伤胃气而致胃脘疼痛等；如果有意抑制食欲，又可发展成厌食等较为顽固的心身疾病。婴幼儿时期，如果饮食过少可致营养不良，而导致生长发育不良。

2. 过饱

饱，指饮食过量。暴饮暴食，或中气虚弱而强行进食等，皆属过饱范畴。过饱最易损伤脾胃。急者、轻者表现为饮食积滞胃脘，以致脾胃纳运失常而出现脘腹胀满疼痛，嗳腐吞酸，呕吐，泄泻，厌食，纳呆等。故《素问·痹论》："饮食自倍，肠胃乃伤"。长期饮食过量，可因脾胃损伤或营养过剩，而发展为消渴、肥胖、痔疮、心脉痹阻等病证。小儿脾胃功能较弱，加之食量不能自控，故小儿喂养过量，最易发生食伤脾胃的病证。积食日久，还可郁而化热、或聚湿生痰，久则可酿成疳积，出现面黄肌瘦，脘腹胀满，手足心热，心烦易哭等症，进而还可继发其他病变。

此外，大病初愈，饮食不当，或过量、或过于滋腻、或过用温补等又可引起疾病复发。

（二）饮食不洁

饮食不洁，是指进食不洁净，或陈腐变质、不慎有毒的食物。饮食不洁多因缺乏良好的卫生习惯，或不慎被农药、疫毒、寄生虫等污染的食物所致，其致病多以胃肠病变为主。例如进食腐败变质食物，多致胃肠功能紊乱，出现脘腹疼痛，恶心呕吐，肠鸣腹泻等。进食被寄生虫污染的食物，则可导致蛔虫病、绦虫病等各种寄生虫病。进食被疫毒污染的食物，则可引发甲肝、肠伤寒等多种传染性疾病。进食或误食被毒物污染或有毒性的食物，则可导致食物中毒，轻则脘腹疼痛，呕吐腹泻；重则毒气攻心，神志昏迷，甚至导致死亡。

（三）饮食偏嗜

饮食偏嗜，是指偏食某种性味的食物或专食某些食物。饮食偏嗜属于生活习惯不良，它包括饮食偏寒偏热、饮食五味偏嗜、食类偏嗜或烟酒偏嗜等。

饮食结构合理，五味调和，寒热适中，无所偏嗜，才能使人体获得各种所需营养，进而维持人的生命运动。因而，饮食偏嗜常会导致某些营养物质缺乏，或造成阴阳失调，久之便可引起疾病发生。

1. 寒热偏嗜

饮食的寒热，是指食物的温度，或指食物的寒热温凉性质。《灵枢·师传》："食饮者，热无灼灼，寒无沧沧。寒温中适，故气将持，乃不致邪僻也"。长期偏好寒或热的饮食，可导致人体阴阳失调而发生病变。例如长期偏好生冷寒凉之品，易损伤脾胃阳气，以致寒湿内生，出现腹痛，腹泻等症。长期偏嗜辛温燥热之品，可导致肠胃积热，出现口渴，口臭，脘腹胀满，便秘，甚则酿成痔疮等。

2. 五味偏嗜

饮食五味，是指食物具有酸、苦、甘、辛、咸五种性味。饮食五味对五脏具有一定的亲和性。正如《素问·至真要大论》："夫五味入胃，各归所喜，故酸先入肝，苦先入心，甘先入脾，辛先入肺，咸先入肾"。五味平衡，则阴阳调和，脏腑功能正常。如果长期嗜好某种性味的食物，就会导致相应脏腑之气偏盛，久之则可破坏五脏的平衡协调，从而导致疾病的发生。例如过多偏嗜甜食，易滋生痰湿，引起肥胖；多食咸，则易伤肾等。故《素问·五脏生成》："多食咸，则脉凝泣而变色；多食苦，则皮槁而毛拔；多食辛，则筋急而爪枯；多食酸，则肉胝皱而唇揭；多食甘，则骨痛而发落"。

3. 食类偏嗜

食类偏嗜，是指专食某种或某类食品，或厌恶某类食物而不食，或膳食中缺乏某些食物。食类偏嗜日久，可致营养不平衡，从而导致某些疾病的发生。例如过食肥甘厚味，可聚湿生痰、化热，易致肥胖、眩晕、中风、胸痹、消渴、痈肿疮疡等病变。《素问·生气通天论》："高粱之变，足生大丁"。而临床常见的瘿瘤（碘缺乏）、佝偻（钙、磷代谢障碍）、夜盲（维生素 A 缺乏）等皆因食类偏嗜所致。

4. 烟酒偏嗜

酒多为粮食和果品所酿，富有营养和一定的药用价值，适量饮酒可舒筋活血通络，对人体有一定的好处，然而，饮酒过度又可造成多种疾病。嗜酒成癖，则易聚湿、生痰、化热而致病，甚至变生癥积。烟草含有多种毒性物质，吸烟有损人体健康，特别容易损害心、肺、胃等脏腑。

三、劳逸失度

劳动是人类生活的必需，休息是人体生命的必需，劳逸结合则是保证人体健康的必要条件。适度的劳动有助于气血流通，增强体质；必要的休息可以消除疲劳，恢复体力和脑力，故劳动与休息皆有利于维持人体正常的生理活动，不会使人发病。如果劳逸失度，长时间过于劳累，或过于安逸，缺乏必要的劳动和锻炼，都不利于健康，甚至会导致脏腑气血失常而引发疾病。故《素问·经脉别论》："生病起于过用"。

（一）过劳

过劳，即过度劳累，又称"劳倦"。包括劳力过度、劳神过度和房劳过度三个方面。

1. 劳力过度

劳力过度，又称"形劳"，是指较长时间地从事繁重或超负荷的体力劳作，积劳成疾，或者是病后体虚，勉强劳作。劳力太过而致病，其致病特点主要表现在两个方面：①劳则气耗（《素问·举痛论》）。过度劳力而耗气，可损伤内脏的精气，从而导致脏气虚少，功能减退。由于肺为气之主，脾为生气之源，故劳力太过以耗伤脾肺之气为主，临床常出现少气懒言，体倦神疲，喘息汗出等症。②劳伤筋骨。体力劳动，主要是筋骨、关节、肌肉的运动，如果长时间用力太过，则易致筋骨、关节、肌肉损伤，久而积劳成疾。临床可见四肢肌肉萎弱，腰膝疼痛，关节屈伸不利等症。正如《素问·宣明五气》："久立伤骨，久行伤筋"。

2. 劳神过度

劳神过度，又称"心劳"。是指长期用脑过度，思虑劳神而积劳成疾。劳神过度的致病特点主要表现在两个方面：①易耗心血。因血为精神心理活动的物质基础，故劳神过度，则易暗耗心血。②易伤内脏，特别是心、脾、肝三脏，以致心脾两虚或心肝血虚。前者可见头晕，健忘，失眠，多梦，腹胀，纳呆，消瘦等；后者还可兼见情绪不稳，急躁易怒，头目昏眩等症。随着科技的发展，机械化程度的不断推进，真正从事体力劳动的人群的劳动强度将逐渐减少，而劳神过度将成为造成过劳的主要原因。

3. 房劳过度

房劳过度，又称"肾劳"。是指房事太过，或手淫恶习，或妇女早孕多育等，耗伤肾中精气而致病。由于肾藏精，为封藏之本，主生殖。所以，房劳过度的致病特点表现在两个方面：①耗伤肾精。②伤及肾脏。临床常见腰膝酸软，眩晕耳鸣，精神萎靡，性功能减退，或妇女月经不调、带下等症。此外，房劳过度还是导致早衰的重要原因。

（二）过逸

过逸，即过度安逸。包括体力过逸和脑力过逸等。过逸，是指长期体力上的不活动和脑力上的松懈。过度安逸的致病特点主要表现在三个方面：①安逸少动，气机不畅。人体的脏腑功能是"用进废退"。如果长期运动减少，则人体气机失于畅达，则会导致脾胃等脏腑的功能呆滞不振，出现胸闷，食少，腹胀，肌肉软弱或形体虚胖等症。久则进一步影响血液运行和津液代谢，形成气滞血瘀、水湿痰饮内生等病变。②安逸过度，阳气不振。长期过度安逸，阳气失于振奋，脏腑组织功能减退，久则体质虚弱，正气不足，抵抗力下降等。常见动则心悸，气喘汗出等，或抗邪无力，易感外邪致病。故《素问·宣明五气》："久卧伤气"。③用脑过少，神气虚衰。长期用脑过少，无所事事，寂寞无聊，精神空虚，易引起情志不调，神气衰弱，常见精神萎靡，健忘，反应迟钝，心情沮丧等症。

第三节 病理产物类致病因素

痰饮、瘀血、结石等是疾病过程中所形成的病理产物。这些病理产物形成之后，滞留于体内，又能干扰机体的正常功能而加重病理变化，或引发新的病变。由于它们是继发于其他病理过程而产生的致病因素，故称"继发性病因"，或称"内生有形实邪"。

一、痰饮

痰饮是人体水液代谢障碍所形成的病理产物。一般称稠浊者为"痰"，清稀者为"饮"。痰分为有形之痰和无形之痰。有形之痰，是指视之可见，闻之有声，触之可及的痰浊饮液。如咳嗽咯吐之痰，或引起喉中痰鸣之痰，或触之有形的痰核等。无形之痰，是指视之不见，闻之无声，触之难及，只见其征象，不见其形质的痰病。饮相对于痰质地较清稀，流动性较大，多积留于人体的脏腑组织间隙或疏松部位。饮停部位不同，则产生的病证也不同。《金匮要略》将饮证分为"痰饮"、"悬饮"、"溢饮"、"支饮"四类。饮停肠间者，称"痰饮"；饮停胸胁者，称"悬饮"；饮停肌肤者，称"溢饮"；饮停胸膈者，称"支饮"。

（一）痰饮的形成

痰饮多因外感六淫，或七情内伤，或饮食不节等，影响脏腑功能，使脏腑功能失调，气化不利，水液代谢障碍，以致水液停聚，聚湿酿痰而成。由于肺、脾、肾、肝以及三焦等脏腑对水液代谢起着重要作用，故痰饮的形成，多与肺、脾、肾、肝以及三焦的功能失常密切相关，而肺、脾、肾、肝以及三焦功能失调，均可聚湿而生成痰饮。

（二）痰饮的致病特点

痰饮形成之后，饮多留积于肠胃、胸胁、腹腔和肌肤；痰则随气升降，流窜全身，外而经络、肌肤、筋骨，内而脏腑，全身上下，无处不到，从而产生各种不同的病变。痰饮的致病特点主要表现在以下几个方面。

1. 阻滞气血运行

痰饮为有形之邪，可随气流行，机体内外无所不至，或停滞于经脉，或留滞于脏腑，阻滞气机，妨碍血行。

2. 影响水液代谢

痰饮既是病理产物，又是致病因素，痰饮形成之后可作为致病因素反过来作用于人体，进而影响肺、脾、肾等脏腑的功能活动，加重水液代谢障碍，从而形成恶性循环。如痰湿困脾，可致水湿不运；痰饮阻肺，可致宣降失职，水液不布；痰饮停滞下焦，可影响肾、膀胱的气化功能，以致水液停蓄等。

3. 易于蒙蔽心神

痰浊为病，随气上犯，易蒙蔽清窍，可出现头晕目眩，胸闷心悸，精神不振，痴呆等症；痰浊上犯，与风、火相合，蒙蔽心窍，扰乱神明，可出现神昏谵妄等症，或引发癫、狂、痫等疾病。

4. 致病广泛，变幻多端

痰饮随气流行，无所不到，内而五脏六腑，外而四肢百骸、肌肤腠理，上犯清窍，下注足膝，可引起多种疾病，所以说痰饮致病广泛。因痰饮致病范围广，发病部位多，且易兼挟他邪致病，因而其临床病证繁多，症状表现复杂，故有"百病多由痰作祟"和"怪病多痰"之说；另外，痰饮致病，在其病变的发展过程中，可伤阳化寒，可郁而化火，可挟风、挟热，可化燥伤阴，且致病则病势缠绵，病程较长。所以说痰饮致病变幻多端，其病证错综复杂。

（三）痰饮致病的病证特点

痰饮致病广泛，变幻多端，其病证错综复杂，因其停滞部位不同，则临床表现亦不一样。

1. 痰致病的病证特点

痰流注于经络筋骨，可致经络阻滞，气血运行不畅，出现肢体麻木，屈伸不利，甚至半身不遂等症，或形成痰核瘰疬、阴疽流注等病证；痰浊上犯于头，可见眩晕，昏冒等症；痰气凝结咽喉，可见咽中如有物梗阻，吞之不下，吐之不出之象；痰浊痹阻心脉，可见胸闷，心痛等症；痰迷心窍，可见神昏，痴呆等症；痰火扰心，可引发癫狂；痰浊阻肺，可见胸闷气喘，咳嗽吐痰等症；痰停于胃，可见恶心呕吐，胃脘痞满等症。

2. 饮致病的病证特点

饮在肠间，则肠鸣沥沥有声；饮在胸胁，则胸胁胀满，咳唾引痛；饮在胸膈，则胸闷，咳喘，不能平卧；饮溢肌肤，则水肿，无汗，身体疼痛而重。

二、瘀血

瘀血，是指体内血液停积而形成的病理产物，又称"恶血"、"蓄血"、"败血"、"污血"等。瘀血包括体内瘀积的离经之血，以及因血液运行不畅，停滞于经脉或脏腑组织内的血液。瘀血没有营养作用，既是疾病过程中所产生的病理产物，又是某些疾病的致病因素。

"瘀血"与"血瘀"的概念有着明显的区别。"血瘀"，是指血液运行不畅或血液瘀滞不通的病理状态，属于病机学概念；"瘀血"，是指能继发新的病变的病理产物，属于病因学概念。

（一）瘀血的形成

瘀血是血液运行失常的病理产物，故凡能影响血液正常运行，引起血液运行不畅，或血离经脉而瘀积的内外因素，均可导致瘀血的形成。瘀血形成的主要原因有两个方面：①各种内外伤导致血离经脉，瘀积体内。②气虚、气滞、血寒、血热等因素，导致血行不畅而凝滞。

1. 血出致瘀

各种外伤，诸如金刃所伤、手术创伤、跌打损伤等，皆可致血脉破损，造成离经之血；或因脏腑功能失常，如脾不统血、肝不藏血导致出血，以及妇女经行不畅、流产等，所致离经之血未能及时消散，或排出体外，留积体内则形成瘀血。

2. 气滞致瘀

气为血之帅，气行则血行，气滞则血瘀。若因情志郁结，气机不畅，或痰饮等有形邪气积滞体内，阻遏脉络，则可造成血液运行不畅，瘀积于体内某些部位而形成瘀血。

3. 因虚致瘀

血属阴而主静，全靠气来推动血液的运行。因气虚则运血无力，阳虚则脉道失于温通而滞涩，阴虚则脉道失于柔润而僵化，津液亏虚，无以充血则血脉不利，故气、血、津液的亏损，阴阳亏虚都能引起血液运行不畅，导致血液在体内某些部位停积而成瘀血。

4. 血寒致瘀

血得热则行，遇寒则凝。若寒邪外侵，入于血脉，或阴寒内盛，温通血脉失职，则血液凝涩而运行不畅，导致血液在体内某些部位瘀积不散而形成瘀血。故《灵枢·痈疽》："寒邪客于经络之中则血泣，血泣则不通"。

5. 血热致瘀

外感温热邪气，或体内阳热偏盛，侵入血分，血热互结，煎灼血液，使血液黏稠而运行不畅；或灼伤脉络，加速血行，迫血妄行导致出血，以致血液凝滞于体内某些部位而不散，变成瘀血。

（二）瘀血的致病特点

停积体内的瘀血，不仅失去了血液的濡养作用，而且还可成为致病因素，导致新的病变发生。瘀血的致病特点主要表现在以下几个方面。

1. 易阻滞气机

血为气之母，血能载气。瘀血形成之后，则变成有形之邪气，反过来作用于人体，从而影响和加重气机郁滞，即所谓"血瘀必兼气滞"。而气为血之帅，气机郁滞，又可影响血液运行不畅。如此则形成血瘀气滞、气滞血瘀的恶性循环。例如局部外伤，血脉破损，血出致瘀，可致受伤部位气机郁滞，出现局部青紫、肿胀、疼痛等症。

2. 影响血脉运行

瘀血形成之后，无论其瘀滞于脉内，还是留积于脉外，均可导致局部或全身的血液运行失常。

3. 影响新血生成

瘀血阻滞体内，尤其是瘀血日久不散，就会严重地影响气血的运行，使脏腑组织失于濡养，脏腑功能失常，气化失司，从而影响新血的生成。因而有"瘀血不去，新血不生"的说法。故久瘀之人，常可表现出肌肤甲错，毛发不荣等失濡失养的临床特征。

4. 病位固定，病证繁多

瘀血停滞而积聚体内，则难于及时消散，故其致病具有病位相对固定、病程较长的特征。瘀血形成之后，可停滞于机体任何部位，因其发病部位多，故临床病证繁多。

（三）瘀血致病的病证特点

瘀血病证繁多，常因发病部位不同，则临床表现亦不一样。例如瘀阻于脑，可致突然昏倒，不省人事，或痴呆、语言謇涩等症；瘀血阻滞于心，可致胸闷，心痛，甚则发狂等症；瘀血阻滞于肺，可见胸痛，气促，咯血等症；瘀血留滞于肝脏，可见胁肋胀满刺痛，肝脏肿硬，或腹大坚满，脉络怒张，面颈胸臂有赤丝缕纹，手掌赤痕等症，故有"恶血归肝"之说；瘀血阻滞胃肠，可见呕血，大便色黑如漆等症；瘀血阻滞胞宫，可见少腹疼痛，月经不调，痛经，闭经，经色紫暗有块，或见崩漏等症；瘀血阻滞形体官窍，可见口唇爪甲青紫，皮肤瘀斑，舌有瘀点、瘀斑，脉涩等症；瘀血阻滞肌肤，可见局部青紫肿痛等症；瘀血阻滞肢体末端，可致脱骨疽等病证。

瘀血致病，虽然症状错综复杂，但主要可归纳为以下特点。

1. 疼痛

疼痛性质为刺痛，痛处固定不移，拒按，夜间疼痛加重。

2. 肿块

瘀阻肌肤，则见局部青紫肿胀；瘀积体内，则生肿块，且肿块部位多固定不移，触之质硬。

3. 出血

部分瘀血患者可见出血之象。出血量时多时少，血色紫暗，或夹有瘀血块。

4. 色紫暗

瘀血致病，其色紫暗。色紫暗的意义有二：①指面色紫暗或黧黑，口唇爪甲青紫等；②指舌质紫暗，或舌有瘀斑、瘀点，舌下经脉曲张等。

5. 其他特征

瘀血病证，脉象多见细涩或结代。久瘀之人，还可见肌肤甲错等症。

三、结石

结石，是指因体内湿热浊邪蕴结不散，久经煎熬而形成的沙石样病理产物或结块。结石既是病理产物，又是某些疾病的致病因素。常见的有泥沙样结石、圆形或不规则形状的结石、结块样结石等。结石大小不一，小者易于排出，大者难于排出，多留滞体内而致病。

（一）结石的形成

1. 饮食不当

饮食偏嗜，喜食肥甘厚味，蕴生湿热，内结于胆，久则可形成胆结石；下焦湿热，蕴结日久可形成肾结石或膀胱结石；空腹食柿过多，可形成胃结石。此外，结石的形成，与某些地域的水质中含有过量的矿物及杂质等也有一定的相关性。如饮用硬水常可导致肾结石的发生。

2. 情志内伤

情志不遂，肝失疏泄，肝郁气结，胆气不达，胆汁排泄不畅，日久可形成胆结石或肝内结石。

3. 服药不当

长期过量服用某些药物，以致脏腑功能失调，气化失常，或药物沉积于体内，可形成结石。如长期服用钙、镁、铋等药物，可影响胃的腐熟、通降而形成胃结石；长期服用磺胺等碱性药物，可影响肾和膀胱的气化而形成肾结石等。

4. 体质差异

先天禀赋差异，以致某些物质的代谢异常，可形成易患结石的病理体质。

（二）结石的致病特点

1. 多发于肝、肾、胆、胃、膀胱等脏腑

肝主疏泄，关系着胆汁的生成和排泄；肾气的蒸化，影响着尿液的生成和排泄，且肝与胆、肾与膀胱直接相通，故肝肾功能失调易生成结石，而胃、胆、膀胱等空腔性器官，结石易于停留。所以，结石为病，多发于肝、肾、胆、胃、膀胱等脏腑。

2. 病程较长，病情轻重不一

结石多为湿热内蕴，日久煎熬而成，故大多数结石的形成过程较长。因结石大小形状不等，停留部位不一，则临床表现也不同。一般来说，结石小，则病情较轻，有的甚至无任何症状。结石过大，或停留在脏腑组织的狭窄部位，则病情较重，症状明显、复杂。

3. 阻滞气机，损伤脉络

结石为有形实邪，停留体内，多易阻滞气机，影响脏腑功能，影响气血津液的运行和排泄。结石阻滞气机，可见局部酸胀疼痛等症；重者，结石嵌滞于狭窄部位，气血严重受阻，常见腹部剧烈绞痛，疼痛难忍；若结石损伤脉络，则可导致出血等。

（三）结石致病的病证特点

结石致病，易阻滞气机，而常常导致疼痛。结石所致之疼痛具有阵发性、间歇性发作特点，或呈现持续性疼痛、隐痛、胀痛、钝痛等；发作时多剧痛难忍，甚则绞痛，缓解时则如常人；疼痛部位常常固定不移，或随结石移动而发生部位的改变。结石阻滞于胆，则右侧胁下胀痛，或突发性绞痛，兼见恶心呕吐，厌油腻，腹胀，嗳气，黄疸等证；结石阻滞于肾或膀胱，可见突然性腰痛，疼痛剧烈或如刀绞，痛引腹部及会阴兼见小便不利，尿血等证。

第四节 其他病因

除六淫、疠气、七情内伤、饮食失宜、劳逸失度、病理产物之外的致病因素，统称为其他病因，主要有医过、药邪、外伤、虫兽伤等。

一、医过

医过，又称"医源性致病因素"，是指由于医生的过失而导致病情加重或变生他疾的一类致病因素。

（一）医过的形成

医源性致病因素涉及面很广，医护人员在接触病人的整个过程中的言行举止、医疗行为都对患者产生着影响。如果医护人员的言行不当，就有可能成为致病因素。常见医过有以下几种情况。

1. 言行不当

医护人员言语亲切，行为得体，态度和蔼，认真细致，对患者的心理有积极的安慰作用，有利于患者病情的缓解。如果医护人员语言不当，态度生硬，不尊重患者，则会对病人产生不良影响。如把应该为病人保密或对病人保密的病情，草率地张扬扩散，会给患者造成精神和心理上的伤害，甚至引起严重后果。医生的举止鲁莽，行为不端，也会给病人带来不信任感，从而影响临床疗效，有时可因此而加重病情，或引起病人的拒绝治疗。

2. 处方草率

诊治时漫不经心，草率马虎，包括处方书写用别名、僻名、字迹潦草等，均可产生不利影响或带来严重后果。轻则患者在疑惑不信任状态下服用，不利于治疗，或处方药味难辨而耽误时间；重则可因字迹潦草，执行医嘱发生错误，造成严重的医疗事故。

3. 诊治失误

医生诊断错误，治疗不当，是最主要的医源性致病因素。常见的如用药时犯"虚虚"、"实实"之戒，寒热不辨，补泻误投；针刺手法不当，刺伤重要脏器，或断针体内；推拿用力过大或不当，而引起筋脉损伤，甚或骨折等等。

（二）医过的致病特点

1. 易致情志异常波动

医生言行不当或态度不认真，极易引起患者的不信任，甚至会引起医患矛盾，使患者情志产生异常波动而拒绝治疗，或导致气血逆乱而使病情更为复杂。

2. 加重病情，变生他疾

医生言行不当，或是诊治失误，均可贻误治疗，加重病情，变生他疾，甚者导致患者死亡。

二、药邪

药邪，是指药物加工炮制、使用不当而引起疾病发生的一类致病因素。

（一）药邪的形成

药物本身是用于治疗疾病的，但如果药物加工炮制不当，或者医生使用不当，均可损伤机体，引起疾病的发生。

1. 用药过量

药物用量过大，特别是一些有毒药物的用量过大，则极易发生中毒，甚则导致病人死亡。如生川乌、生草乌、马钱子、细辛、巴豆等均含有毒成分，临床使用均有用量规定，必须严格遵守。

2. 炮制不当

某些含有毒性成分的药物，使用时要进行适当的炮制加工，以减轻毒性。如乌头火炮或蜜制、半夏姜制、马钱子去毛去油等。如果药物炮制加工方法不当，用之容易引起中毒。

3. 配伍不当

有些药物不能同时使用，否则会增加毒性而引起中毒。如中药配伍中的"十八反"、"十九畏"。

4. 用法不当

某些药物在使用上有着特殊要求和禁忌。如有的药物应先煎以减低毒性，妇女妊娠期间用药禁忌等。若使用不当或违反有关禁忌，也可引起中毒或变生他疾。

（二）药邪的致病特点

1. 中毒

误服或过量服用有毒药物极易中毒，中毒的轻重程度与药物的成分、用量的大小有关。轻者常表现为恶心呕吐，腹痛腹泻，舌麻等症。重者可出现头晕心悸，烦躁，黄疸，紫绀，出血，昏迷，甚至死亡。

2. 加重病情，变生他疾

药物使用不当，非助邪即伤正，可使原有的病情加重，或引起新的病变发生。如妇女妊娠期间可因用药不当而引起流产、畸胎、死胎等。

三、外伤

外伤，主要是指机械暴力等外力所致损伤，以及烧烫、冷冻、虫兽叮咬等意外因素所致机体组织的创伤。外伤的类型较多，主要有枪弹伤、金刃伤、跌打损伤、持重努伤、挤轧伤、撞击伤、烧烫伤、冻伤、虫兽咬伤等。广义的外伤还包括雷击、溺水等。

外伤致病，多有明确的外伤史。一般来说，轻者损伤皮肉，血脉破损，出现疼痛，出血，瘀斑，血肿等；重则损伤筋骨或内脏，表现为关节脱臼，骨折，大出血，虚脱，中毒，甚至危及生命。常见的外伤类型，根据其损伤性质可分为外力损伤、烧烫伤、冻伤、虫兽所伤等。

（一）外力损伤

外力损伤，指因机械暴力引起的创伤。包括跌仆、坠落、撞击、压轧、负重、努责等所伤及枪弹伤、金刃伤。外力损伤，轻者使肌肉、血脉破损而见局部青紫，肿痛或出血，或使筋肉撕裂，关节脱臼，骨折；重者可导致皮开肉绽，损及内脏，出血过多，危及生命。

（二）烧烫伤

烧烫伤，主要是火毒为患，包括火焰、沸水、热油、蒸汽、雷电等灼伤形体。轻者灼伤皮肤而见局部灼热、红肿、疼痛或起水疱；重者焦灸肌肉筋骨而见患部如皮革样，或呈蜡白、焦黄，甚至炭化样改变。若大面积烧烫伤，可致大量耗伤津液或火毒内攻脏腑而出现神志昏迷，甚至亡阴亡阳而死亡。

（三）冻伤

冻伤，是低温所造成的全身或局部的损伤。冻伤的程度和受冻的温度、时间、部位等直接相关，温度越低，受冻时间越长，则冻伤程度越严重。局部性冻伤，多发生在手、足、耳、鼻及面颊等裸露和末端部位。初起，在局部出现肌肤苍白，冷麻作痛，继而肿胀青紫，痒痛或起水疱，甚至溃烂，日久可致组织坏死。全身性冻伤，多为外界阴寒太甚，御寒条件太差，致使阳气严重受损，失其温煦作用，出现寒战，体温骤降，面色苍白，唇舌指甲青紫，感觉麻木，反应迟钝，甚则呼吸微弱，脉微欲绝，甚则出现昏迷。此时如不及时救治，可因阳绝而亡。

（四）虫兽所伤

虫兽所伤，主要是指猛兽、毒蛇、疯狗或毒蜂、蚂蚁、蜈蚣、毒蜘蛛等虫兽咬伤或蜇伤。猛兽所伤，轻者局部皮肉损伤、出血、肿痛；重者可损伤内脏而致死亡。疯狗咬伤，除局部皮肉损伤外，还可发为"狂犬病"，出现烦躁，惊慌，恐水，恐风，抽搐等症，最终导致死亡。毒蜂、蚂蚁蜇伤或蜈蚣、毒蛇咬伤，多致局部肿痛，并出现头晕，心悸，恶心呕吐等全身中毒症状，甚至昏迷，危及生命。

第七章

发 病 原 理

【目的要求】

1. 掌握中医发病学的基本概念和基本原理，正气、邪气的基本概念。
2. 了解内外环境与发病的关系。

发病原理是研究人体疾病发生的一般规律的学说。疾病的发生主要与正气和邪气两方面的因素有关，正气不足是发病的内在依据，而邪气是发病的重要条件。疾病发生的过程就是正邪斗争的过程，正胜邪负就不发病，邪胜正负则导致疾病的发生。此外，气候、地域、生活条件等外环境与人的体质、精神等内环境也是影响发病的主要因素。

学习发病原理应在了解内外环境与发病的关系的基础上，着重掌握正气、邪气的基本概念，以及正、邪在发病中的作用。

疾病是指人体在一定条件下，因致病因素所引起的一种复杂而有一定表现形式的病理过程。疾病的发生，即称为"发病"。

人体的生命过程，自始至终受到外界环境的影响。人体在适应和改造环境的过程中维持着自身以及与外环境之间的协调平衡，从而维持着稳定有序的生命活动。当某种致病因素作用于人体，使得机体内部及内外环境之间的相互关系失调，脏腑、组织、器官的功能失常，气血阴阳的平衡协调关系遭到破坏，从而出现一系列临床症状，并不同程度地影响机体的正常生活和劳动能力时，便发生了疾病。

发病学说，是研究疾病发生的途径、类型、机制、规律以及影响发病诸因素的理论。研究发病原理，对于养生防病等具有十分重要的意义。

第一节 正邪与发病

疾病的发生，虽然错综复杂，但主要关系到人体本身的正气和邪气两个方面。

一、正邪的基本概念

正气，简称为"正"，是指人体的抗病能力、康复能力，是人体各种功能活动的总和。邪气，简称为"邪"，是指各种致病因素。

"正"与"邪"是相互抗争的一对矛盾，而疾病的发生则是在一定条件下邪正双方斗争的反映。人生活在自然界中，而致病因素无处不在，故在人的生命运动过程中，邪气会乘机侵袭人体，发挥它伤害人体、损伤正气的不良作用；而正气则总是与邪抗争，发挥其预防邪气入侵，维护机体健康的作用。由此可见，邪正斗争是发病过程中的根本矛盾。"正"与"邪"之间的力量对比和消长盛衰变化存在于整个疾病过程的始终，其结果直接影响着疾病的发展和转归，所以说疾病的过程，实际上就是正邪相争的过程。

二、正邪在发病学中的作用

正气在发病学中占据主导地位，是疾病发生的内在根据；而邪气在发病学中具有重要作用，是疾病发生的重要条件。

（一）正气不足是发病的内在根据

正气的防御作用表现在三个方面：①自身调节，以适应环境变化，维持机体生理平衡。②抗御外邪，预防疾病发生，或防止邪气深入，进而驱邪外出。③自我修复，恢复机体健康。

中医发病学说非常重视人体正气在发病过程中的作用。在一般情况下，人体正气旺盛或病邪毒力较弱，则邪气不易侵犯机体，或虽有邪气侵袭，正气也能及时消除其不利影响，即"正能御邪"，病邪难于侵入，疾病无从发生。正如《素问·刺法论》："正气存内，邪不可干"。《医学真传·原病》："惟五脏充足，六腑调和，经脉强盛，虽有所伤，也不为病"。反之，如果人体正气虚弱，抗病能力低下，不足以抗御邪气，即"正不胜邪"，病邪方可乘虚入侵，导致疾病的发生。

所谓正气虚弱不外乎两种情况：①脏腑组织的功能活动及对疾病的防御、斗争和修复新生能力低下。②病邪的毒力过强，超越了正气的抗御能力，使正气表现为相对虚弱。当人体正气虚弱时，致病邪气就可入侵机体，使体内脏腑组织、阴阳气血之间的矛盾运动发展变化，超出其生理活动范围，从而导致疾病的发生。可见，疾病的发生，虽然关系到正气与邪气两方面，但起决定作用的仍然是正气。所以说正气不足是疾病发生的前提和内在根据。《素问·评热病论》："邪之所凑，其气必虚"。《灵枢·百病始生》："风雨寒热，不得虚，邪不能独伤人。卒然逢疾风暴雨而不病者，盖无虚，故邪不能独伤人。此必因虚邪之风，与其身形，两虚相得，乃客其形"。

然而，疾病发生以后，由于机体正气亏虚，抗病和康复能力下降，不能及时削减、中止邪气的致病作用，无力驱邪外出，可使机体受到的病理性损害日趋严重，病情日渐恶化。因此，正气的状态不仅与发病有着密切关系，而且还贯穿和影响着疾病的全过程。

（二）邪气是发病的重要条件

邪气侵犯人体，则会损害机体，导致机体功能障碍。邪气对机体的损害主要表现在三方面：①直接造成脏器、形体、官窍的损伤或精气血津液的耗损。②干扰机体的功能活动，引起脏腑功能失调、气机紊乱。③造成机体的抗病修复能力下降。

中医学强调正气在发病中占主导地位的同时，并不否认和排除邪气在疾病发生过程中的重要作用。邪气作为发病的重要因素，与疾病的发生关系密切。在一定条件下，尤其是当邪气的侵袭力特别强、毒力特别大，远远超过正气的抵抗能力时，邪气在发病中可起着关键性或主导性的作用。同一个体，当正气处于常态时，如感受不同邪气，则可表现出发病或不发病两种不同情况。例如当遇风寒之邪时，正气奋起抗邪，以驱邪外出，则不发病；但当遇高温、高压电流、化学毒剂、枪弹伤、冻伤或虫兽咬伤等因素时，即便正气旺盛，也难免受其伤害而发病；当遇具有较强传染性的疠气时，往往也难以抵御疠气的侵袭而发病，甚则出现疫病的大流行。

综上所述，中医发病学说，特别强调人体正气是疾病发生的内在根据，同时，又不排除致病因素的重要作用。

三、邪正胜负决定发病与否

邪正胜负，是指正气与邪气相互斗争过程中所表现出来的盛衰变化。它不仅关系着疾病的发生，而且影响着疾病的发展及转归。

（一）正胜邪却则不发病

在正邪斗争过程中，若正气强盛，抗邪有力，则病邪难于侵入，即便侵入，也能被正气奋力驱出，并及时消除其不利影响，故不会产生病理反应，即不发病。在外界环境中，虽然存在着各种各样的致病因素，但并非所有接触的人都会发病，这便是正胜邪却的结果。

（二）邪胜正负则发病

在正邪斗争过程中，若邪气偏盛，正气相对不足，卫外不固，无力抗御邪气入侵，同时也不能及时消除邪气入侵后产生的不利影响，邪胜正负，使脏腑阴阳气血失调，气机逆乱，便可导致疾病的发生。

邪正双方的力量对比，不仅与疾病的发生有关，而且与疾病的病位、病性及病情轻重也有直接关系。正气的强弱可影响疾病的性质和部位，当邪气入侵时，若正气强盛，感邪后邪正斗争剧烈，则多表现为实证；若正气虚弱，抗邪无力，则多表现为虚证，或虚实错杂证。病邪的性质和强弱影响着疾病的性质、病情的轻重和病变的部位。如感受阳邪，易导致阳偏盛而伤阴，出现实热证；感受阴邪，易导致阴偏盛而伤阳，出现实寒证。而同一病邪伤人，邪轻则病轻，邪重则病重；不同病邪伤人，六淫发病始多轻浅，疫疠致病则始发病重。此外，邪气与机体相应的脏腑组织间存在着特异性定位联系，如风邪伤人，常易侵犯人体肌表、头面、肺系；而湿邪伤人，则常先困脾。

第二节　影响发病的主要因素

中医学认为影响发病的因素很多，但主要是气候因素、地域因素、社会因素、体质因素、精神因素、环境因素等。

一、气候因素

四季的气候变化是人类赖以生存的环境之一，不同的季节，其气候差异较大，这种变化对人体的生理功能会产生一定的影响，当人体不能适应季节气候变化时，则易导致疾病的发生。季节气候因素与发病的关系主要有三个方面。

（一）影响疾病的季节性多发

随着四时气候的变化，人体易感之邪与易发之病则不一样。《素问·生气通天论》："四时之气，更伤五脏"。六淫虽四时皆有，但究其发病，常有明显的季节性。如春季多风，常发生风温病证；夏季，特别是暑天，气候炎热，常发生热病或中暑；秋季气候干燥，常发生燥病；冬季气候寒冷，容易外感寒邪多发寒病、痹证等。

（二）影响病邪的滋生和传播

病邪的滋生和传播，与季节气候有较密切的关系。气候反常，或太过或不及，或非其时而有其气，则容易导致传染病的发生与流行，然而，不同疾病的致病细菌和病毒的繁殖与传播，有着各自适宜的气候条件。例如麻疹、百日咳、流行性脑脊髓膜炎（流脑）多流行于冬春季节；痢疾、流行性乙型脑炎（乙脑）则多流行于夏秋季节等。

（三）诱发旧疾

在晴朗的气候条件下，人往往感觉舒适，一般不易发病，但当人处在阴雨雾露风霜的气候条件下，则多感觉不适，容易诱发或加重旧病。例如痹证患者，素体湿盛，其痛多遇阴雨雾露天气而发作，或在阴雨雾露来临之前就已提前发作，反之，待天气转晴时，其痛就会减轻，甚至消失；头痛患者，其痛多见风就发，避风则止。

二、地域因素

地域不同，则气候、水土等自然条件也就不同，饮食种类及生活习惯也不同，因此，地域因素影响着疾病的发生，同时，也决定着疾病发生的特殊性。地域因素与发病的关系主要表现在两个方面。

（一）影响地域性多发病、常见病

一般来说，西北地区，地势高峻，居处干燥，经常处于风寒冰冽的气候之中，水土刚强，人的腠理常闭少开，饮食以肉食酥酪和牛羊乳汁为主，体质肥壮，卫外固密，则外邪不易侵犯而多发内伤病；东南地区，滨海傍水，地势低洼，居处卑湿，气候温暖或炎热多雨，水土薄弱，人之腠理常开少闭，饮食多鱼而嗜咸，故多湿邪或湿热为病，或易患痈疡。此外，如居处潮湿或从事水湿作业之人，易患寒湿病证；有些地区因缺乏某些物质，而有地方病之发生，如居处于远离海岸的山区之人，易患瘿瘤等等。

（二）水土不服

水土不服，指初到一个地区，由于自然环境和生活习惯的改变，一时不能适应，而造成某些疾病的发生或加重。例如从平原初到高原，或从内地初到沿海，或从南方初迁至北方，或从北方新迁至南方，常可出现不适反应，甚至发生相应的疾病，常见的有头晕胀痛，易感冒，恶心，食欲不振，腹痛、腹泻或便秘，妇女月经不调甚或闭经等。

三、社会因素

社会环境的优劣与发病有着极其密切的关系。社会福利、公共卫生条件好，能有效减少疾病的发生。反之，社会福利、公共卫生较差，卫生防疫工作不被重视，环境污染不能很好地治理，或连年战乱和饥荒，都会导致疾病发生的机会大大增加。不同的社会环境，还可通过不同的经济状况、道德风尚、精神生活等影响人的体质，从而影响疾病的发生。如贫贱之人，多饥饿劳乏，营养不良，体质减弱，加之容易产生悲忧焦虑的情绪，故多为外感六淫所伤，或多发脾胃病、情志病；富贵之人，多生活骄奢淫逸，肥甘厚味，酒酪辛辣，故病多饮食酒毒所伤、房室所伤等。随着现代社会生产力的高度发展，卫生防疫工作受到重视，环境污染逐步得到治理，人民生活有了保障，体质普遍增强，发病减少，寿命得以延长。

四、体质因素

人的体质有强弱不同，有偏阴偏阳的差异，更有男女老幼的区别，故体质因素对发病的影响很大。

（一）体质决定对病邪的易感性

不同的人，其体质类型不相同，表现为或偏阴，或偏阳，或内脏坚实而肌表不固，或肌表虽固但内脏虚弱等。不同体质的人，所易感受的致病因素各不相同，尤其是某些特殊体质的人，往往对某种致病因素易感而好发某种疾病。例如肥胖体质之人，多偏阳虚，多湿多痰，易痰瘀阻络而患中风；消瘦体质之人，多偏阴虚，多火多热，易损肺阴而患劳嗽。

（二）体质决定对病邪的耐受性

体质决定着疾病的倾向，同时也决定着疾病的证候类型。不同体质的人，对于同一种病邪的耐受性是不同的，故不同体质之人感受同一病邪，确有发病与不发病之分。一般而言，体质强壮者对病邪的耐受性较好，不易发病；而体质虚弱者对病邪的耐受性较差，容易发病。体质偏阳盛者，耐寒性较高，感受寒邪一般不发病，而遇热邪却易发病，甚至直犯阳明。体质偏阴盛者，其耐热性较高，感受寒邪却易发病，甚至直中三阴。

（三）外邪入侵随体质而化

人的体质在阴阳、寒热、虚实上各有所偏，故外邪入侵后，可因病人体质的主导作用，使邪气因人而化，使病证性质和表现随之发生变化。这种外邪入侵后病证性质随体质而化的现象，称"从化"。如同为风寒之邪侵袭肌表，由于体质差异，有的可发为"伤寒表虚证"，有的则发为"伤寒表实证"。幼儿体质属"稚阴"、"稚阳"之体，故感邪易于化热、动风，津液易于耗损；青壮年形体壮实，气血旺盛，感邪则正邪斗争激烈，发病多为实证、热证，病情轻，病程短，容易痊愈；年老衰弱之体，气血亏虚，元阴元阳有衰，发病多为虚寒之证，或虚实夹杂，病情较重，病程相对较长，不易痊愈。一般而言，阳虚或阴盛之体，感邪后易从寒化，即从阴而化寒，多表现为寒性病理变化，或为实寒证，或为虚寒证；阴虚或阳盛之体，感邪后易从热化，即从阳而化热，多表现为热性病理变化，或为实热证，或为虚热证。

（四）邪侵部位随体质而异

体质强壮者，受病多浅，偏于肌表；体质虚弱者，受病多深，易至内脏。因人体各部分虚实状态不均匀，而邪气袭人多侵犯虚弱之处，故临床上常常见到相同环境和相同时令，受同种病邪侵犯，病变部位却不相同的情况。

五、精神因素

精神状态受情志因素的直接影响，而不同的精神情志状态，关系到疾病的发生与否、疾病发生的缓急和发病的类型等。

（一）情志因素与发病与否

情志因素可以直接影响脏腑阴阳气血的功能活动。情志舒畅，精神愉快，则气机畅通，气血调和，脏腑功能协调，正气旺盛，则不易发病，且有促使疾病向愈的作用；若长期情志不畅，精神抑郁，使气机逆乱，阴阳气血失调，脏腑功能失常，正气减弱，则易致外邪侵袭，而诱发各种疾病。故《素问·上古天真论》："恬淡虚无，真气从之，精神内守，病安从来"。

（二）情志因素与发病缓急

正常的情志变化，是人体对外界刺激的客观反应，一般情况下并不引起疾病，但是，当某种情志活动超过限度，甚至反应过于剧烈，则可以很快引起人体气机逆乱，导致急性发病。如五志过极，心火暴盛，阳气怫郁，心神昏冒，则可表现出突然昏仆。一般的情绪波动，须待气血阴阳受到影响，或机体抵抗力一时性下降，再感外邪后方能致病，起病多缓慢，然病证多随情绪变化而反复发作。如长期忧郁，思虑未遂，易致阴血暗耗，缓慢形成虚劳之疾。

（三）情志因素与发病类型

情志因素与疾病类型具有密切关系。一般而言，精神亢奋之人，多病实证；精神抑郁之人，多病虚证。例如长期处于抑郁不畅的精神状态，可使人寝食俱废，脏腑功能失调，而形体气血衰弱，所致病证可因体质强弱的不同，常发生兼夹错杂的情况；反之，倘若长期处于紧张的精神状态下，可耗损人体阴精，以致肝阳上亢，心火偏旺而出现头痛，眩晕，心悸，失眠等病证。

（四）情志因素在发病中的双向作用

情志因素在发病中的双向作用，主要是指情志变异可引起发病，而在发病的过程中，亦可出现异常的情志变化。如怒可伤肝，引发肝病；反之，肝病而疏泄失常，又可见抑郁或急躁易怒的情志变化。因此，平常之人，要注意精神调摄，保持思想安定清静，不贪欲妄想，使真气和顺，精神内守，正气增强，从而减少和预防疾病的发生。而病者要树立信心，发扬乐观主义精神，以提高机体的抗病能力，从而战胜疾病，达到邪退正复之目的。

六、环境因素

（一）环境污染

环境污染是疾病发生的重要因素。工作和生活环境中的废气、废水、废渣，以及矿石粉尘等，多含有不利于人体健康的毒物，倘若处理不当，可污染空气或水土，以致造成某些严重疾病，或急性、慢性中毒。当前农药、化肥的广泛使用，常常污染食物、水土而危害人体健康。此外，生活居住条件差，阴暗潮湿，空气秽浊，蚊蝇孳生而污染空气、水源、食物，也常导致疾病的发生和流行。

（二）生活工作环境

工作生活环境的好坏，影响着疾病的发生，而不同的工作环境常常导致不同的疾病。例如夏季高温酷暑，在野外作业时，容易感受暑邪而中暑；冬季严寒凛冽，在野外作业时，容易感受风寒之邪或被冻伤；渔民常年水上作业，容易感受阴湿之气而多发关节酸痛；矿工、石工易吸入粉尘而成矽肺。不良的居住条件，是疾病发生的条件。例如茅屋破旧，难避风雨，易致寒邪为病；居处低洼，易致湿邪为病；居室如斗，局促不展，常致心情不舒，内生情志疾病。工作性质的不同，也与疾病的发生有关。例如脑力劳动者，常因用脑过度而损伤心脾，表现出失眠、纳呆等心脾两虚之证；体力劳动者，常因劳力过度而损伤筋骨，表现出疼痛等症。可见，生活、居处、工作环境的好坏，以及工作性质的不同，对于临床疾病的诊断，尤其是某些地方病或职业病的诊断，具有重要的指导意义。

　　总的来说，正气是发病的内在根据。体质和精神状态影响着正气的强弱。体质壮实，情志舒畅，则正气充足，抗病力强，邪气难于入侵，而即使受邪，病邪也容易被驱除，难于发展。若体质虚弱，情志不畅，则正气减弱，抗病力衰退，邪气易于入侵而发病。

第八章

病 机

【目的要求】

1. 掌握邪正盛衰对虚实和疾病转归的影响，阴阳失调的基本概念和阴阳偏盛、偏衰、互损、格拒、转化、亡失的基本病机，气、血失常的基本病机，津液不足、津液的输布和排泄障碍的基本病机。

2. 了解内生"五邪"的基本概念。

病机是指疾病发生、发展、变化的机理，其主要内容包括邪正盛衰、阴阳失调、气血失常、津液代谢失常、内生"五邪"等。传变是指疾病在机体脏腑经络等组织中的转移和变化。

邪正盛衰是疾病过程中机体正气与致病邪气之间相互斗争所引起的盛衰变化，它决定着疾病的虚实和疾病的转归。邪气盛则实，精气夺则虚；正胜邪退则病退，邪胜正衰则病进。阴阳失调是机体在致病因素的作用下，阴阳之间的协调平衡遭到破坏所形成的阴阳偏盛、偏衰、互损、格拒、转化、亡失等病理变化。阴胜则寒，阳胜则热；阴胜则阳病，阳胜则阴病。气血失常是因气血生成不足、耗损太多、功能失调和气血关系失常所引起的病理变化，包括气虚、气滞、气逆、气陷、气闭、气脱；血虚、血瘀、血热、血寒、出血；气滞血瘀、气虚血瘀、气不摄血、气随血脱、气血两虚等。津液代谢失常是因津液的生成、输布、排泄障碍所引起的病理变化，包括津液不足、水液停聚、水停气阻、气随液脱、津枯血燥、津亏血瘀等。内生"五邪"是疾病过程中，因脏腑、经络、气血津液等生理功能失常，所产生的类似风、寒、湿、燥、火外邪致病的病理变化。

学习病机应在掌握邪正盛衰和阴阳失调的基本概念的基础之上，着重掌握邪正盛衰对虚实和疾病转归的影响，掌握阴阳偏盛、偏衰、互损、格拒、转化、亡失，气血失常，津液代谢失常的病机变化。

病机，是指疾病发生、发展与变化的机理。疾病的发生、发展与变化，与病人体质的强弱和邪气的性质有密切关系。病邪侵犯人体，机体正气必然奋起抗邪而引起邪正斗争；人体阴阳的相对平衡遭到破坏，则脏腑、经络、气血的功能失调，从而产生多种多样的病理变化。

第一节 疾病的病机

尽管疾病种类繁多，临床表现各不相同，病变机理各异，但概括起来不外乎邪正盛衰、阴阳失调、气血津液失常、内生五邪等几个方面。

一、邪正盛衰

邪正盛衰，是指在疾病过程中，机体正气与致病邪气之间相互斗争所发生的盛衰变化。在正邪相互斗争的过程中，邪气破坏着人体的正气，而正气则奋力驱除致病邪气，正邪双方的力量发生着消长盛衰的变化，或表现为正盛邪退，或表现为邪盛正衰。一般来说，正气增长而旺盛，则必然促使邪气消退，称作"正盛邪退"；反之，邪气增长而亢盛，则必然会损耗正气，称作"邪盛正衰"。随着体内邪正的消长盛衰，从而形成了病证的虚实变化。

（一）邪正盛衰与虚实变化

在疾病的发展过程中，邪正双方消长盛衰的变化，形成了病证的虚实变化。

1. 实证与虚证

实，指邪气亢盛。实证，是指以邪气亢盛为矛盾的主要方面所反映出来的一种病理变化。即所谓"邪气盛则实"。也就是说，致病邪气比较强盛，而机体正气的抗病能力未衰，尚能积极与邪抗争，故正邪相搏，斗争剧烈，反应明显，因而表现出一系列亢盛、有余的病证。实证病变常见于外感病的初期和中期，或由痰、食、血、水等有形实邪，滞留于体内而引起的病证，常见患者体质壮实，精神亢奋，壮热，烦躁，声高气粗，腹痛拒按，二便不通，脉实有力等表现。

虚，指正气不足。虚证，是指以正气虚损为矛盾的主要方面所反映出来的一种病理变化。即所谓"精气夺则虚"。也就是说，机体的精、气、血、津液亏少，脏腑、经络的生理功能减退，抗病能力低下，因而机体正气对邪气的斗争难以出现较剧烈的病理反应，故临床上出现一系列虚弱、衰退和不足的病证。虚证病变常见于外感病的后期，以及多种慢性疾病，或因大病、久病消耗体内精气；或大吐、大泻、大汗、大失血等伤及人体正气而引起的病证，常见患者身体虚弱，倦怠乏力，面容憔悴，心悸气短，畏寒肢冷，自汗，或盗汗，五心烦热，脉虚无力等表现。

2. 虚实错杂

邪正的消长盛衰，不仅可以产生单纯的虚证，或单纯的实证，而且可因病程较长，病邪久留，或病情复杂，失治误治，护理不当，或因正气虚弱，内生痰饮、瘀血等，形成虚中夹实或实中夹虚的病理变化。因虚中夹实，实中夹虚的病理变化，虚实相兼、错综复杂，故称之为"虚实错杂"。

（1）虚中夹实　是指以正虚为主，又兼夹实邪停留的病理变化。多因正气虚损，以致脏腑功能失调，痰饮、水湿、瘀血等病理产物积聚不散，表现出正虚与邪实同时存在的病理状态。例如脾虚之人，脾失健运，水湿内停，既见神疲体倦，食少腹胀，大便不实等正虚之象，又见脘痞，口黏，舌苔厚腻等邪实之征，且以正虚为主，邪实为次，属虚中夹实。

（2）实中夹虚　是指以邪实为主，又兼夹正气虚损的病理变化。多因感受外邪，邪气留恋，以致正气损伤，表现出邪实与正虚同时存在的病理状态。例如外感热病，热盛伤津，既见高热，汗出，面红，目赤，苔黄脉数等邪实之象，又见口渴，尿少，舌燥少津等正虚之征，且以邪实为主，正虚为次，属实中夹虚。

3. 虚实真假

病机反映的是疾病的本质；症状反映的是疾病的表面现象。在一般情况下，疾病的症状与其反映的病机是一致的，即症状可以反映病机的虚或实。但在特殊情况下，疾病的现象与本质也可不一致，出现与本质不符的现象，即假象，这些假象不能反映病机的虚或实。虚实真假有真虚假实、真实假虚两种情况。

（1）真虚假实　是指疾病的本质为"虚"，但却表现出"实"的临床假象的病理变化。多因正气虚弱，脏腑功能减退，气化无力所致。即所谓"至虚有盛候"。例如脾虚不能运化水谷，可见脘腹胀满，纳呆食少，神疲乏力等症，而其脾虚是疾病的本质，腹满是则假实之象。

（2）真实假虚　是指疾病的本质为"实"，但却表现出"虚"的临床假象的病理变化。多因热结肠胃，或痰食壅滞，或湿热内蕴，湿邪积聚，气血不能外达所致。即所谓"大实有羸状"。例如热结肠胃，可见大便秘结，腹满痛拒按，潮热，谵语，四肢厥冷，精神萎靡，脉迟等症，而其热结是疾病的本质，四肢厥冷，精神萎靡，脉迟则是假虚之象。

然而，在疾病过程中，病机的虚和实不是绝对的，常因邪正双方力量对比发生变化，并在一定条件下产生由实转虚，或因虚致实的病理变化。所以，临床上应以能动的、相对的观点来分析虚和实的病机表现。

（二）邪正盛衰与疾病转归

在疾病发生、发展及其转归的过程中，始终存在着正气与邪气的斗争，正邪斗争的胜负不仅关系到病证的虚实变化，而且关系到疾病的转归。

1. 正胜邪退

正胜邪退，是在邪正斗争及其消长盛衰过程中，疾病向好转和痊愈方面转归的一种结局，是许多疾病中最常见的一种转归。由于正气比较充盛，抗御病邪的能力较强，或疾病得到及时、正确的治疗，邪气难以进一步发展，脏腑、经络、精气血津液的损伤得以逐渐恢复，邪气对机体的侵害作用逐渐减退或消失，机体的阴阳两方面又获得了新的相对平衡，疾病即告痊愈。

2. 邪胜正衰

邪胜正衰，是在邪正斗争及其消长盛衰过程中，疾病向恶化甚至死亡方面转归的一种结局。由于机体正气虚弱，抗御病邪的能力日趋低下，或邪气炽盛，对机体的致病作用进一步发展，机体受到的损害日益严重，则病情趋向恶化和加剧，预后不良。

总之，疾病的转归，取决于邪正的消长盛衰。正胜邪退，疾病趋向好转和痊愈；邪胜正衰，则疾病趋向恶化，甚至导致死亡。此外，在邪正斗争及其消长盛衰过程中，若邪正双方的力量势均力敌，相持不下，出现正虚邪恋，或邪去而正气不复等情况，则病情缠绵，持久不愈，这常常是许多疾病由急性转为慢性，或留下某些后遗症的重要原因。

二、阴阳失调

阴阳失调，即机体阴阳之间失去平衡和协调，是指在疾病发生、发展过程中，各种致病因素导致机体的阴阳消长失去相对平衡，从而形成阴阳偏盛、偏衰、互损、格拒、转化、亡失等一系列病理状态。阴阳之间相互对立、相互依存、相互转化，既对立又统一，维持着机体的动态平衡，这是进行正常生命活动的基本条件。然而，六淫、七情内伤、饮食失宜、劳逸失度等因素作用于人体，都必须通过机体内部的阴阳失调才能形成疾病。因此，阴阳失调，是对机体各种功能性、器质性病变的高度概括。脏腑、经络、气血、营卫的功能失调，或升、降、出、入之气机失常，其实质均是阴阳失调。

阴阳失调的病理变化甚为复杂，但主要表现不外阴阳偏盛、阴阳偏衰、阴阳互损、阴阳格拒、阴阳亡失五个方面。

（一）阴阳偏盛

阴阳偏盛，即阴或阳的偏盛，主要是指"邪气盛则实"的实证。阳邪侵入人体，可形成阳偏盛，表现出"阳胜则热"的病理变化；阴邪侵入人体，可形成阴偏盛，表现出"阴胜则寒"的病理变化。阴阳相互对立，相互制约，阳偏盛必然会制约阴，从而导致阴偏衰；阴偏盛必然会制约阳，从而导致阳偏衰。故《素问·阴阳应象大论》："阳胜则阴病，阴胜则阳病"。

1. 阳偏盛

阳偏盛，即阳胜，是指机体在疾病过程中所反映出来的一种阳气偏亢，脏腑经络功能亢进，产热过盛的病理状态。主要原因是感受热邪，或感受阴邪从阳化热，或情志过极化火，或气滞、血瘀、食积郁而化热等。病机特点多表现为阳盛而阴未虚的实热证。由于阳的特点是热、动、燥，故临床表现为壮热，烦躁，面红，目赤，舌红，脉数等症，即所谓"阳胜则热"。阳热亢盛势必损伤阴液，兼见口渴，尿少等阴液不足的症状，这就是所谓的"阳胜则阴病"。

2. 阴偏盛

阴偏盛，即阴胜，是指机体在疾病过程中所反映出来的一种阴气偏盛，脏腑经络功能障碍或减退，产热不足，以及病理性代谢产物积聚的病理状态。主要原因是感受寒湿阴邪，或过食生冷等。病机特点多表现为阴盛而阳未虚的实寒证。由于阴的特点是寒、静、湿，故临床表现为形寒，肢冷，脘腹冷痛，舌淡，脉迟等症，即所谓"阴胜则寒"。阴寒内盛必然损伤阳气，兼见面色㿠白，大便溏泄等阳气受损的症状，这就是所谓的"阴胜则阳病"。

（二）阴阳偏衰

阴阳偏衰，即阴或阳的偏虚，主要是指"精气夺则虚"的虚证。"精气"，是指人体的阴精和阳气。在正常情况下，阴阳之间相互对立，互根互用，消长转化，以维持着相对的平衡状态。如果因某种原因导致阴或阳的一方衰弱、不足时，就会因阴不制阳而形成"阴虚则阳亢"，"阴虚则热"的虚热证，或因阳不制阴而形成"阳虚则阴盛"，"阳虚则寒"的虚寒证。

1. 阳偏衰

阳偏衰，即阳虚，是指机体阳气虚损，功能减退，热量不足的病理状态。主要原因是先天禀赋不足，或后天饮食失养，或久病损伤阳气等。病机特点多表现为机体阳气不足，阳不制阴，阴相对亢盛的虚寒性病理变化。临床常见畏寒喜暖，身冷倦卧，面色少华，精神萎靡，腹痛喜按，下利清谷，小便清长，舌淡脉弱等阳虚则寒的病理表现。阳偏衰，一般多为脾肾阳虚，尤以肾阳虚（命门火衰）为其根本。阳虚则寒与阴胜则寒的病机和临床表现不相同，前者为虚而有寒，后者是以寒为主，虚象不明显。

2. 阴偏衰

阴偏衰，即阴虚，是指机体精、血、津液等物质亏耗，以及阴不制阳，导致阳相对亢盛，功能虚性亢奋的病理状态。主要原因是阳邪伤阴，或五志过极化火伤阴，或久病耗伤阴液等。病机特点多表现为阴液不足，滋养、宁静功能减退，阳气相对亢盛的虚热性病理变化。临床常见五心烦热，潮热盗汗，颧红消瘦，口燥咽干，舌红少津，脉象细数等阴虚则热的病理表现。阴偏衰，包括心阴虚、肺阴虚、胃阴虚、肝阴虚、肾阴虚等，一般以肝肾阴虚为主，尤以肾阴虚为其根本。其他三脏之阴虚，久延不愈，最终多累及肝肾。阴虚则热与阳胜则热的病机和临床表现则有区别，前者是虚而有热，以虚为主；后者是以实热为主，虚象并不明显。

（三）阴阳互损

阴阳互损，是指在阴或阳任何一方虚损的前提下，病变发展影响到与之相对的另一方所形成的阴阳两虚的病理状态。由于阴液亏损，累及阳气生化不足，形成以阴虚为主的阴阳两虚的病理状态，称为"阴损及阳"；或由于阳气虚损，累及阴液的生化不足，形成以阳虚为主的阴阳两虚的病理状态，称为"阳损及阴"。然而，因肾藏精，内寓真阴真阳，为全身阳气阴液的根本，故无论阴虚或阳虚，大多在损及肾脏阴阳或肾本身阴阳失调的情况下，才容易发生阴阳互损的病理变化。

（四）阴阳格拒

阴阳格拒，是指阴或阳的一方偏盛至极，因而壅遏于内，将另一方排斥格拒于外，使机体阴阳之间不相维系而形成寒热真假的病理状态。临床上包括阴盛格阳和阳盛格阴两个方面。

1. 阴盛格阳

阴盛格阳，是指阴寒之邪壅盛于内，逼迫阳气浮越于外而形成内真寒外假热的一种病理状态，又称"格阳"。临床上既可表现出四肢厥逆，下利清谷，脉微欲绝等阴寒内盛之症，又可表现出面红，口渴等格阳于外之症，故称之为"真寒假热证"。其中，前者是疾病的本质，后者是疾病的假象。

2. 阳盛格阴

阳盛格阴，是指邪热内盛，深伏于里，阳气郁闭于内而格阴于外所致的外真寒内假热的病理状态，又称"格阴"。临床上既可表现出心胸烦热，口舌干燥，舌红等阳盛于内之症；又可表现出四肢厥冷，畏寒等格阴于外之症，故称之为"真热假寒证"，即所谓"热深厥亦深"。其中，前者是疾病的本质，后者是疾病的假象。

（五）阴阳亡失

阴阳亡失，是指机体突然失去大量的阴液或阳气，导致生命垂危的一种病理状态。临床上包括亡阴和亡阳两种情况。

1. 亡阴

亡阴，是指机体阴液发生突然性的大量消耗或丢失，导致全身功能突然严重衰竭的一种病理状态。多因热邪炽盛，或邪热久留，大量煎灼阴液，或因其他因素突然大量耗损阴液所致。临床多见汗出不止，汗出而黏，呼吸短促，烦渴昏谵，身体干瘪，眼眶凹陷，手足温和，脉细数无力等危重证候。

2. 亡阳

亡阳，是指机体的阳气发生突然性的大量脱失，导致全身功能突然严重衰竭的一种病理状态。大多因邪气亢盛，正不敌邪，阳气突然脱失所致；也可因素体阳虚，正气不足，疲劳过度，或发汗太过，阳随阴泄，或慢性消耗性疾病，阳气耗散严重，虚阳外越所致。临床多见大汗淋漓，手足逆冷，面色苍白，呼吸气微，精神疲惫，脉微欲绝等危笃证候。

亡阴和亡阳，虽病机不同，表现有异，但由于机体的阴和阳是相互依存，互根互用的，所以，当阴液大量消耗，阳无所依附而散越，或阳气大量脱失，阴无以化生而耗竭时，亡阴可迅速导致亡阳，亡阳也可继而导致亡阴，最终导致"阴阳离决，精气乃绝"，生命活动终止而死亡。

三、气血失常

气血失常，是指气和血的不足、气血的生理功能异常，以及气和血互根互用的关系失常所产生的病理变化。

气和血流行于全身，是脏腑、经络等一切组织器官进行生理活动的物质基础。同时，气血又是脏腑功能活动的产物，而气血的生成与运行有赖于脏腑经络生理功能的正常。因此，气血失常，必然会影响机体的各种生理功能，使脏腑发生病变。然而，脏腑的功能失常，又会影响全身的气血，从而引起气或血的病理变化。

（一）气的失常

气的失常，是指气的生成不足、功能减退、运行失常等病理状态。具体表现为气虚、气滞、气逆、气陷、气闭和气脱等。

1. 气虚

气虚，是指元气耗损，脏腑功能减退，抗病能力下降的病理状态。多因先天禀赋不足，或后天失养，或脾肺肾的功能失调，或劳倦内伤，久病不复，年老体弱所致。临床表现为精神萎靡，倦怠乏力，眩晕，自汗，脉细弱无力等症。

2. 气机失调

气机失调，是指因致病因素的作用导致脏腑气机升降出入失常而引起的病理状态。一般说来，内伤之病，多病升降；外感之病，多病出入。气机失调，具体表现为气滞、气逆、气陷、气闭和气脱等。

（1）气滞 是指气机郁滞，运行不畅所致的病理状态。多因情志内郁，或痰、湿、食积、瘀血等阻滞，影响气的运行，形成局部或全身气机不畅或阻滞，从而导致某些脏腑、经络的功能障碍。气滞于某一局部，可出现局部胀满疼痛，甚至引起血瘀、水停，形成瘀血、痰饮等病理产物。由于肝升肺降、脾升胃降，在调整全身气机中起着重要的作用，因此，临床气滞以肺气壅滞、肝气郁滞、脾胃气滞为多见。

（2）气逆 是指气机升降失常，脏腑之气亢逆所致的病理状态。多因情志所伤，或饮食寒温不适，或痰浊壅滞等所致。气逆最常见于肺、胃、肝三脏。如肺失肃降，肺气上逆，发为咳逆上气；胃失和降，胃气上逆，发为恶心，呕吐，嗳气，呃逆；肝气上逆，发为头痛头胀，面红目赤，烦躁易怒，甚则咯血，吐血，昏厥等症。故《素问·生气通天论》："大怒则形气绝，而血菀于上，使人薄厥"。气逆于上，多以实为主，但也有因虚而气逆者。如肺虚，或肾不纳气，皆可导致肺气上逆；胃虚失降也可致胃气上逆。

（3）气陷 是指以气的升举无力，应升反降为主要特征的一种病理状态。"人受气于谷"，气血生化于脾，脾气宜升则健，故脾胃气虚则易导致气陷，称为"脾气下陷"，又称"中气下陷"，常伴有腰腹胀满重坠，便意频频，以及短气乏力，语声低微，脉弱无力等症。由于气能维持机体内脏位置的相对恒定，所以，在气虚而升举无力的情况下，就会引起诸如胃下垂、肾下垂、子宫脱垂等内脏下垂的病变。

（4）气闭 是指脏腑经络气机闭塞不通的一种病理状态。多因浊邪外阻，或气郁之极，使某一窍隧失其通顺所致。如外感热病过程中的热盛闭厥；突然精神创伤所致的昏厥；心气内闭的神昏痉厥；膀胱气闭所致的小便不通；大肠气闭所致的大便秘结等等。

（5）气脱 是指气虚之极，气不内守而外脱消亡的一种病理状态。气脱分为虚脱、暴脱。虚脱是由精气逐渐消耗，脏腑功能极度衰竭而致。暴脱是由阴精、阳气突然消亡而致。气脱因久病、重病，导致正气虚弱，气不内守而外脱，或因大出血、大汗、大吐、大泻等使气随血脱，或气随津液外泄，以致功能突然衰竭而成。临床多表现出面色苍白，声音低微，呼吸微弱，汗出不止，四肢厥冷，目闭口开，脉微欲绝等症。多发生于疾病发展的危重阶段，若气脱不复，则易导致阴阳离决而死亡。

（二）血的失常

血的失常，是指血液的生成不足，或耗损太过，或血的濡养功能减弱，或血的运行失常等病理状态。具体表现为血虚、血瘀、血热、血寒和出血等。

1. 血虚

血虚，是指血液生成不足，或耗损太过，或血的濡养功能减退的病理状态。多因失血过多，或脾胃虚弱，化源不足；或化生血液的功能减弱；或久病不愈，慢性消耗等因素而暗耗营血；或瘀血内阻，新血不生所致。临床多表现为面色不华，唇舌爪甲色淡无华，头目眩晕，心悸怔忡，神疲乏力，形体瘦弱，或手足麻木，关节屈伸不利，或两目干涩，视物昏花等症。

2. 血瘀

血瘀，是指血行迟缓，或血运受阻的病理状态。多因气滞而血行受阻，或气虚而血运迟缓，或痰浊阻于脉络，或寒邪入血，血寒而凝，或邪热入血，煎熬血液等所致。瘀血阻滞在脏腑、经络等某一局部时，则发为疼痛，痛有定处如针刺，得温而不减，甚则可形成肿块，称之为"癥"。同时，可伴见面目黧黑，肌肤甲错，唇舌紫暗以及瘀斑、瘀点等瘀血之象。

3. 血热

血热，是指血分有热，血行加速的病理状态。多因外感热邪，热入营血，或情志郁结，郁而化火，伤及血分所致。由于血得温则行，故在血热的情况下，血液运行加速，甚则灼伤脉络，迫血妄行；同时，邪热又可煎熬血液和津液，使血液浓缩而成瘀血。所以，血热的临床表现，以既有热象，又有耗血、动血及伤阴之象为特征。

4. 血寒

血寒，是指血脉受寒，血流迟缓，甚至凝滞不通的病理状态。多因外感寒邪，寒凝血脉，或阳虚生寒所致。由于血得寒则凝，故在血寒的情况下，血液的运行迟缓，甚则凝滞不通而形成瘀血。所以，血寒的临床表现，以既有寒象，又有血瘀之象为特征。寒邪阻滞部位不同，则临床表现也不同。

5. 出血

出血，是指血液溢出脉外的一种病理状态。多因外感热邪，热入营血，伤及血络，或气火上逆，迫血妄行，或气虚不摄，或瘀血阻滞，血不循常道，或跌打损伤，伤及脉络等所致。出血原因、部位和出血量的多少不同，则临床表现也不同。

（三）气血关系失常

气属于阳，血属于阴，两者之间相互依存、相互为用。气具有推动、温煦、化生、统摄血液的作用；而血则具有濡养和运载气的作用。故气的虚衰和升降出入异常，必然影响及血。如气虚而血无以化，则可致血虚；气虚无以推动、温煦血液，则可致血液凝滞；气虚不能统摄血液，则可致出血；气滞不行，则可致血液瘀阻；气机逆乱，则血可随气上逆或下陷，上逆而发为吐衄，下陷而发为便血、崩漏。同样，血的虚衰和血的运行失常，也必然影响及气。如血虚无以养气，则可致气衰；血瘀无以载气，则可致气滞；血脱而气无所依附，可致气脱等。气血失常的具体表现形式有气滞血瘀、气虚血瘀、气不摄血、气随血脱、气血两虚等。

1. 气滞血瘀

气滞血瘀，是指气滞与血瘀同时并存的一种病理状态。多因气的运行不畅，导致血液运行障碍所致，或因闪挫外伤等因素，导致气滞和血瘀同时形成。临床上多表现出局部胀满疼痛，瘀斑以及癥瘕积聚等症。肝主疏泄而藏血，肝的疏泄功能在气机调畅中起着关键作用，因此，气滞血瘀多与肝的生理功能异常密切相关。然而，心主血脉而行血，故心的生理功能失调，亦可导致血瘀，进而引起气滞。

2. 气虚血瘀

气虚血瘀，是指气虚与血瘀同时并存的一种病理状态。多因气虚运血无力，导致血液瘀滞所致。临床上多表现出肢体麻木，或运动不便，甚则不用，肌肤干燥、瘙痒，甚则肌肤甲错等症。

3. 气不摄血

气不摄血，是指因气的不足，不能固摄血液，血不循经，溢出脉外，导致咯血、吐血、衄血、发斑、便血、尿血、崩漏等各种出血的病理状态。临床上以脾气不足为多见，常表现出崩漏、便血、尿血等症，同时伴见面色无华，神疲乏力，舌淡，脉虚无力等气虚证候。

4. 气随血脱

气随血脱，是指在大量出血的同时，气随着血液的流失而散脱所形成的气血两虚，或气血并脱的病理状态。常由外伤失血，或妇女崩漏，产后大出血等因素所致。临床上多表现为冷汗淋漓，四肢厥冷，呼吸微弱，脉微欲绝等症。

5. 气血两虚

气血两虚，是指气虚和血虚同时存在的病理状态。多因久病消耗，气血两伤，或因失血，气随血耗，或气虚，血液化源不足所致。临床上多表现为面色淡白或萎黄，少气懒言，疲乏无力，肌肤干燥，肢体麻木等症。

四、津液代谢失常

津液代谢失常，是指津液的生成不足、耗散和排泄过多，以致体内的津液不足；或输布失常、排泄障碍，以致水液滞留、停积、泛滥等病理变化。津液代谢失常包括津液不足、水液停聚、津液与气血功能失调三个方面。

（一）津液不足

津液不足，是指津液亏少，以致脏腑、孔窍、皮毛失其濡润滋养所致的一系列干燥失润的病理状态。多因燥热之邪，或五志之火，或发热、多汗、吐泻、多尿、失血，或过用、误用辛燥之剂等所致。

津和液，在性状、分布部位、生理功能等方面有着明显区别。津较清稀，流动性较大，内则充盈血脉，润泽脏腑，外则达于皮毛和孔窍，易于耗散，易于补充。如暑夏多汗，或高热而口渴引饮，或遇秋燥时令等，常见口、鼻、咽喉、皮肤等干燥现象；或因大吐、大泻、多尿所致目陷、凹瘪，甚则转筋等，均属伤津之征。然而，液较稠厚，流动性较小，能濡养脏腑，充养骨髓、脑髓、脊髓，滑利关节，一般不易损耗，一旦亏损亦不易迅速补充。如热病后期，或久病伤阴，所致的舌光红无苔或少苔，唇舌干燥而不引饮，形瘦肉脱，肌肤毛发枯槁，甚则手足震颤蠕动等，均属于阴液枯涸以及动风之象。

伤津和脱液本为一体，虽在病机和临床表现方面有所区别，但二者在生理上相互资生，相互为用，在病理上相互影响。一般来说，伤津未必兼有脱液；而脱液则必兼有伤津。

（二）水液停聚

水液停聚，是指津液输布、排泄障碍所致的病理状态。津液的输布和排泄，是津液代谢中的两个重要环节。津液的输布、排泄功能障碍，则能导致津液停滞体内，从而形成水湿、痰饮等病理产物。导致津液输布障碍的原因很多，但主要与肺、脾、肝、肾等功能失常有关。如肺失宣散和肃降，则可致痰壅于肺；脾失健运，运化水湿和散精功能减退，津液环流迟缓，则可生湿酿痰；肝失疏泄，气机不畅，气不行津，则可生痰化水；肾的蒸腾气化功能减弱，则可导致水液潴留而发为水肿。三焦水道不利，不仅直接影响着津液的环流，而且也影响着津液的排泄。津液输布障碍的原因虽多，但最主要的还是责之于脾的运化功能障碍。故《素问·至真要大论》："诸湿肿满，皆属于脾"。

（三）津液与气血功能失调

津液与气血的关系非常密切。津液的生成、输布和排泄，依赖于脏腑的气化功能和气的升降出入；而气的运行则以津液为载体，通达上下内外，遍布于全身。而津液的充足，又是保持血脉充盈、运行通畅的条件。因此，津液与气血的功能协调，是保证人体生理活动正常的重要方面。津液与气血的协调关系失常，则可表现出水停气阻、气随液脱、津枯血燥、津亏血瘀等几种病理变化。

1. 水停气阻

水停气阻，是指津液代谢障碍，水湿痰饮潴留，导致气机阻滞的病理状态。水停与气阻，二者互为因果，水停可导致气阻，气阻亦可导致水停。如水饮阻肺，肺气壅滞，宣降失职，可见胸满咳嗽，喘促不能平卧等症；水饮凌心，阻遏心气，心阳被抑，则可见心悸、心痛等症；水饮停滞中焦，阻遏脾胃气机，可致清气不升，浊气不降，而见头昏困倦，脘腹胀满，纳化呆滞等症；水饮停于四肢，阻滞经脉，可见肢体沉重胀痛等症。

2. 气随液脱

气随液脱，是指津液大量丢失，气失其依附而随津液外泄，甚至暴脱亡失的病理状态。多因高热伤津，或大汗伤津脱液，或严重吐泄，耗伤津液等所致。临床多见冷汗淋漓，面色苍白，四肢厥冷，呼吸微弱，脉微欲绝等症。

3. 津枯血燥

津枯血燥，是指津液亏乏，甚至枯竭，导致血燥虚热内生，或血燥生风的病理状态。多因高热伤津，或因烧伤以致津液损耗，或因失血脱液，或因阴虚痨热，津液暗耗所致。临床上常见心烦，鼻咽干燥，肌肉消瘦，皮肤干燥，皮肤瘙痒或落屑等症。

4. 津亏血瘀

津亏血瘀，是指津液亏损，导致血行郁滞不畅的病理状态。多因高热、烧伤，或吐泻、大汗出等因素所致。津液大量消耗，则血液亦随之减少，可导致血液循行滞涩不畅，从而引发血瘀病证。临床上常在原有津液不足的基础上，表现出舌质紫绛，或有瘀斑、瘀点等症。

五、内生"五邪"

内生"五邪"，是指在疾病发展过程中，因脏腑、经络、气血津液等生理功能的异常，而产生的类似风、寒、湿、燥、火六淫外邪致病的病理变化。因病起于内，故分别在风、寒、湿、燥、火之前冠以"内"字，称为"内风"、"内寒"、"内湿"、"内燥"和"内火"，统称内生"五邪"。

（一）风气内动

风气内动，即"内风"，是指在疾病发展过程中，因阳气亢盛，或阴虚不能制阳，以致体内阳升无制，亢逆变动而形成的一种病理状态。临床上多见动摇，眩晕，抽搐，震颤等症。因"内风"与肝的关系较为密切，故又称"肝风内动"或"肝风"。正如《素问·至真要大论》："诸风掉眩，皆属于肝……诸暴强直，皆属于风"。

风气内动包括肝阳化风、热极生风、阴虚风动、血虚生风等。

1. 肝阳化风

肝阳化风，是指因肝阳升动无制，亢逆变动为风的病理状态。多因情志所伤，或操劳过度，耗伤肝肾之阴，终致阴不制阳，肝阳亢逆变动而成。临床上多见筋惕肉𥆧，肢麻震颤，眩晕欲仆，口眼㖞斜，半身不遂等症，甚则血随气逆而猝然昏仆，或为闭厥，或为脱厥。

2. 热极生风

热极生风，又称"热盛风动"，是指阳热亢盛，变动为风的病理状态。多见于热性病的极期。常因邪热炽盛，煎灼津液，伤及营血，燔灼肝经，以致筋脉失养而成。临床上多在高热，神昏，谵语等症的基础上，出现痉厥，抽搐，鼻翼煽动，颈项强直，角弓反张等。

3. 阴虚风动

阴虚风动，是指阴液枯竭，无以濡养筋脉，筋脉失养，变生内风的病理状态。多见于热病后期。常因阴津亏损，或久病耗伤，阴液大亏所致。临床可见筋挛肉𥆧，手足蠕动，以及阴虚不足之象。阴虚风动属于虚风内动，它在病机和临床表现等方面与肝阳化风、热极生风是有区别的。前者为虚，后者为实，或为虚实夹杂。

4. 血虚生风

血虚生风，是指血液亏虚，筋脉失养，或血不荣络，虚风内动的病理状态。多因生血不足，或失血过多，或久病耗伤阴血，或血不荣络所致。临床可见肢体麻木不仁，筋肉跳动，甚则手足拘挛不伸，以及阴血亏虚之候。

此外，血燥、瘀血亦可致津枯血少，使肌肤失于濡养，而表现出皮肤干燥、瘙痒，甚则脱屑，或肌肤甲错等生风之候。

（二）寒从中生

寒从中生，又称"内寒"，是指机体阳气虚衰，温煦气化功能减退，虚寒内生，或阴寒之邪弥漫的病理状态。临床多表现为面色苍白，形寒肢冷等阳热不足，温煦失职，虚寒内生症状；或筋脉拘挛，肢节痹痛等血脉收缩、血行减慢之"收引"症状；或阳气虚衰，气化功能减退，阳不化阴，代谢功能障碍，从而导致水湿、痰饮之类阴寒性病理产物的积聚或停滞。《素问·举痛论》："寒则气收"。《素问·至真要大论》："诸寒收引，皆属于肾……诸病水液，澄澈清冷，皆属于寒"。

阳虚阴盛所致的寒从中生，与外感寒邪或恣食生冷所引起的"外寒"之间，既有区别，又有联系。"内寒"是因阳虚生寒所致；"外寒"则是因感受寒邪所致。两者之间的主要联系是寒邪侵犯人体，必然会损伤机体阳气，而最终导致阳虚，而阳气素虚之体，则多因抗御外邪能力低下，易感寒邪而致病。

（三）湿浊内生

湿浊内生，又称"内湿"，是指脾运障碍，水湿痰浊蓄积停滞的病理状态。内湿多因素体肥胖，痰湿过盛；或恣食生冷，过食肥甘，内伤脾胃，致使脾失健运而不能为胃行其津液，津液输布发生障碍所致。内生之湿多因脾虚而成，脾虚失运，水液不化，聚而成湿，停而为痰，留而为饮，积而成水，故称之为"脾虚生湿"。

脾主运化有赖于肾阳的温煦和气化，肾主水液，肾阳为诸阳之本。肾阳虚衰，必然影响及脾之运化而导致湿浊内生。反之，湿为阴邪，湿盛可损伤阳气，故湿浊内困，久之必损及脾肾之阳，而致阳虚湿盛之证。因此，内湿不仅是脾阳虚津液不化而形成的病理产物，而且与肾有密切关系。

湿性重浊黏滞，多阻遏气机，常因湿邪阻滞部位不同，则临床表现各异。如湿邪留滞经脉之间，则见头闷重如裹，肢体重着，或屈伸不利等症；湿犯上焦，则见胸闷咳嗽等症；湿阻中焦，则见脘腹胀满，食欲不振，口腻或口甜，舌苔厚腻等症；湿滞下焦，则见腹胀便溏，小便不利等症；水湿泛溢皮肤肌腠，则可发为水肿。

此外，外感湿邪与内生湿浊，常相互影响。湿邪外袭每易伤脾，脾失健运则滋生内湿；而脾失健运，内湿素盛之体，亦每易外感湿邪而发病。

（四）津伤化燥

津伤化燥，又称"内燥"，是指机体津液不足，脏腑组织器官和孔窍失其濡润而干燥枯涩的病理状态。多因久病伤阴耗液，或大汗、大吐、大下，或亡血失精以致阴亏液少，或某些热性病过程中的热邪伤阴，或湿邪化燥所致。一般来说，阴津亏损，可产生内燥，而实热伤津亦可导致燥热内生。内燥病变可发生于全身各脏腑组织，以肺、胃、肾及大肠为多见，临床多见于津液枯涸的阴虚内热之证，表现出肌肤脱屑，甚则皲裂，口燥咽干唇焦，舌上无津，或光红干裂，鼻干目涩，爪甲脆折，大便燥结，小便短赤等干燥不润的燥热之象。《素问·阴阳应象大论》："燥胜则干"。如以肺燥为主，可兼见干咳无痰，甚则咯血等症；以胃燥为主，可伴见舌光红无苔等症；以肠燥为主，则兼见便秘等症。故《素问玄机原病式》："诸涩枯涸，干劲皲揭，皆属于燥"。

（五）火热内生

火热内生，又称"内火"、"内热"，是指因阳盛有余，或阴虚阳亢，或气血郁滞，或病邪郁结，从而导致火热内扰，功能亢奋的病理状态。

火热内生，有虚实之分，常表现为阳气过盛化火、邪郁化火、五志过极化火以及阴虚火旺等几个方面。

1. 阳气过盛化火

阳气过盛化火，是指阳气亢盛，功能亢奋，以致耗伤阴液所发生的病理变化。人身之阳气，在正常情况下具有养神柔筋、温煦脏腑组织的生理作用，即为生理之火，中医学称之为"少火"。但是，在病理情况下，若阳气过亢，功能亢奋，以致伤阴耗液时，即为病理之火，中医学称之为"壮火"，"气有余便是火"。

2. 邪郁化火

邪郁化火，有两种情况：①指外感六淫风、寒、燥、湿等病邪，郁滞而从阳化热化火的病理状态。②指体内的水湿、痰饮、瘀血和食积、虫积等病理性代谢产物，郁滞而化热化火的病理状态。邪郁化火多因上述因素，使机体阳气郁滞，气郁而生热化火，实热内结所致。

3. 五志过极化火

五志过极化火，又称为"五志之火"。多因精神情志刺激，影响机体阴阳、气血和脏腑生理功能的平衡，从而造成气机郁结，气郁日久，则从阳化热，火热内生所致。如情志内伤，抑郁不畅，以致肝郁气滞，气郁化火，称为"肝火"。

4. 阴虚火旺

阴虚火旺，是指因精亏血少，阴液大伤，阴虚阳亢，所致虚热（火）内生的病理状态。一般来说，阴虚内热多见全身性的虚热征象；而阴虚火旺，其火热征象常集中于机体的某一部位。例如阴虚而虚火上炎，多表现出牙痛，咽痛，口干唇燥，骨蒸，颧红等症。

综上所述，在疾病的发展过程中，因脏腑功能失调而产生的风、寒、湿、燥、火的病理变化，称为"内风"、"内寒"、"内湿"、"内燥"、"内火"，统称为内生"五邪"。内生五邪与六淫之邪在病变机理、临床表现等方面不同，然二者在病理变化上则是相互影响，相互转化的。故内生"五邪"之人易感受外邪，而感受外邪之人又易导致脏腑功能失调产生内邪。

第二节　疾病的传变

传变，是指疾病在机体脏腑经络等组织中的转移和变化。疾病从发生到结束，始终都处在邪正相争的运动变化之中，然而，邪正相争的运动变化影响和决定着疾病部位、性质的传变。致病因素的不同，患者体质的差异，环境条件的不同，以及医护措施得当与否，也都影响着疾病的传变，故不同的疾病各有其不同的传变规律。概括起来，疾病传变从病位方面看，不外乎表里之间、内脏之间的传变；从病性方面看，不外乎寒与热、虚与实的相互转化。所以，探明疾病传变的基本规律，有利于进一步揭示疾病的本质，对临床辨证治疗有一定的指导意义。

一、病位的传变

病位，指疾病所在的部位。中医发病学认为，人体皮肤肌肉与内脏之间、各脏腑组织器官之间，都是通过经络系统的联系而发生相互影响的。因此，在疾病的发展过程中，发生于机体任何一个部位的病变，都可以通过经络向其他部位扩展、转移，引起该部位发生病变，这就称为"病位传变"。常见的病位传变包括表里之间的传变、脏腑之间的传变两方面。

（一）表里之间的传变

凡病在表，多出现皮毛、肌腠、经络的病理变化，其位浅，其势轻，常见于外感病初期；凡病在里，多出现脏腑、气血、骨髓的病理变化，其位深，其势重，常见于外感病的中后期。一般外感病发于表，多由表入里，由浅入深传变，所以外感病的基本传变形式是表里之间的传变。

1. 表邪入里

表邪入里，是指外感病邪侵入机体，首先停留在皮毛肌表，然后通过经络由表传里，影响脏腑功能的病理传变过程。常见于外感病的初期或中期，是疾病向纵深发展的反应。《素问·调经论·皮部论》："风雨之伤人也，先客于皮肤，传入于孙脉，孙脉满则传入于络脉……络脉满则注于经脉，经脉满则入舍于脏腑也"。例如外感风寒证初期，寒邪在表，症见恶寒，发热，无汗，此时若失治或误治，则在表之风寒之邪不解，而入里内传，可影响肺胃之功能，出现高热，口渴，喘咳，便秘等症，从而由表寒病变转化为里热病变。伤寒病的"六经传变"，即是由表入里，由皮毛而经络入脏腑而发病，并以太阳、阳明、少阳、太阴、少阴、厥阴顺序进行传变。

2. 里病出表

里病出表，是指病邪原在脏腑等较深层次，而后由于正邪相争，病邪由里透达于外，甚或被逐出体外的病理传变过程。例如麻疹病证之皮疹外透，即是疹毒由里达表的体现；温热病内热炽盛，汗出热解也属于里病出表的病理过程。

表里传变的发展趋势，取决于邪正双方力量的对比。表邪入里，多为邪气较盛，机体正气不足以抗邪的结果，或是失治、误治所致，表示病情加重，甚至趋于恶化；里邪出表，则为治疗护理得当，机体正气来复，抗邪有力，而使邪气外出的趋势，说明邪有出路，病情减轻，趋向好转。掌握疾病表里传变的规律，可通过积极治疗，防止疾病的发展和传变，将疾病治愈在初期阶段。

（二）脏腑之间的传变

脏腑之间的传变，又称"脏腑相传"，是指疾病发展过程中，某一脏腑的病理变化，可以直接或间接地影响其他脏腑，从而发生相应的病理变化。一般而言，内伤病起于内脏，发展过程是由有病脏器波及其他脏器，所以内伤病的基本传变形式是脏腑之间的传变。内脏之间的传变包括脏与脏之间、腑与腑之间、脏与腑之间的传变。

1. 脏与脏之间的传变

脏与脏之间的传变，是指病位传变在五脏之间发生转移变化，这是疾病最常见的病位传变形式。其传变机理，除其生克制化规律之外，也与其生理联系有关。故脏与脏之间的传变有一定的规律可循，主要有乘侮传变和母子传变两种形式。

（1）乘侮传变　是指脏腑病变发生相克太过或反克关系的病位传变。多由一脏功能太过而影响相关脏腑，从而使其功能失调。《素问·玉机真脏论》："五脏相通，移皆有次，五脏有病，则各传其所胜"。例如肝气亢逆，易于乘袭脾土，而使脾运化功能失调，出现腹痛，泄泻等症，临床上称之为"肝气犯脾"；肝火上炎，易伤肺金，而致肺宣降功能失常，出现咳嗽，咯出等症，临床上称之为"肝火犯肺"。前者为相乘传变，其病情较深重；而后者为相侮传变，其病情较轻浅。

（2）母子传变　是指脏腑病变发生在相生两脏之间的病位转移。母子传变有三种形式：①因一脏功能太过而影响相关脏腑，从而促使其功能偏亢。例如肝气亢盛，化气化火，而引发心火偏亢，出现心烦，少寐等症，临床上称之为

"肝火引动心火",或称"心肝火旺"。②因一脏功能不足而影响相关脏腑,从而促使其功能失调或不足。例如脾气虚损,导致肺气不利,宣肃失职,甚则肺气虚弱,出现气喘,语声低弱,咳嗽,咯痰等症,临床上称之为"脾虚及肺"。③因一脏功能不足,制约它脏能力减退,从而使它脏功能偏亢。例如肾阴不足,肾精不能滋养肝阴,肝肾阴亏,不能制约肝阳,则肝阳偏亢,出现眩晕,耳鸣,抽搐,震颤等肝风上扰证候,临床上则称之为"阴虚肝旺",即"水不涵木","肝风内动"。

2. 腑与腑之间的传变

腑与腑之间的传变,是指病变部位在六腑之间发生转移变化。胆、胃、大肠、小肠、膀胱、三焦等六腑,生理功能各不相同,但都参与饮食物的受纳、消化、传导、排泄,以及津液代谢的通调和排泄,始终维持着虚实更替的动态变化,若某一腑发生病变,势必影响另一腑,使其功能失常或发生障碍。例如大肠传导失常,腑气不通,可致胃气上逆,出现口臭,嗳气,呕恶等症;胃的腐熟功能失职,常易影响小肠的化物和分别清浊功能,出现便溏泄泻等症。可见任何一腑发生病变,都会破坏六腑整体"实而不能满","通而不宜滞"的正常关系,引起病变部位在六腑中的转移。

3. 脏与腑之间的传变

脏与腑之间的传变,是指病变部位在脏与腑之间发生转移变化,或脏病及腑,或腑病及脏。脏与腑之间存在着表里相合的关系,具有表里相合的脏腑之间,其经脉相互络属,气血阴阳相互流通,故当某一脏或某一腑发生病变,则可以循经传及与其相为表里的腑或脏。《素问·咳论》:"五脏之久咳,乃移于六腑。脾咳不已,则胃受之……肺咳不已,则大肠受之"。例如肺气壅滞于上,肃降失职,可使大肠腑气不通而发生便秘;大肠实热,积滞不通,也可反过来影响肺气的肃降,发生气逆喘咳;心火可以循经下移小肠;脾虚可以导致胃纳失职;肾气虚衰则气化失司,膀胱贮尿和排尿功能紊乱等,皆属此类传变。

然而,脏与腑之间的传变,并非只有表里相合关系一种形式。例如肝气横逆犯胃;寒凝肝脉导致小肠气滞等,虽是由脏及腑,但不属于表里相互传变,然其传变机制,仍属脏腑病变的相互影响。

此外,病位的传变还包括病变部位的上下相传。不同性质的外邪,常由机体或上或下的不同部位,循其不同途径而侵袭机体。人体是一个有机整体,邪侵部位虽有不同,但依然可以通过经络发生上下传变,反映出整体的病理反应和证候。如伤于风者,上先受之;伤于湿者,下先受之。

正如《灵枢·百病始生》:"清湿袭虚,则病起于下;风雨袭虚,则病起于上"。《素问·太阳阳明论》:"阳病者,上行极而下;阴病者,下行极而上"。

二、寒热的转化

寒热是机体阴阳失调在疾病或病证属性上的反映。人体在疾病过程中，阴阳不能维持其相对平衡，造成阴阳的偏盛或偏衰。疾病或病证的寒热性质，既可由邪气盛引起的阴阳偏盛所致，也可因机体的阴虚阳虚而发生，即所谓"阳盛则热，阴盛则寒"，"阳虚则外寒，阴虚则内热"。故《景岳全书·传忠录》："寒热者，阴阳之化也"。

在疾病的过程中，阴阳是不断消长变化的，当阴阳消长达到一个极限的水平，病证也就可以改变原来的性质，转化成与原来性质相反的属性，或由寒化热，或由热转寒。

1. 由寒化热

由寒化热，是指疾病本来的性质属寒，继而转变为热性的病理过程。例如感受寒邪，阴寒偏盛，卫阳被遏，表现出恶寒重，发热轻，无汗，苔薄白，脉浮紧等，当病情进一步发展，若患者阳气亢盛，则寒邪入里从阳化热，又可出现高热，不恶寒，心烦，口渴，苔黄，脉数等症，这便表示疾病性质由寒化热。

2. 由热转寒

由热转寒，是指疾病本来的性质属热，继而转变为寒性的病理过程。例如高热患者，由于大汗淋漓不止，阳气随津而泄，或因吐泻过度，阳随津脱，而出现体温骤降，四肢厥冷，面色苍白，脉微细欲绝等症，这便表示疾病性质由热转寒。

疾病性质的寒热转化，与患者的体质、邪气侵犯的部位、时间变化及治疗不当等因素有关。一般而言，阳盛阴虚体质易热化、燥化，阴盛阳虚体质易寒化、湿化；受邪脏腑经络属阳者多从阳化热、化燥，受邪脏腑经络属阴者多从阴化寒、化湿；误治伤阳则从寒化，误治伤阴则从热化。例如同为湿邪，阳热之体得之，使湿邪从阳化热，形成湿热；而阴寒之体得之，则湿邪从阴化寒，成为寒湿。

临床上可通过寒热的转化来观察阴阳的消长，进而预见某些病证的进退顺逆。一般而言，疾病由寒转热，属阴长阳消，表示正气尚强，阴证转阳，其证为顺；疾病由热转寒，属阴长阳消，表示正不胜邪，阳证转阴，其病为逆。

三、虚实的转化

虚实，决定于邪正的盛衰。虚实的判定，主要根据邪正斗争过程中主要矛盾和次要矛盾的位置而决定。当邪正双方力量对比发生变化，达到互易主次位置的程度时，病证的虚实性质也会发生转变，或由实转虚，或因虚致实。

1. 由实转虚

由实转虚，是指疾病或病证本来是以邪气盛为矛盾主要方面的实性病理变化，继而转化为以正气虚损为矛盾主要方面的虚性病变的过程，又称"实证转虚"。例如肝气亢逆，胁痛易怒，影响脾胃，运化失职，以致饮食少进，气血生化乏源，进而出现瘦弱倦怠等气血两虚证，这便表示疾病性质由实转虚。

疾病性质由实转虚的机理，主要在于邪气过于强盛，正不敌邪，正气很快被耗损而衰败所致。此外，失治、误治，致使疾病迁延，虽邪气渐去，但正气已伤，亦可导致疾病性质由实转虚。

2. 因虚致实

因虚致实，是指疾病或病证本来是以正气虚损为矛盾主要方面的虚性病理变化，由于脏腑功能减退，气血阴阳亏虚，而产生气滞、痰饮、湿浊、瘀血、食积等实邪留滞于体内的病理过程，或因正虚抗邪无力而复感外邪，邪盛则实，形成虚实并存，而以邪气盛为矛盾主要方面的实性病变的过程。例如脾气不足，健运失职而生痰蕴湿；肾虚水湿泛滥等，均为因虚致实之例。

疾病因虚致实，并非意味其正气来复，病情向愈，而是病情在原来正虚的基础上，又产生了新的邪实，是病情更为复杂、严重的表现。

第九章

养生、防治、康复原则

【目的要求】

1. 掌握养生、预防、治则、康复的基本原则。
2. 了解养生、预防、治则、康复的概念、意义，治则与治法的关系。

　　生、老、病、死是人体生命过程的必然规律，健康与长寿是有史以来人类普遍渴求的愿望。医学的任务不仅在于有效地治疗疾病，而且要指导人们养生健体，预防疾病的发生，达到延年益寿的目的。

　　中医养生学是在中医学理论指导下，研究颐养生命，增强体质，祛病延年原则和方法的系统理论。预防是采取一定措施，防止疾病的发生和发展；治则是治疗疾病的法则或原则，对临床立法、处方具有重要的指导意义。中医康复学，是研究中医传统康复理论、方法和应用的学科，是致力于疾病后期身体功能和精神的恢复，并使之尽量达到最佳状态的系统理论。

　　中医学在长期的医疗实践中，逐步形成了一套完整的养生、防治及康复的基本原则，这些基本原则是中医学理论体系的重要组成部分，对于防治疾病，提高人民健康水平具有普遍的指导意义。

　　学习养生、防治、康复应着重掌握它们的基本原则，要清楚地认识到，中医养生、防治、康复在研究对象、基本理论、具体方法、适应范围等方面虽不尽相同，但其目的都是为了维护人的身心健康，提高人类的生活质量而延年益寿。养生、防治、康复原则是医学理论体系中不可分割的重要组成部分，三者之间有着十分密切的关系。养生反映了预防医学的鲜明特点，要防病必先强身，欲强身必重养生，养生是最积极的预防措施。治则的确立和治疗手段的实施，又可促进疾病的痊愈和机体的康复。康复又能使患者最大限度地恢复其身心功能、生活及工作能力，使其重返社会，从而有利于养生目标的实现。因此，这三者殊途同归，可分不可离，有着内在的密切联系。

　　养生、防治、康复原则，是中医学理论体系的重要组成部分。养生主要研究人类生命规律和保养身体、延年益寿的原则和方法。预防是采取各种防护措施，避免疾病的发生、发展变化。治则是在中医理论指导下制定的临证立法、处方、用药的总则。康复是指促进伤残者恢复身心健康的理论和方法。中医学在长期的医疗实践中，形成了一套比较完整的养生、防治、康复的理论和方法，在养生保健和疾病预防、治疗、康复等方面具有极其重要的指导意义。

第一节 养 生

一、养生的意义

养生，意保养生命，又称"摄生"、"保生"等。养，保养、调养、培养、护养之意；生，生命、生存、生长之意。养生就是根据生命发展的规律，采取各种调摄保养方法，以保养身体，增强体质，提高机体对外界环境的适应能力、抗病能力和康复能力，达到预防疾病，提高人类健康水平和推迟衰老，延年益寿之目的的一种独特的防病措施。养生主要用于未病之时，内容涉及强身、防病、延寿等。随着社会的发展和人们生活水平的提高，渴望健康长寿已经成为人们追求的目标，而中医养生的理论和方法则有助于人们追求健康长寿目标的实现，同时，也为防治现代人群中普遍存在的亚健康状态提供了有效的理论和方法。

（一）增强体质，保持健康

人体保持健康的一个重要因素是增强体质。体质的形成关系到先天和后天两方面，先天因素取决于父母，后天因素主要包括饮食营养、生活起居及劳动锻炼等。从一定意义上说，体质是相对稳定的，但也并不是一成不变的，它可以通过中医养生调摄的方法来进行改善。尤其是先天禀赋薄弱的人，若后天摄养有度，可使体质由弱变强，弥补先天之不足，以尽其天年而长寿。同时，不同体质的人，应当采用不同的养生方法。体质较强之人，不可恃其强壮而忽视摄生，应重在预防疾病；对于体质虚弱之人，除预防疾病之外，更应重视养生保健，如饮食调理适宜，起居作息有节，劳逸安排得当，并采取适当的锻炼方法，促使体质不断增强。总之，健康与体质有关，体质的强盛又在于养生，只有注意养生，且善于养生的人，才能拥有健康强壮的体魄。

（二）抵抗外邪，预防疾病

疾病对人体健康的危害是极大的，它可以削弱人体的功能，耗散人体的精气，缩短人的寿命。然而，由于人类生存在一定的自然环境和社会环境之中，不可避免地要受到各种邪气的侵袭，因此，如何抵御外邪，有效地预防疾病的发生，正是中医养生理论中"治未病"思想的意义所在。正如《丹溪心法·不治已病治未病》："与其救疗于有疾之后，不若摄养于无疾之先……是故已病而后治，所以为医家之法；未病而先治，所以明摄生之理"。由此可见，通过采取诸如重视精神调摄，加强身体锻炼，注意生活起居、气候变化、卫生条件等各种养生方法，可提高抵御疾病的能力，从而防止疾病的发生。

（三）延缓衰老，颐养天年

"天年"是中医学关于人之寿命期限的一个重要命题。人的自然寿命可以活到的年龄谓之天年。衰老是指随着年龄增长，机体各脏腑组织器官功能全面地逐渐降低的过程。人的一生要经历生、长、壮、老等不同的生命过程，衰老是生命活动中不可抗拒的自然规律，但衰老之迟早，寿命之长短，并非人人相同，究其原因，多与养生有关。

衰老与人的寿命有着密切的关系，衰老得早，会使寿命缩短；衰老得迟，就有长寿的可能。衰与老虽有直接的关系，如年老易衰，衰者多老，但衰老与老年并不能等同。衰老是生命的一个动态变化过程，而老年则是人生的一个年龄阶段。老年未必皆衰，衰者也未必皆老，故有"老当益壮"、"未老先衰"之说。

各种生物都有相对稳定的自然寿命，早在《内经》中就有"天年"，即"百岁"的记载。《素问·上古天真论》："余闻上古之人，春秋皆度百岁"。长寿的关键在于掌握养生之道，调摄得当。纵观古今百岁老人长寿的奥秘，不外乎顺应自然界的气候变化，掌握生命的阴阳变化规律，保持乐观开朗的心情，注意饮食和生活起居，适当进行劳动和体育锻炼等，以延缓衰老进程，达到健康长寿的目的。

二、养生的基本原则

（一）顺应自然

顺应自然是在中医学"天人相应"整体思想指导下提出的一条重要的养生原则。自然界是人类生命的源泉，人以天地之气生，四时之法成，人生活在自然界中，与自然环境构成了一个整体。所以，人只有遵循自然界的变化规律，才能进行正常的生命活动；只要掌握自然界的变化规律，主动地采取各种养生措施以适应其变化，才能避邪防病，保健延年。《内经》提出"春夏养阳，秋冬养阴"的"顺时养生"原则，就是顺应自然养生原则的具体运用。

顺应自然养生，主要有两方面：①顺应四时阴阳寒暑的变化。②顺应四时生长收藏的规律。自然界的阴阳消长运动，影响着人体阴阳之气的盛衰，人体必须适应大自然的阴阳消长变化，才能维持生命活动。如在万物蓬勃生长的春夏季节，人们要顺应阳气发泄的趋势，早些起床进行户外活动，漫步于空气清新之处，舒展形体，使阳气更加充盛；秋冬气候转凉，风气劲疾，阴气收敛，人们又必须防寒保暖，适当调整作息时间，以避肃杀之气，使阴精潜藏于内，阳气不致妄泄。

（二）形神共养

中医学认为人的形体与精神活动具有相互依存、不可分离的密切关系。形者，包括人体的脏腑、皮肉、筋骨、经脉以及气血津液等营养物质；神者，是指人的精神、意识、思维活动以及生命活动的外在表现。形乃神之宅，是神的物质基础，只有形体完备，才能产生正常的精神活动。如《素问·上古天真论》："形体不敝，精神不散"。此论揭示了形与神在生命活动过程中相互依存和相互促进的辩证关系。神乃形之主，是生命活动的统帅，只有精神调畅，才能促进脏腑的功能活动，保持阴平阳秘的生理状态。所以，形盛则神旺，形衰则神疲，形谢则神灭。

形神共养，是指不仅要注重形体的养护，而且还要注重精神的调摄，使形体强健，精神充沛，从而使身体和精神得到均衡发展，进而保持生命的健康长寿。也就是说形神统一是生命存在的主要保证，形神共养是增强身体健康，提高抗病能力，减少疾病发生，延年益寿的重要手段。正如《素问·上古天真论》："其知道者，法于阴阳，和于数术，饮食有节，起居有常，不妄作劳，故能形与神俱，而尽终其天年，度百岁乃去"。意思是说，要保持身体健康，精神充沛，延年益寿，就应该懂得自然界的变化规律，适应自然环境的变化，并对饮食、起居、劳逸等有适当的节制与安排。反之，就必然要影响身体健康，削弱抗病能力，容易发生疾病。故《素问·上古天真论》："以酒为浆，以妄为常，醉以入房，以欲竭其精，以耗散其真，不知持满，不时御神，务快其心，逆于生乐，起居无常，故半百而衰"。因此，养生不仅要注意形体的调养，而且还要注意精神的调摄。由于人体的精神活动与机体的生理、病理变化有着密切的关系，所以，良好的精神状态会使心静神安，脏腑气血和调，对于减少和防止疾病的发生，延缓机体衰老具有十分重要的意义。

（三）调养脾胃

脾胃为后天之本，有运化之能，水谷精微必须依靠脾的吸收和转输，才能营养各脏腑，以维持脏腑的功能活动。然而，脏腑得到营养物质的充养后，又分别输精于皮毛、肌肉、筋骨等组织器官，以维持其正常的生理功能。脾为气血生化之源，五脏六腑、四肢百骸皆赖之以养。故脾胃之强弱与人体之盛衰、生命之寿夭关系甚为密切。《景岳全书·脾胃》："土气为万物之源，胃气为养生之主。胃强则强，胃弱则弱，有胃则生，无胃则死，是以养生家当以脾胃为先"。脾胃为气机升降之枢纽，脾胃协调，可促进和调节机体新陈代谢，保证生命活动的正常进行。若脾胃健旺，则水谷精微化源充足，精气充盛，脏腑功能强盛，形健神旺。若脾胃虚弱，则水谷精微化源不足，精气虚少，脏腑功能衰退，形衰神疲。

调养脾胃，原则上重在益脾气、养胃阴。在用药上首当注意升降，其次当防过偏，寒或热切勿偏胜，以免损伤脾胃。此外，节饮食以和脾胃，调精神以疏肝理脾，均为健运脾胃、调养后天的重要方法。

（四）惜精养肾

精是繁衍人类的生命之源，是维持生命活动最重要的基本物质，是健康长寿的根本，养生保健的关键。精为身之本，贵在充盈。所以，中医理论认为"精足则生命力强而寿，精亏则生命力弱而夭"。

保精护肾，是指利用各种手段和方法来调养肾精，使精气充足、体健神旺，从而达到延年益寿目的的一项养生原则。"保精养生"，则是通过"保阴精"来达到强身、防病、延寿的目的。故张景岳："善养生者，必主其精，精盈则气盛，气盛则神全，神全则身健，身健则病少，神气坚强，老而益壮，皆本乎精也"。论中"皆本乎精"，一语道破了"保全阴精"在人体生命活动中的重要性。肾易虚而难实，精易泄而难秘，因此，精和肾的充实与否，是决定人体是否健康长寿的关键因素，然而，惜精护肾实为养生健体、延缓衰老的中心环节。保养肾精的原则，首重于节欲保精，使精气充盛，有利于身心健康。若恣情纵欲，施泄过多，则精液枯竭，真气耗散而未老先衰。惜精护肾之法很多，除节制房事以外，尚有运动保健、按摩益肾、食疗补肾和药物调治等。

第二节　预　防

一、预防的意义

预防，是指采取一定的措施，防止疾病的发生与发展。预防为主是我国卫生工作的四大方针之一，早在《内经》中就提出了"治未病"的著名论点，强调"防患于未然"。中医学强调预防为主，主张"治未病"，这对于强壮身体，增强抗病能力，防止疾病的发生，从而达到延年益寿的目的具有十分重要的意义。治未病，包括未病先防和既病防变两方面的内容。

二、预防的基本原则

（一）未病先防

未病先防，就是在疾病未发生之前，做好预防工作，以防止疾病的发生。疾病的发生，关系到正邪两方面，邪气入侵是发病的重要条件，而正气不足则是发病的内在基础。因此，未病先防必须从两方面着手：①提高正气，增强抗病能力。②避其邪气，防止病邪的入侵。

1. 提高正气，增强抗病能力

正气的盛衰取决于体质的强弱。因此，增强体质，扶助正气，是提高人体抗病能力的关键。具体方法如下。

（1）调摄精神情志　中医学认为精神情志活动，影响着人体生理、病理的变化，情绪的好坏与疾病的发生与发展密切相关。若突发强烈或持久的精神刺激，可以使人体气机逆乱，阴阳失调而发病；相反，心情舒畅，精神愉快，心境安定则气机调畅，气血平和，就可以减少或防止疾病的发生。

（2）加强体育锻炼　经常参加适度的体育锻炼，可以增强体质，预防疾病。我国传统的健身方法很多，诸如五禽戏、太极拳、气功、武术等，对增强体质、预防疾病都有积极作用。

（3）生活起居有常　饮食有节、起居有常、劳逸适度，才能保持精力旺盛，身体健康，防止疾病的发生。

（4）药物预防和人工免疫　药物预防方面，早在《内经》就有用"小金丹"预防疾病的记载。民间每逢端午节在门上挂菖蒲剑，洒雄黄酒，以及用苍术、白芷烟熏避秽等做法，都是传统的防病措施。近年来，运用中药预防多种疾病收到了很好的效果，如贯仲、板蓝根、大青叶预防流感、流脑和腮腺炎；茵陈、栀子预防肝炎等。而且我国早在16世纪就发明了人痘接种法以预防天花，是人工免疫的先驱，为后世免疫学的发展开辟了道路。

2. 避其邪气，防止病邪侵害

病邪入侵是导致疾病发生的外在条件，因此，避免病邪的入侵是预防疾病的重要环节。早在《内经》中就有"虚邪贼风，避之有时"及"避其毒气"的告诫。具体措施有讲究卫生、保护环境、防止水源和食物的污染；疫病流行时，要尽量减少在公共场所的活动；同时应采取必要的隔离措施等。

（二）既病防变

未病先防是最理想的措施，但如果疾病已经发生，则应早期诊断，早期治疗，防止疾病的发展与传变，使疾病治愈于初期阶段。这种体现在治病过程中的防微杜渐思想，是中医预防的又一特点。

1. 早期诊治

疾病初期，病情轻浅，正气未衰，较易治疗。倘若延误，病邪就会由表入里，病情由轻变重，以致病情危笃，难以治疗。因此，既病之后，就要争取及早诊治，防止疾病由浅入深，由轻变重，由局部到整体，这是防病的重要原则。

2. 控制传变

无论外感疾病或内伤疾病，其传变都有一定的规律可循，只有掌握了疾病发生发展规律及其传变途径，及时而适当地采取防治措施，才能有效地阻止病邪的传变，控制病情的发展，以利于疾病的痊愈。正如《金匮要略》："夫治未病者，见肝之病，知肝传脾，当先实脾"。临床根据这一传变与防治规律，常在治肝病的同时，配合健脾胃的方法，就是既病防变原则的具体应用之一。

第三节 治 则

治则，即治疗疾病的基本原则。它是在整体观念和辨证论治原则指导下制定的，对临床治疗立法、处方、用药，具有普遍的指导意义。治则与治法，是中医治疗学中不可分割的两个组成部分，二者既有联系，又有区别。治则是用以指导治疗的总则，是确立治疗方法的理论依据，具有原则性和普遍意义。而治法是在治则指导下制定的治疗疾病的具体方法，治法比较具体，灵活多样，但它总是从属于一定的治则。如扶正祛邪是治则，在这个治则指导下，临床可根据不同的病证，采用益气、助阳、养阴、补血或发汗等具体治疗方法。

治病求本，是中医治疗疾病的根本观点。求，有探求、追究、针对之意；本，本质、本原、根本之谓。治病求本，就是指在治疗疾病时，必须寻找出疾病的根本原因，抓住疾病的本质，并针对疾病的本质进行治疗。治病求本的核心是抓住病证本质进行针对性的治疗，它反映了最具普遍指导意义的治疗规律，是贯穿于整个治疗过程的基本方针，是任何疾病实施治疗时都必须首先遵循的原则。所以，治病求本是中医治则理论体系中最高层次的治疗原则，它对其他各种治则具有统领指导作用，而其他治则都是从属于这一根本原则的，是它的具体体现。

治病求本的具体内容很多，兹从扶正祛邪、治标治本、正治反治、调整阴阳、调理脏腑、调理气血、三因制宜等七个方面来分述其具体运用。

一、扶正祛邪

疾病的发生与发展是正气与邪气斗争的过程，所以，邪正的盛衰变化，直接影响着疾病的发生、发展及其变化和转归。正气充沛，则人体抗病能力强，疾病就会减少或不发生；若正气不足，则人体抗病能力弱，疾病就会发生和发展。因此，治疗疾病的关键就是要改变正邪双方力量的对比，扶助正气，祛除邪气，使疾病向痊愈的方向转化。

扶正，是指使用扶正的药物或其他方法，以增加体质，提高抗病能力，从而达到战胜疾病、恢复健康目的的一种治疗原则。

祛邪，是指使用祛邪的药物或其他方法，以祛除体内邪气，从而达到邪去正复目的的一种治疗原则。

扶正与祛邪，虽然是治疗疾病的两种不同的法则，但两者相互为用，相辅相成。扶正，增强了正气，有助于机体抗御和祛除病邪，即所谓"正盛邪自去"；祛邪能排除病邪对机体的侵害与干扰，有助于保护正气，恢复健康，即所谓"邪去正自安"。在运用扶正祛邪治则时，要认真仔细分析正邪力量的对比情况，分清主次，决定扶正祛邪的单用或兼施，或决定扶正祛邪的先后。一般单纯扶正仅适用于正虚为主者；单纯祛邪仅适用于邪盛为主者；先祛邪后扶正则适用于邪盛而正不甚虚者；先扶正后祛邪则适用于正虚而邪不甚者；扶正与祛邪并用则适用于正虚邪实者，即所谓"攻补兼施"。当然，攻补兼施亦需分清是虚多实少，还是实多虚少。若虚多则以扶正为主，兼以祛邪；实多则以祛邪为主，兼以扶正。总之，要以"扶正不留邪，祛邪不伤正"为原则。具体运用时分以下情况进行。

1. 扶正

扶正适用于以正气虚为主要矛盾，而邪气不盛的虚性病证。如气虚、阳虚证，宜采取补气、壮阳法治疗；阴虚、血虚证，宜采用滋阴、养血法治疗。

2. 祛邪

祛邪适用于以邪实为主要矛盾，而正气未衰的实性病证。临床上常用的汗法、吐法、下法、清热法、活血法等都属于祛邪范围。

3. 先祛邪后扶正

先祛邪后扶正适用于邪盛正虚，以邪气盛为主要矛盾，且正气尚能耐攻，若兼顾扶正，则反会助邪的病证。如瘀血所致的崩漏证，瘀血不去，则崩漏难止，故宜先活血祛瘀，待瘀血去后，再以补血。

4. 先扶正后祛邪

先扶正后祛邪适用于正虚邪实，以正虚为主要矛盾，且正气过于虚弱，若兼以攻邪，则反而更伤正气的病证。如某些虫积病人，因病久正气大虚，不宜即行驱虫，应先用健脾和胃之法，使正气得到一定的恢复，再给予驱虫消积治疗。

5. 祛邪扶正兼用

祛邪扶正兼用，适用于正虚邪实、虚实夹杂的病证。具体运用时，须分清以正虚为主，还是以邪实为主。若正虚较急重的，应以扶正为主兼顾祛邪；而邪实较急重的，则以祛邪为主兼顾扶正。

临床运用扶正祛邪原则，要认真细致地观察邪正消长的盛衰情况，根据正邪双方在疾病过程中所处的不同地位，分清主次、先后，灵活地加以运用。

二、治标治本

"标"与"本"，是中医治疗疾病时用以分析各种病证的矛盾主次，解决主要矛盾的治疗理论。"标"，即现象，"本"，即本质。"标"与"本"的含义是多方面的。从正邪两方面来说，正气为本，邪气为标；以疾病来说，病因为本，症状是标；就病位内外而言，脏腑为本，体表为标；就发病先后来分，原发病（先病）为本，继发病（后病）为标。总之，"本"代表矛盾的主要方面，而"标"代表矛盾的次要方面。

疾病时时发展变化，特别是病情复杂的疾病，常常是矛盾万千。因此，在治疗时就需要运用标本的理论，借以分析疾病的主次缓急，以便于及时合理地进行治疗。标本治疗原则在具体运用时，分急则治其标、缓则治其本和标本同治三种情况。

1. 急则治其标

急则治其标，是指标病危急，若不及时治疗，就会危及患者生命，或影响本病的治疗。《医论三十篇·急则治其标》："病有标有本，不可偏，而危急之际，则必先治其标"。例如大出血病变，出血为标，出血之因为本，但其势危急，故必以止血治标为首务，待血止病情稳定后再治出血之因以图本。

2. 缓则治其本

缓则治其本，是指标病不甚急的情况下，应采取治本的原则，即针对主要病因、病证进行治疗，以解除疾病的根本。例如阴虚发热，治疗只需滋阴养液以治其本，阴液得复，则发热之标便不治自退；而外感发热，治疗只要解表祛邪以治其本，表邪得解，则发热之标亦不治而退。

3. 标本同治

标本同治，是指标病与本病同时俱急，在时间与条件上皆不宜单独治标，或单独治本，只能采取标本同治之法。例如肾不纳气之喘咳，以肾气虚为本，肺失肃降为标，治疗只宜益肾纳气，肃肺平喘，标本兼顾；而热极生风之证，则以热邪亢盛为本，肝风内动为标，治疗只能清热凉肝，熄风止痉，标本同治。

综上所述，标本是一个抽象的概念，疾病的标本关系不是绝对的，在一定条件下，标本可以互相转化。因此，临症时要认真观察，注意掌握标本转化的规律，以便正确地不失时机地进行有效的治疗。

三、正治反治

正治与反治，是指治疗时所用药物性质的寒热、补泻效用与疾病的本质、现象之间的从逆关系而言。《素问·至真要大论》："逆者正治，从者反治"。疾病所反映的病理现象是复杂多变的，大多数疾病的本质与现象是一致的，而某些疾病的本质与现象则完全相反，如真热假寒、真寒假热、真实假虚、真虚假实等。针对疾病的表象而言，治疗时有与疾病表象相逆者，也有与疾病表象相从者，因此，临床上有正治和反治的区别。

（一）正治

正治，是指逆其证候性质而治的一种常用治疗法则，又称"逆治"。

正治适用于疾病的本质与现象相一致的病证。主要有寒者热之、热者寒之、虚者补之、实者泻之四种。

1. 寒者热之

寒者热之，是指寒性病变出现寒象时，可采用温热性质的药物治疗，即以热治寒。例如里寒证，宜用温里法治疗。

2. 热者寒之

热者寒之，是指热性病变出现热象时，可采用寒凉性质的药物治疗，即以寒治热。例如里热证，宜用苦寒清热法治疗。

3. 虚者补之

虚者补之，是指虚性病变出现虚象时，可采用补益药物治疗，以补其虚。例如气虚者，宜采用补气法治疗。

4. 实者泻之

实者泻之，是指实性病变出现实象时，可采用攻泻药物治疗，以泻其邪。例如食积之证，宜采用消食导滞法治疗；血瘀证，宜采用活血化瘀法治疗。

（二）反治

反治，是指顺从疾病假象而治的一种治疗方法，又称为"从治"。从，是指采用方药的性质顺从疾病的假象，与疾病的假象相一致而言。究其实质，还是在治病求本法则指导下，针对疾病本质而进行治疗的方法，所以，反治实际上仍属治病求本。

反治适用于疾病的征象与本质不完全一致的病证。主要有热因热用、寒因寒用、塞因塞用、通因通用四种。

1. 热因热用

热因热用，是指以热治热，即用热性药物治疗具有假热症状的病证。适用于阴寒内盛，格阳于外，反见热象的真寒假热证。例如阴盛格阳证，临床既有下利清谷，四肢厥逆，脉微欲绝等真寒之征，又反见身热，面赤等假热之象。因其本质是寒，热象是假，所以不能用"寒者热之"的方法治疗，而应用温热药物以治其真寒，里寒一散，阳气得复，而表现于外的假热亦可随之消失。

2. 寒因寒用

寒因寒用，是指以寒治寒，即用寒性药物治疗具有假寒症状的病证。适用于里热盛极，阳盛格阴，反见寒象的真热假寒证。例如热厥证，因阳盛于内，格阴于外，虽见四肢厥冷的外寒假象，但壮热，口渴，便燥，尿赤等症是疾病的本质，故应用寒凉药物以治其真热，真热一清，假寒自然消失。

3. 塞因塞用

塞因塞用，是指用补益药物以治疗具有闭塞不通症状的虚证，即以补开塞。适用于因虚而致闭塞不通的真虚假实证。例如脾虚病人，气机升降失司所致的脘腹胀满病证，治疗时宜采取补脾益胃的方法，恢复脾升胃降之职，气机升降正常，脘腹胀满自除。

4. 通因通用

通因通用，是指用通利药物以治疗具有实性通泄症状的实证，即以通治通。适用于真实假虚之候。例如食积腹泻，治以消导泻下；瘀血所致的崩漏，治以活血化瘀等。

此外，还有反佐法。即在温热方药中加入少量寒凉药，或治寒证时药以冷服法；或在寒凉方药中加少量温热药，或治热证时药以热服法。反佐法亦属反治法之范畴，多用于寒极、热极，或有寒热格拒现象的病证。

四、调整阴阳

疾病的发生，实质是阴阳的相对平衡遭到破坏，出现偏盛偏衰的结果。因此，调整阴阳，补偏救弊，恢复阴阳的相对平衡，促进阴平阳秘，乃是临床治疗的根本法则。

调整阴阳，是针对机体阴阳偏盛偏衰的变化，采取损其有余，补其不足，从而使阴阳恢复到相对平衡状态的一种治疗原则。具体运用时，应采取损其有余、补其不足的治疗方法。

1. 损其有余

损其有余，又称"损其偏盛"，是指阴或阳的一方偏盛有余的病证，应当采用"实者泻之"的方法以治疗。

（1）抑其阳盛　是指"阳盛则热"所致的实热证，应采用清泻阳热，"治热以寒"，"热者寒之"的法则治疗。

（2）损其阴盛　是指"阴盛则寒"所致的实寒证，应采用温散阴寒，"治寒以热"，"寒者热之"的法则治疗。

然而，《素问·阴阳应象大论》："阴盛则阳病，阳盛则阴病"。即是说在阴阳偏盛的病变中，一方的偏盛，可导致另一方的不足。例如阳热亢盛易于耗伤阴液；阴寒偏盛易于损伤阳气，故在调整阴或阳的偏盛时，应注意有没有相应的阳或阴偏衰情况的存在，若已引起相对一方偏衰时，则当兼顾其不足，配合以助阳或益阴之法。

2. 补其不足

补其不足，是指阴阳偏衰不足的病证，应当采用"虚者补之"的方法以治疗。

（1）阴病治阳，阳病治阴　阴病治阳适用于阳虚之候。"阳虚则寒"所表现出的虚寒证，宜采用"阴病治阳"的原则，补阳以制阴，即"益火之源，以消阴翳"。阳病治阴适用于阴虚之证。"阴虚则热"所表现出的虚热证，宜采用"阳病治阴"的原则，滋阴以制阳亢，即"壮水之主，以制阳光"。

（2）阴中求阳，阳中求阴　阴中求阳，是指治疗阳虚证时，宜在补阳剂中适当佐以滋阴药，使阳得阴助而生化无穷。阳中求阴，是指治疗阴虚证时，宜在滋阴剂中适当佐以补阳药，使阴得阳升而泉源不竭。例如临床治疗血虚证时，常在补血药中佐以补气药；治疗气虚证时，常在补气剂中佐以补血药。正如《景岳全书》："故善补阳者必于阴中求阳，则阳得阴助而生化无穷；善补阴者必于阳中求阴，则阴得阳升而泉源不竭"。

（3）阴阳双补　是指"阴损及阳"，或"阳损及阴"所致的"阴阳两虚"的病证，宜采用"阴阳双补"的原则治疗。但具体运用时，要分清阴阳两虚的主次，阴虚为主者，补阴为主辅以补阳；阳虚为主者，补阳为主辅以补阴。

阴阳是辨证的总纲，疾病的各种病理变化均可用阴阳的变化来说明，病理上的表里出入、上下升降、寒热进退、邪正虚实以及气血、营卫不和等等，都是阴阳失调的表现。因此，从广泛意义来讲，解表攻里、越上引下、升清降浊、温寒清热、补虚泻实和调和营卫、调理气血等诸治法，亦皆属协调阴阳的范畴。正如

《素问·阴阳应象大论》："审其阴阳，以别柔刚，阳病治阴，阴病治阳。定其血气，各守其乡"。

五、调理脏腑

调理脏腑，是指在整体观念指导下，针对脏腑功能失常而制定的治疗原则。脏腑是人体结构的主要组成部分，是整个人体生命活动的核心，也是各种疾病发生的具体部位所在。脏腑失常的病变主要表现在两个方面：①脏腑生理功能的失常。由于脏腑气血阴阳是人体生命活动的根本，而脏腑气血阴阳的不足和失调则是脏腑病理改变的基础。因此，调理脏腑气血阴阳是调整脏腑功能的基本原则。由于脏腑的生理功能各异，因而，脏腑发生气血阴阳病变的病机特点则不尽一致，但从总体上看，不外乎虚实两大类。因脏腑气血阴阳不足或邪气侵袭，所致脏腑气血阴阳失调而表现出来的虚实病理变化，总体治疗应以扶正祛邪原则为指导。脏腑虚证，治当以补益气血阴阳为法，即"虚则补之"；脏腑实证，治当以祛除病邪为法，即"实则泻之"。②脏腑之间关系的失常。人体是一个有机的整体，脏与脏、脏与腑、腑与腑之间，在生理上相互协调、相互为用；而在病理上则相互影响。也就是说，一脏有病可影响他脏，他脏有病也可影响本脏。因此，在治疗脏腑疾病时，不能仅仅单纯地针对病变的脏腑，还应该考虑各脏腑之间的关系，通过治疗上的整体调节，促进各脏腑功能及相互关系恢复到正常协调的状态。

具体运用调理脏腑的治疗原则时，应掌握好治理脏腑病变和调理脏腑关系两个方面的内容。

（一）治理脏腑病变

因脏腑气血阴阳不足或邪气侵袭，所致脏腑气血阴阳失调而表现出来的虚实病理变化，总体治疗应以扶正祛邪为原则。脏腑虚证，治当遵循"虚则补之"的原则；脏腑实证，治当遵循"实则泻之"的原则。

1. 补益脏腑之虚

脏腑虚证，是指因各种原因导致脏腑气血阴阳不足，从而造成脏腑功能活动低下的病理变化。治疗脏腑虚证，当遵循"虚者补之"的原则，结合虚证的具体情况，分别选择益气、养血、补阴、补阳等方法。

2. 攻泻脏腑之实

脏腑实证，是指因邪气滞留体内，导致脏腑气血阴阳失调，从而造成脏腑功能活动失常的病理变化。治疗脏腑实证，当遵循"实则泻之"的原则，结合病邪性质，选择适当的祛邪方法。

总之，脏与腑的生理特点不同，病理变化各异。脏以化生和贮藏精气为主，其精气难成易亏，病变多虚；腑以受盛和传化水谷为主，其通道易被邪阻，病变多实。因此，治疗脏病多用补益之法；而治疗腑病，则常用祛邪之法。

3. 顺应脏腑特性

因不同脏腑有着自己的生理特性，故治疗脏腑病变时，应针对不同脏腑的病变特点，采取顺应脏腑生理特性而调节的方法。例如脾胃属土，脾为阴土，阳气易损，其气主升，以升为顺，其性喜燥而恶湿；胃为阳土，阴气易伤，其气主降，以降为和，其性喜润而恶燥。故治脾病常用甘温之剂以助其升运，而慎用阴寒之品以免助湿伤阳。治胃病常用甘寒之剂以生津润燥，降气和胃之剂以助其通降，而慎用温燥之品以免伤其阴。

（二）调理脏腑关系

调理脏腑关系的治疗原则，体现了中医整体观念的基本思想。由于各脏腑在生理上密切联系，在病理上相互影响。所以，在治疗上主动利用这种关系进行整体调理，更有利于从多方面、多途径来治疗脏腑病变。当某个脏或某个腑发生病变时，不仅要治疗这个脏或腑，还要分析其病变由哪脏或腑传变而来，并针对其引发的脏或腑给予治疗，以调理失常的脏腑关系。例如脾虚湿聚生痰，痰湿蕴肺以致咳嗽痰多，治疗应以健脾燥湿为主。肾虚不能纳气，肺气上逆以致动辄气喘，治疗当以补肾纳气为主。只有这样，治疗才能取得较好的效果。

六、调理气血

调理气血，是指在整体观念指导下，针对气、血自身不足和功能失常，以及气血之间关系失调而制定的治疗原则。调理气血是中医治疗疾病的重要原则，适于气血失调之候。临床运用时，常遵循"有余泻之，不足补之"的原则，促使气机调畅，气血和调。调理气血时应注意掌握调气、调血和气血同治三种情况。

（一）调气

1. 补气

补气，是针对气虚病理变化而采用的一种治疗原则。气虚有多种表现形式，故治疗时应根据气虚的具体类型而给予适宜的补气方法。另外，由于气在生成过程中与人体的肾、脾胃和肺的生理活动密切相关，所以，临床使用补气法时，要注意调补肾、脾胃、肺等脏腑，以维持肾、脾胃、肺的生理功能正常，从而保证气的生成正常而充足。

2. 调理气机

调理气机，是针对气机失调病理变化而采用的一种治疗原则。气机失调，是指气的运行异常。常见的气机失调表现形式有气滞、气逆、气陷、气闭、气脱。具体治疗时，当遵循"气滞则疏"、"气逆则降"、"气陷则升"、"气闭则开"、"气脱则固"的原则。

（二）调血

1. 补血

补血，是针对血虚病理变化而采用的一种治疗原则。血虚治当补血，但要根据具体的血虚证候选择适宜的补血方药。由于血的生成与五脏皆有关，尤其是与脾胃的消化吸收功能关系甚为密切，所以，补血时要特别注意调补脾胃，使脾胃消化吸收功能正常，从而保证血的生成充足。

2. 调理血运失常

调理血运失常，是针对血液运行失常病理变化而采用的一种治疗原则。在各种因素的影响下，可致血液运行失常而表现为出血和血瘀两种最基本的病理变化。临床当先分清出血和血瘀，再结合病因进行治疗。出血者，应分别给予收涩止血、补气摄血、凉血止血、化瘀止血以及温经止血等法；血瘀者，当在运用活血化瘀的基础上，分别配以补气、理气、温经、清热等法。

（三）气血同治

气和血都是人体的基本物质，各有其生理功能，但二者之间存在着相互资生、相互依存、相互为用的关系。气为血之帅，气能生血、行血、摄血；血为气之母，血能生气、载气。气和血在生理上密切联系，故气或血发生病变时则相互影响，表现出气病及血、血病及气的病理变化。所以，治疗气血关系失常的病变，应着重调理气血双方，具体方法有"补气生血"、"补气活血"、"补气摄血"、"养血益气"、"益气固脱"等。

1. 补气生血

气能生血，气旺则血生，气虚则生血不足，可导致血虚，或气血两虚。因此，治疗血虚证不宜单用补血法，须配合补气法，有时甚至以补气为主。

2. 补气行血

气能行血，气行则血行，气虚或气滞则可导致血瘀。因此，治疗血瘀证，不宜单用活血化瘀法，须配以补气或理气之法。

3. 补气摄血

气能摄血，气虚固摄无力，可导致血离经脉而出血。因此，治疗因气虚所致出血病证，不宜单用止血法，须配以补气法，甚或单用补气以摄血之法，使气旺能摄，则出血自止。

4. 养血益气

血能生气，血虚不能养气可导致气虚。因此，治疗气虚证，常常在补气的基础上配以养血法或气血双补法。

5. 益气固脱，止血补血

血能载气，气依附于血而运行全身，如果血液大量丧失时，气亦随之而外脱，形成气随血脱证。治疗气随血脱之危急证候，中医主张"有形之血不能速生，无形之气所当急固"。故一般多采用益气固脱以救急，同时采用止血、补血的方法来治疗，待病情稳定以后还须进行调补气血。

七、三因制宜

三因制宜，是因时制宜、因地制宜、因人制宜的统称，是指临床治病要根据时令、地域、病人等具体情况，制定适宜的治疗方法。疾病的发生发展变化是由多方面的因素决定的，时令气候、地理环境以及人的年龄、性别、体质等，对病变都有一定影响。因此，要做到治病求本，不仅在探索疾病本质时要审察天地之阴阳，环境之变化以及人的个体差异，而且在确定治法时，还必须把这些因素考虑进去，具体情况，具体分析，区别对待，以采取适宜的治疗方法。

（一）因时制宜

因时制宜，是指根据不同季节气候的特点，制定适宜的治法和方药的原则。

不同的季节，治疗用药要有所不同。夏暑之季用药应避免过用温热药，严冬之时用药应避免过用寒凉药。因酷暑炎炎，腠理开泄，用温热药要防开泄太过，损伤气津；严冬凛冽，腠理致密，阳气内藏，用寒凉药要防折伤阳气。正如《素问·六元正纪大论》："用温远温，用热远热，用凉远凉，用寒远寒"。

（二）因地制宜

因地制宜，是指根据不同地区的地理环境，制定适宜的治法和方药的原则。

不同的地理环境，由于气候条件及生活习惯不同，人的病变特点则有所区别，所以治疗用药也应有所差异。例如我国西北地区地高气寒，病多寒证，治疗时当慎用寒凉剂，而常用温热剂；东南地区地势低气候热，雨湿绵绵，病多湿热，治疗时又当慎用温热剂，常用寒凉剂、化湿剂。

（三）因人制宜

因人制宜，是指根据病人的年龄、性别、体质、生活习惯等不同，制定适宜的治法和方药的原则。

人的年龄大小、性别不同、体质差异等因素，常常影响着疾病的发生和发展变化，甚至决定着疾病的预后转归。所以，中医在临床治病时，非常注重病人的年龄、性别、体质差异对疾病的影响，并根据年龄、性别、体质的差异而制定出最适宜病情的治法和方药。

1. 年龄

年龄不同，生理功能及病变特点也不同。老人生机减退，气血阴阳亏虚，脏腑功能衰弱，发生病变多为虚证或虚实夹杂证，故治疗老年疾病时，多以补虚为主，即便是实证而采用攻邪之法时，则要考虑老人衰退、虚弱的生理特点，注意药量宜轻，且宜中病即止。小儿生机旺盛，但气血未充，脏腑娇嫩，且婴幼儿生活不能自理，多病饥饱不匀，寒温失调，故治疗小儿疾病时，当慎用峻剂和补剂，且用药剂量，须根据年龄加以区别。

2. 性别

男女性别不同，生理特点各异，特别是对于妇女的经、带、胎、产等情况，治疗用药尤须加以考虑。例如在妊娠期，则当禁用或慎用峻下、破血、伤胎或有毒药物；产后又当考虑气血亏虚及恶露情况。

3. 体质

由于先天禀赋与后天环境的影响，个体素质不仅有强弱之分，而且还有偏寒偏热等不同情况。因此，治疗疾病必须考虑体质偏颇的影响，以选择适宜的治法，并注意用药宜忌。例如偏于阳盛或阴虚体质的人，病证多从体质而"热化"，故用药宜寒凉而慎用温热；偏于阴盛或阳虚体质的人，病证多从体质而"寒化"，故用药宜温热而慎用寒凉。

因时、因地、因人制宜，三者是密切相关而不可分割的，它既反映了人与自然界的统一整体关系，而又反映了人的整体间的不同特性。三者有机结合，才能有效地治疗疾病。

第四节　康　复

一、康复的意义

康复，又称"平复"、"康健"、"康强"、"康宁"等，即恢复平安或健康之意。中医康复学，是一门以中医基础理论为指导，综合运用调摄情志、体育锻炼、饮食调护、针灸推拿、药物治疗等各种有利于疾病康复的方法和手段，使病残者、伤残者、老年病、慢性病等身体功能和精神状态最大限度地恢复健康的综合应用学科。康复的目的在于使患者在机体生理、心理功能上的缺陷得以改善和恢复，帮助他们最大限度地恢复生活和劳动能力，使病残患者能够充分参与社会生活。

中医养生学与康复学，虽然研究的对象、适应的范围及其学科的名称有所不同，但在学术渊源、理论基础、方法技能等方面，却有着内在的联系。养生学在于提高人体的抗病能力，维护脏腑的正常功能活动，起到了增进人体健康的作用；康复学则是对有病者、已伤残者、发生功能障碍而失去健康者，起着使之重新恢复健康的作用。故两者的目的基本一致，可以说是殊途同归，因此，在理论上、方法上也有其共同之处。

二、康复的基本原则

（一）养形养神并重

养形，是指摄养人体的内脏、肢体、五官九窍及气血津液等。形体是人体生命存在的基础，有了形体，才有生命；有了生命，才能产生精神活动和生理功能，因此，保养形体非常重要。中医养生学历来把精、气、神视为人生"三宝"。其中，精和气是构成人之形体的基本物质，是生命之本，同时，精和气之间又是相互滋生，相互转化的，精盈则气盛，气充则精足。可见，人之形体是由精气凝聚而成的，五脏六腑的功能，血脉的运行以及精神情志活动，都必须以精气为源泉和动力，都有赖于精气的流通和充实。故形体摄养首先注意调养脏腑之精气，做到保精固气，体健神旺。养形的具体内容非常广泛，凡调饮食、节劳逸、慎起居、避寒暑、勤锻炼等养生的方法，大多属于养形的重要内容。精神活动又是人体生命活动的主宰。在正常情况下，人的精神情志变化是机体对外界各种刺激所产生的反应。它不仅体现了生命过程中正常的心理活动，而且，良好的精神状态，还可以增强机体适应环境和抵抗疾病的能力，起到防病健体、康复、益寿延年的作用。如果精神情志活动过于剧烈或持续日久，超过了人体正常生理功能的调节范围，就会使脏腑气机紊乱，阴阳气血失调，导致多种疾病的发生，也因此而影响原有疾病的康复。养神的内容也很丰富，主要要求人们思想上保持安定清静的状态，心境坦然，淡泊名利，不贪欲妄想。同时做到精神愉快，心情舒畅，尽量减少不良的精神刺激和过度的情绪波动。

根据人体是一个以精为本原，以气为动力的形神合一的有机整体的观点，人的形体损伤必然伴有精神情志的异常，而更为重要的是，精神情志的失常也可导致形体的损伤或器质性病变。因此，中医学在康复治疗过程中要求遵循养形养神并重的原则，不但要积极地矫治形体伤残，还要对他们有意识地进行精神锻炼，指导他们进行自我精神调摄，以避免因精神情志伤害而加重病残。

（二）药物饮食同施

药物康复法，是指在中医理论指导下，运用药物进行调理，以减轻或消除病残患者的形神功能障碍。一般包括内治法和外治法两类。内治法是根据患者的具体情况，灵活地选方用药，制成各种剂型内服，以达到协调阴阳，补养气血，恢复脏腑经络功能的目的。外治法是选择合适的中草药作必要的处理后，对患者全身、局部或有关穴位，施以熏蒸、浸洗、敷贴、熨敷等，以使病体康复的方法。

饮食康复，是指有针对性地选择适宜的饮食品种，或配合某些药物，以调节饮食的质量，促使人体疾病康复的一种方法。中医认为任何饮食都有特定的性味，并对脏腑具有相应的功效。因此，以辨证论治为基础，有目的、有选择地服用某些食物，可补偏救弊，调整阴阳，促进疾病的康复。又因制作简单，无副作用，且味道鲜美，便于长期服用，故特别适合于慢性病残的康复。对于饮食康复法的优越性，《医学衷中参西录》："病人服之，不但疗病，并可充饥。不但充饥，更可适口。用之对证，病自渐愈"。

饮食与中药同出一源，二者的作用有相同之处。饮食不仅可以提供人体生命活动所需要的精微物质以营养机体，而且可以调理阴阳，协调脏腑，通畅气血，进而能扶正祛邪。根据食物的性味、归经、升降浮沉等不同，予以合理调配和烹饪，自能收到保健治病效果。此外，由于饮食可以根据习惯和口味加以选择，再通过合理的加工烹调，使之不仅营养成分好，而且色、香、味、形俱佳，因此能增进食欲，有利于脾胃运化，提高抗病能力。它不像药物使病人厌服而难于坚持，儿童和老人更易接受。用食物疗法可直接补充营养，使人体气血充沛，体质增强。由于食物补养正气，很少有副作用，具有一定的优越性，而药物虽有补偏救弊的功效，但作用过久往往难以坚持。所以药食结合运用，不仅能以药疗补食疗之功力不足，而且能以食疗助药疗之效，从而发挥协同作用，并能减少长期服药的困难，从而缩短康复时间。故《内经》早就告诫人们，在疾病的康复阶段，不能只用药物治疗，而应继之用食养疗法以善其后。

（三）内治外治并举

内治法，主要是指饮食、药物内服方法。饮食康复要注意辨证配膳，因人而异。医者不仅要洞察病情，掌握疾病的变化，了解患者的体质、平时饮食的喜恶及病时的改变，同时还必须熟悉食物的性味功能，根据不同证候科学合理进行配膳，以利用食物的偏性来调节人体内部的平衡；药物内服法的原则不外乎辨证求因，随因施治，"虚则补之"，"实则泻之"。康复患者多半病程较长，病机变化相对稳定，所以，只要辨证准确，遣方用药得当，是会取得一定疗效的。外治则包括针灸、推拿、气功、传统体育、药物外用等。内治康复法可调整、恢复和改善脏腑组织的功能活动；而外治康复法能通过经络的调节作用，疏通体内的阴阳气血。故内治与外治相结合，往往能收到促进患者整体康复的效果。一般来说，病在脏腑，可以内治为主配合外治；病在经络，可以外治为主配合内治；脏腑经络同病，则可内治外治并重。

主要参考文献

1. 印会河. 中医基础理论. 上海：上海科学技术出版社. 1984
2. 张玉珍. 中医学基础. 北京：中国中医药出版社. 1993
3. 奚中和. 中医学概要. 北京：人民卫生出版社. 1998
4. 李德新. 中医基础理论. 北京：人民卫生出版社. 2001
5. 王新华. 中医基础理论. 北京：人民卫生出版社. 2001
6. 孙广仁. 中医基础理论. 北京：中国中医药出版社. 2002
7. 秦智义. 中医学概要. 北京：中国中医药出版社. 2002
8. 何晓晖. 中医基础学. 北京：学苑出版社. 2002
9. 车念聪. 中医学基础. 北京：中医古籍出版社. 2003
10. 王农银. 中医基础理论. 北京：中医古籍出版社. 2003
11. 汪志诚，吴伯英. 中医学基础. 北京：科学出版社. 2004
12. 郭蕾. 中医基础理论. 北京：科学出版社. 2004